国家科学技术学术著作出版基金资助出版

食品营养成分传递系统 设计与应用

高彦祥　主编

中国轻工业出版社

图书在版编目（CIP）数据

食品营养成分传递系统设计与应用 / 高彦祥主编
. —北京：中国轻工业出版社，2024.3
国家科学技术学术著作出版基金资助出版
ISBN 978-7-5184-2285-2

Ⅰ.①食…　Ⅱ.①高…　Ⅲ.①食品营养分析　Ⅳ.
①R151.3

中国国家版本馆CIP数据核字（2024）第004896号

责任编辑：伊双双
文字编辑：邹婉羽　责任终审：劳国强　整体设计：锋尚设计
策划编辑：伊双双　责任校对：吴大朋　责任监印：张　可

出版发行：中国轻工业出版社（北京鲁谷东街5号，邮编：100040）
印　　刷：三河市万龙印装有限公司
经　　销：各地新华书店
版　　次：2024年3月第1版第1次印刷
开　　本：787×1092　1/16　印张：22.5
字　　数：519千字
书　　号：ISBN 978-7-5184-2285-2　定价：168.00元
邮购电话：010-85119873
发行电话：010-85119832　010-85119912
网　　址：http://www.chlip.com.cn
Email：club@chlip.com.cn
版权所有　侵权必究
如发现图书残缺请与我社邮购联系调换
161146K1X101ZBW

本书编委会

主　编　高彦祥

副主编　袁　芳　刘夫国　毛立科　陈　帅

编　者（以姓氏拼音为序）

陈　帅（武汉大学）

陈雨露（中国农业大学）

代　蕾（青岛农业大学）

高彦祥（中国农业大学）

郭　擎（天津科技大学）

刘夫国（西北农林科技大学）

刘锦芳（中国农业大学）

毛立科（中国农业大学）

舒　心（中国农业大学）

孙翠霞（上海交通大学）

邰克东（中国农业大学）

佟　臻（中国农业大学）

韦　阳（上海交通大学）

许朵霞（北京工商大学）

杨　伟（河南科技学院）

袁　芳（中国农业大学）

张　亮（中国农业大学）

作者简介

高彦祥，博士，中国农业大学食品科学与营养工程学院教授，博士生导师，中国轻工业健康饮品重点实验室主任，美国马萨诸塞大学高级访问学者，主要从事食品加工新技术与新产品研发、食品功能因子递送体系设计及其应用等的研究，已培养硕士、博士研究生100余名，曾在康师傅饮品控股有限公司和北京汇源饮料食品集团有限公司工作。

主持或参加"十三五"国家重点研发计划项目、"十二五"国家科技支撑计划项目、"十二五"湖南省重大科技专项、"十一五"国家科技支撑计划项目，以及国家高技术研究发展计划（863计划）项目、国家自然科学基金面上项目、政府间国际合作交流项目等国家/省部级项目20余项；与企业开展横向合作近百项；授权发明专利30项，完成科研项目成果鉴定10项，获省部级及行业科学技术奖10项；出版教材/专著10部，在国内外食品类主流期刊上发表学术论文500余篇，其中，SCI/EI论文300余篇，高被引论文20篇，总引用次数超过15000次，H-指数73；连续三年（2021、2022、2023）入选爱思唯尔（Elsevier）全球前2%顶尖科学家、中国高被引学者，科睿唯安（Clarivate）全球高被引科学家，是全球范围内食品功能因子稳态与递送领域最具影响力的科学家之一。

兼任中国食品添加剂和配料协会天然提取物专业委员会秘书长、中国食品和包装机械工业协会无菌加工技术与智能装备专业委员会秘书长。

前言

在当今食品科学技术不断发展的时代背景下，食品营养成分的稳态和传递变得越来越重要。传递系统是将营养物质吸附或包埋于载体，利用载体的理化特性和选择性分布等特点，解决食品功能成分溶解性差、生物利用率低等问题。同时，设计和制备结构差异化的传递系统有助于开发新型功能食品。为了满足人们日益增长的营养需求以及提高食品的保健功能，越来越多的研究者开始关注食品营养成分传递系统的设计与应用。本书旨在为广大读者提供一个全面、系统、科学的食品营养成分传递系统的理论和实践指南。

本书分为4篇，共19章，详细介绍了微乳液、水凝胶、油凝胶、脂质体、微胶囊和纳米颗粒等食品营养成分传递系统的设计方法，并以类胡萝卜素、多酚、黄酮、鱼油（藻油）和维生素等营养成分为例，阐述了各类传递系统在食品中的应用研究。最后，本书还介绍了喷雾干燥、喷雾冷却、挤压和流化床等工业技术在微胶囊产品生产中的应用。

本书力求将理论与实践相结合，通过丰富的实例和图表，使读者能够更好地理解食品营养成分，特别是生物活性物质传递系统的设计与应用。书中所涉及的技术方法和实例研究均具有较高的实用性，有望为食品工业界、学术界的专家、学者提供宝贵的参考资料。

我们希望本书帮助读者深入了解食品营养成分传递系统的设计与应用，能够发现食品级传递系统在保护食品营养成分、提高食品品质、增强食品功能性以及满足人们对于食品日益多样化的需求等方面的巨大潜力，激发对食品科学技术领域的兴趣和热情，推动食品营养成分传递系统的研究和开发。同时，也期待本书能为食品工业的发展和创新提供有益的启示和借鉴。在食品安全、营养和健康日益受到重视的今天，我们有理由相信，对食品营养成分传递系统的研究和应用将为人们提供更加丰富、健康、美味的食品，同时为食品工业的可持续发展做出贡献。

在此，我衷心感谢所有参与本书编写、审稿和出版的专家、学者、编辑及相关人员，是他们的辛勤付出使本书得以面世。我也希望广大读者能够从本书中获得启发和收获，为食品营养成分传递系统的研究和应用注入新的活力和创意。

最后，我衷心期望本书能够成为食品营养成分稳态与递送领域一部有益的参考著作，为广大读者在食品科学技术领域的探索和实践提供指导和帮助。

由于本书涉及的基础知识非常广泛，疏漏及不妥之处在所难免，希望读者批评指正。

高彦祥

于中国农业大学

2023年8月1日

目 录

第一篇　绪论

第一章
食品营养成分概述及应用现状
—

第二章
食品营养成分传递系统概述
—

第三章

食品营养成分传递系统中两亲性生物聚合物

第四章

食品营养成分传递系统与人体胃肠道消化特性评价

第二篇 食品营养成分传递系统设计

第五章
食品微乳液传递系统及其应用
—

第六章
水凝胶传递系统及其应用
—

第七章

油凝胶传递系统及其应用

第八章

食品脂质体传递系统及其应用

第九章
食品微胶囊传递系统及其应用
—

第十章
食品纳米颗粒传递系统及其应用
—

第三篇　传递系统及其应用

第十一章

类胡萝卜素传递系统及其应用

—

第十二章
黄酮与多酚传递系统及其应用
—

第十三章
鱼油（藻油）传递系统及其应用
—

第十四章
铁传递系统及其应用

第四篇　工业技术在微胶囊生产中的应用

第十六章
喷雾干燥技术
—

第十七章
喷雾冷却技术
—

第十八章
挤压技术
—

第十九章

流化床技术

第一篇

绪　论

► 第一章

食品营养成分概述
及应用现状

在过去的几十年里，对高品质生活的向往使消费者对饮食的需求不仅仅局限于对营养的获取，还包括对食物可以预防营养相关疾病的期许。食品营养成分在提供人体正常生长发育需要的能量以外，还具有预防和治疗慢性疾病、抗癌、抗病毒、清除体内自由基等多种生理活性功能，在医药领域常以注射或口服给药的方式用于人体疾病的治疗。若将食品营养成分作为膳食补充剂加入食品中，可赋予食品更多的功能特性。无论是工业化食品的加工，还是现代餐饮业的菜肴制作，食品营养成分的强化对提高食品的营养价值、改善人体营养状况和预防慢性疾病均发挥着十分重要的作用。

第一节
食品营养成分定义及特性

根据GB/Z 21922—2008《食品营养成分基本术语》，食品营养成分是指食品中具有的营养素和有益成分，包括营养素、水分、膳食纤维等。其中，营养素是指食品中具有特定生理作用，能维持机体生长、发育、活动、繁殖以及正常代谢所需的物质，缺少这些物质，将导致机体发生相应的生化或生理学的不良变化。包括蛋白质、脂肪、碳水化合物、矿物质、维生素等大类。此外，还有一些营养素被称为生物活性物质，是指从动植物中提取的具有消炎、抗癌、抗氧化、抑菌等生理功能的生物分子，它们广泛存在于水果、谷物和蔬菜中，同时也存在于部分海洋生物和微生物中，主要包括维生素、矿物质、植物化学物质、氨基酸、肽、功能性油脂等。

在分子水平上，它们有不同的原子组成、分子质量、化学结构、柔韧性、极性及电荷特性；在物化特性上，它们有不同的物理状态（沸点、熔点）、不同溶剂（如油、水）中的溶解性和分配特性、表面活性、流变特性（如高黏度或低黏度）、光学性质（如颜色、透明度）及在特殊环境下的化学稳定性；在生物学水平上，它们与微生物、动物和人体之间的相互作用（如抗菌性和生物活性）也不同。

总的来说，分子结构的不同使得食品营养成分的理化特性和生物学功能各异，例如，铁元素可以有效预防和治疗缺铁性贫血；钙和维生素D被用来提高绝经后妇女的骨骼健康；长链的ω-3脂肪酸可以用来治疗高脂血症；氨基葡萄糖和S-腺苷甲硫氨酸可以用来治疗骨关节炎。

第二节
食品营养成分应用现状

一、食品营养成分与功能食品

通过食物改善健康状况并不是一个新的理念，早在2500年前，"医学之父"希波克拉底就提出"让食物成为您的药物，不要让药物成为您的食物"的概念。我国古代也有"药食同源""食补""药膳"的理论，其中通过调配自然界中的植物或其他食物进行疾病治疗的方法沿用至今。

"功能食品"的概念首先由日本科研人员提出，指一类能够改善身体健康状况或预防疾病的食品。在我国，功能食品常被称作保健食品，指适用于特定人群食用，具有调节机体功能，不以治疗疾病为目的，并且对人体不产生任何急性、亚急性或慢性危害的食品。传统食品都具有味道、香气和营养价值等功能，但功能食品更倾向于赋予食品额外的营养功能以达到改善人体营养状况和预防慢性疾病的作用。功能食品的研究与开发是当今食品和营养研究领域的热点之一，主要原因是：①医药和营养领域开始借助各类媒体宣传饮食成分和人体健康的关系；②消费者生活水平提高，对营养和健康更加重视；③保健食品的市场规模不断扩大。

二、食品营养成分应用限制

食品营养成分在功能食品的制造中发挥着改善食品的营养、风味、色泽、质地或贮藏特性的作用。食品营养成分在人体中的有效作用常用"生物利用率"进行评价，即食品营养成分进入人体血液循环后可被组织和器官利用的程度。

食品营养成分在食品中的稳定性和在人体中的消化吸收程度是评价其生物利用率的关键因素，但以下几个方面限制了食品营养成分在食品中的应用：①大多数天然营养成分对氧气、光和热敏感（如维生素、矿物质、多酚、$\omega-3$脂肪酸和植物甾醇等），限制了食品的保质期和生物利用率；②食品中营养成分的降解还可能伴随产生异味、变色、产生致癌物质等一系列的不良现象；③营养成分在胃肠消化阶段快速降解代谢，在进入人体循环前结构和生物活性已经发生改变；④营养成分的加入，可能影响食品原有的感官特性。

因此通过采取有效的措施，提高食品营养成分在食品加工和运输贮藏过程中的稳定性、确保食品营养成分在胃肠道中的稳定性、降低食品营养成分的添加对食品感官的影响是现代食品科学领域的重要研究内容。近年来，科研人员提出了很多措施，如将非食品营养素前体和食品营养成分进行连接的化学修饰法、协同递送法、传递系统包埋法等。其中，化学修饰法可能改变原物质的生物活性、诱发食品安全问题；协同递送法中协同物质的选择局限性大，限制了其在食品工业中的应用，所以这两种方法未能被广泛推广。目前已有研究证实传递系统包埋法是解决上述难题的有效途径。

三、传递系统在食品营养成分包埋中的应用

传递系统是指在空间、时间及剂量上全面调控物质在生物体内分布的技术体系。采用传递系统包埋食品营养成分的优点在于递送体系种类繁多、结构可调控性强、可以改变食品的物理性质（如流变特性），提高食品营养成分与食品体系的相容性（如溶解度）等，表1-1总结了传递系统在包埋食品添加剂与配料中的作用。

表1-1　　　　　　　　　　传递系统对重要食品添加剂与配料的包埋

食品添加剂/配料	实例	包埋的作用
香精	橘油	提高溶解度； 延长保质期； 提高物理化学稳定性； 控制释放
抗菌剂	精油	提高与食品基质的相容性； 延长保质期； 提高物理化学稳定性； 掩盖不良风味； 提高抗菌性
抗氧化剂	类胡萝卜素	提高溶解度； 延长保质期； 提高物理化学稳定性； 提高生物利用率
活性肽	胆囊收缩素	延缓在胃中的降解； 掩盖苦味和涩味； 控制释放
寡糖和膳食纤维	壳聚糖	避免与有害物质相互作用； 改善物理化学稳定性； 控制释放
矿物质	铁	避免不良的氧化反应； 阻止沉淀的产生； 增强生物活性； 掩盖不良风味和涩味

续表

食品添加剂/配料	实例	包埋的作用
维生素	维生素D	提高溶解度； 提高生物利用率； 提高物理化学稳定性
功能油脂	ω-3脂肪酸	提高溶解度； 提高生物利用率； 提高物理化学稳定性； 实现控制释放； 增强生物活性

　　使用食品传递系统对食品营养素进行包埋是功能食品的市场发展趋势。大多数食品营养素对标准化的食品加工过程敏感，轻则产生令人不愉快的气味或色泽，影响食品最终的稳定性或感官特性，重则无法发挥独特的生理活性。利用合理的传递系统，可以方便地在功能食品和饮料中添加食品营养成分，为消费者提供更加健康的食品选择[1]。下面介绍传递系统在几种重要食品营养成分的包埋与保护中的作用。

　　（1）功能性蛋白质、多肽和氨基酸　蛋白质和多肽等生物大分子除了可以提供膳食中的能量和营养外，还具有许多生物活性，如可作为增长因子、降压剂、抗菌剂、抗氧化剂、免疫调节因子等应用于食品中[2, 3]。但大多数具有生物活性的蛋白质和多肽在胃的低pH条件下变性或降解而难以到达肠道被人体吸收。因此，实现此类物质在小肠中靶向释放，利用传递系统对其进行包埋是必要的。此外，一些活性多肽口感较苦或有异味，包埋还可防止不良口感或异味的产生。

　　（2）功能性多糖　具有生物活性的一类多糖称为功能性多糖，它们多为无毒大分子物质，是比较理想的药物，如昆布多糖和肝素有抗凝血作用；硫酸软骨素可防止血管硬化；除了食用菌多糖（如银耳多糖、灵芝多糖、蜜环菌多糖）外，刺五加多糖、黄芪多糖、茯苓多糖、枸杞多糖等还具有免疫功能和抗肿瘤作用。食品中常见的功能性多糖主要是膳食纤维，具有降低胆固醇水平、平衡血糖水平、防癌、改善便秘及调节肠道菌群的功能。但是膳食纤维水溶液的黏度高，直接将其加入食品中影响食品的质地，运用传递系统包埋可以解决这个问题。

　　（3）矿物质　矿物质对人体健康具有重要意义。有些矿物质可以直接加入食品中，不仅不影响食品品质，还可发挥其保健功能。还有些矿物质，它们在食品体系中会出现引起沉淀、异味或加速油脂氧化等消极作用；此外，还有部分矿物质，如铁和钙，在人体中的生物利用率低。因此，大量研究致力于设计合理的传递系统解决上述问题，并且已有成效。

　　（4）功能性油脂　功能性油脂是一大类能够溶于有机溶剂、具有生物活性的油脂,包括甘油酯、脂肪酸、磷脂和植物甾醇等。大多数功能性油脂都具有保健作用,如 ω-3脂肪酸能降低人体中甘油三酯水平从而预防心血管疾病,此外还有预防类风湿性关节炎的作用;共轭亚油酸是人和动物无法合成的一种物质,必须从食物中摄取,具有清除自由基,增强人体的抗氧化能力和免疫能力的作用。

功能性油脂的高不饱和度使其在食品加工贮藏过程中易氧化,从而导致食品的感官品质和营养价值降低。此外,水溶性差、熔点高、化学稳定性差等问题也限制了油脂在食品工业中应用。脂质体作为一大类传递系统,是由一种磷脂或多种磷脂为材料制备而成的双层膜结构,常被用于功能性油脂的包埋,具有抑制油脂氧化、提高油脂生物活性、掩盖不良风味的作用。

综上所述,针对食品加工的具体要求,可以选择合适的食品营养成分传递系统,以提高食品营养成分的稳定性、生物利用率及胃肠道中的靶向释放。

参考文献

[1]凌关庭. 食品添加剂手册[M]. 3版. 北京:化学工业出版社,2003.

[2]Egger L, Ménard, Olivia. Update on bioactive peptides after milk and cheese digestion[J]. Current Opinion in Food Science, 2017, 14: 116-121.

[3]Prajapati J B, Sreeja V. Functional dairy foods[J]. Indian Dairyman, 2017, 69(5): 42-45.

► 第二章

食品营养成分
传递系统概述

第一节

食品营养成分传递系统定义及分类

食品营养成分传递系统是将壁材（蛋白质、多糖等）和芯材（食品营养素）进行组装的一个过程。在食品研究领域，通过设计合理的运载体系可以改善食品营养成分的水溶性、提高其物理化学稳定性、延长食品保质期、改善食品品质等。常用的食品营养成分传递系统有乳液、脂质体、环糊精包合物、纳米颗粒（图2-1）等[1]。

◀ 图2-1 设计传递系统举例

纳米乳液　　多层乳液　　脂质体　　脂质颗粒　　环糊精包合物　　蛋白质颗粒

一、乳液

乳液是由两种或两种以上不相溶的液体相（油相和水相）混合形成的分散体系。可根据油水两相的相对分散情况将其分为水包油型（O/W型）乳液和油包水型（W/O型）乳液。评价乳液传递系统优劣的两个关键因素是体系的稳定性和食品营养成分的生物利用率。

传统乳液是将油水两相混合后，添加乳化剂均质而成，按照这种方法得到的乳液是热力学不稳定体系，在加工和贮藏过程中容易出现分层、聚集、破乳等现象[2]。近年来，针对这一问题，研究人员已成功设计多种不同结构和性质的乳液体系用于食品营养成分的包埋与传递，如纳米乳液、多层乳液、多重乳液、Pickering乳液（一种由固体粒子代替传统有机表面活性剂稳定乳液体系的新型乳液）等，其中纳米乳液和多层乳液受到广泛的关注。

（一）纳米乳液

纳米乳液是热力学不稳定体系，液滴的直径为20～200nm，肉眼观察为透明或半透明状。由于液滴直径较小，纳米乳液在贮存期间不易发生沉淀，具有较高的稳定性。此外，液滴体积减小的同时其比表面积相应增大，这对提高乳液的消化效率以及食品营养成分的生物利用率发挥了一定的促进作用。

纳米乳液的制备方法可分为低能法和高能法。低能法是利用组分或环境条件的变化，使油、水、乳化剂的混合体系自发形成微小油滴，但是该方法不利于大规模的工业化生产。高能法可以摆脱这一限制，利用能够产生强剪切力的机械装置实现油水两相混合，从而形成微小液滴。

（二）多层乳液

乳液作为传递系统的优点是制备（混合、均质）简单，但实现控释却很困难，克服这一困难的方法之一就是利用静电作用、氢键和疏水作用将多糖、蛋白质等物质对乳液进行逐层（Layer-by-layer，LBL）沉积，沉积后的乳液称为多层乳液。

多层乳液的制备需要先使用一种乳化剂制备带有表面电荷的初乳液，接着通过静电相互作用逐步沉积带相反电荷的材料。多层乳液的液滴有着复杂的相界面，其多层界面膜是由液滴所带电荷以及乳化条件所决定的，离子强度（盐）、pH、乳化剂类型和浓度都会不同程度地影响多层乳液界面层的形成过程、厚度及稳定性[3]。

二、脂质体

脂质体是由极性脂质分子按照细胞膜的排列方式组成的中空状、双层球形结构。其形成原理是脂质分子在水中自发有序排列成双分子球状结构，同时将水溶性物质包埋在亲水核中，而脂溶性物质包埋在磷脂双分子层的疏水尾部。脂质分子是安全和可生物降解的，它可以通过瞬间改变细胞磷脂双分子层结构实现跨膜转运，还可以调节细胞旁路改善食品营养成分的转运。

传统的脂质体制备技术包括手摇法、超声法、高压均质法和薄膜水合法等，但这些方法大多数都难以满足工业化生产且有较多的溶剂残留，因此现在多采用超临界流体法、乙醇注入法和膜接触器法等新型制备方法。

三、环糊精包合物

环糊精（Cyclodextrin，CD）是由淀粉衍生而来的锥形环状聚合物，通常由6，7或8个葡萄糖通过 α -1,4糖苷键连接而成。CD的结构于1904年确定，并命名为环状低聚糖。CD是中空圆锥形的立体结构，由于亲脂性的亚甲基（—CH$_2$—）和醚键（—O—）排列在空腔内侧，而亲水性的羟基（—OH）位于空腔的外侧，因此具有"内疏水、外亲水"的结构特征。其中， β -CD由于内部空腔适中，经济廉价，应用范围相对广泛。

四、纳米颗粒

纳米颗粒是通过氢键和疏水相互作用将食品营养成分包埋在纳米粒子中，从而增强其溶解性，抑制其在胃肠道中的氧化分解。纳米颗粒通过诱导细胞内吞，直接被小肠上皮细胞摄取，显著提高了食品营养成分的吸收和生物利用率。常用的纳米颗粒有纳米脂质颗粒、纳米蛋白颗粒、多糖纳米颗粒和它们的复合颗粒等。

五、微胶囊

微胶囊技术是以天然或合成的高分子材料作为壁材，通过在芯材表面形成一种连续的薄膜，从而保护芯材、提高芯材稳定性的技术。芯材可以是天然的生物活性成分，也可以是含有生物活性成分的微小液滴或颗粒。微胶囊技术已经被广泛地应用于食品工业生产中，在保护食品成分免受加工环境（光照、温度、氧气）影响、防止食品成分间发生相互作用、实现营养成分（生物活性成分）的控制释放和靶向释放等方面已经有大量研究成果。

第二节
食品营养成分传递系统设计原则
——

包埋食品营养成分可以带来许多益处，如保质期延长、生物利用率提高等。

原则上，传递系统结构因制备方法、材料（如脂类、表面活性剂、蛋白质、碳水化合物、矿物质）不同而各异。目前，已经设计出不同组成和结构的传递系统以适用于药品、保健品和化妆品行业，但是只有少量用于食品行业，因为在食品工业中，传递系统必须使用食品级原料，且需要保证生产过程中不产生有毒物质。此外，所使用的原料和生产成本应尽量价格低廉、容易大量获取。下面是传递系统设计的一些基本原则。

（一）使用食品原料或食品添加剂

用于制备传递系统的物质必须是食品原料或食品添加剂，且制备过程必须符合国家相关法规。常用于制备传递系统的食品原料或食品添加剂有油脂、蛋白质、碳水化合物、矿物质、乳化剂等。

（二）食品基质相容性

传递系统应该能够与食品基质相容，即包埋有食品营养成分的产品应均匀稳定地分散于食品体系中，且不改变食品的外观、结构、风味和保质期，这是传递系统设计过程中必须考虑的因素。

（三）防止化学降解

传递系统必须保证食品营养成分在加工、贮藏、运输过程中物理化学稳定性，了解化学降解反应的机制和影响因素（如温度、氧气、pH、机械外力等），有利于设计更加有效的传递系统。

（四）载荷能力和包埋率

理想状态下，传递系统中载体应能包埋足够多的食品营养成分，所选择的载体应达到最大载量，保证几乎所有食品营养成分均被有效包埋。

（五）释放机制和生物利用率

食品营养成分需要在人体中以一定的速率释放，即控制释放，或者需要在特定环境（如pH、离子强度、酶或温度）条件下释放，即靶向释放。但生产过程中的环境变化和人体消化系统的复杂性可能会影响食品营养成分的控制释放和靶向释放。需要通过合理的设计调控传递系统对外界环境的响应，同时提高被包埋物质的生物利用率。

构建传递系统的方法可分为三种："由上而下"、"由下而上"或两者结合。"由上而下"的方法是将大颗粒原料分解为小颗粒；"由下而上"的方法是将小分子或胶体粒子组装成较大的颗粒。组装过程可以是自组装（以胶束或微乳形式），也可以是定向组装（如利用静电沉降作用）。但是在实际应用中，更多的是将上述两种方法结合使用。例如，在多层乳液的形成过程中，首先利用均质机将混合有带电乳化剂的油相和水相进行均质处理（由上而下），然后，利用静电沉降作用，通过生物多聚物包埋乳滴（由下而上）[2~4]。

第三节

食品营养成分传递系统特性

探究传递系统的物化特性、功能特性和释放特性有助于分析传递系统对生物活性物质的保护机制，完善传递系统的内部结构，建立食品营养成分与传递系统对应关系。常用于评价传递系统物化特性和功能特性的参数有光学特性、流变特性、稳定性和生物利用率等。

一、光学性质

影响传递系统光学特性主要因素是传递系统中载体颗粒的相对折射率、浓度和粒径分布。常用三色坐标定量食品的光学特性，这种方法的优点是可以仅通过三个变量（L^*、a^*、b^*值）来描述体系的颜色，同时定量计算产品是否符合相关质量标准。例如，L^*值表示亮度，黑在底端，白在顶端；a^*轴是红-绿色轴，b^*轴是黄-蓝色轴，$+a^*$表示偏红色，$-a^*$表示偏绿色，$+b^*$表示偏黄色，$-b^*$表示偏蓝色。任何颜色的色相和特征都可以用a^*、b^*值来表示。因此，用L^*、a^*、b^*三个值可以描述自然界中的任何色彩。在以往的研究中，传递系统的光学特性与复合颗粒特性之间的理论关系已经确定，胶体分散系的亮度（L^*值）随颗粒浓度的增加而提高。这种关系可用于设计具有特定光学特性要求的传递系统[5]。

二、流变特性

传递系统对食品体系流变学性质的影响主要与传递系统中分散相占比（质量分数）、分散相液滴粒径分布、分子间相互作用以及连续相中大分子物质种类和质量分数有关[6]。一般而言，分散相质量分数越高，体系黏度越大；液滴粒径越小，体系黏度越大。传递系统的流变学性质直接影响食品体系的质地和口感，并改变生物活性物质在消化道中的释放速率。因此探究上述因素对传递系统的影响规律是必要的。

三、热力学稳定性

根据传递系统的特性，可将其分为热力学稳定体系和热力学不稳定体系。其中胶束和微乳是热力学稳定体系；乳液、脂质体和凝胶颗粒均为热力学不稳定体系，会随时间延长而发生颗粒聚集、乳析或者沉降。了解引起某种传递系统不稳定的因素、探究不稳定机制有利于及时采取正确的解决方案。体系稳定性的破坏可用重力沉降（乳析、沉淀），颗粒聚集（絮凝或聚结）以及奥氏熟化[7]等机制解释，并且可以用数学模型进行描述，这些模型还可以用来预测颗粒特性（如粒径、浓度和相互作用）对传递系统稳定性的影响[8]。

四、生物利用率

食品营养成分的生物利用率（F）可用以下公式计算：

$$F=A（进入体循环的量）/D（所摄入食物中的含量）\times 100\%$$

食品营养成分的生物利用率受传递系统在通过消化道时所表现的特性的影响。该影响随溶液组成（如pH、离子强度、聚合物、食品营养成分）、酶活力（如脂肪酶、蛋白酶、淀粉酶）以及在口腔、胃和小肠中的力/流速（如搅拌、混合、运输）的改变而改变。

五、释放特性

载有食品营养成分的传递系统可通过扩散、破碎、侵蚀和膨胀等方式释放活性成分（图2-2）。

图2-2 传递系统 ▶
释放包埋物质的
机制

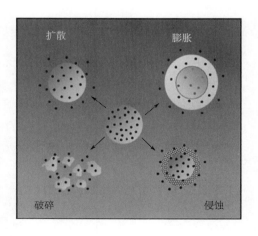

（一）扩散

扩散是指在浓度梯度的驱动下，食品营养成分从传递系统中释放的过程。食品营养成分的释放速率受传递系统的粒径、形貌、结构、组成以及载体材料的扩散系数等因素影响，同时也受载体内部和周围基质中食品营养成分浓度梯度的影响。

（二）破碎

破碎是在扩散的基础上加快食品营养成分释放的一种方法，当载有食品营养成分的传递系统受到剪切、均质等物理性破坏时，食品营养成分通过扩散的方式从破碎片段中释放。破碎导致包埋产品表面积增加、扩散路径缩短，进而使得营养成分的扩散速率加快。此外，释放速率还受包埋产品的破碎特性（如破碎发生时施加的应力）、破碎片段的大小及形状等因素的影响。

（三）侵蚀

当传递系统受到物理、化学或酶的侵蚀时，食品营养成分随"外壳"的破坏而释放，其释放速率由体系被侵蚀的速率决定，而后者由载体最外层保护膜的组成和结构决定，同时也受侵蚀程度（如剪切力、pH、酶种类和浓度）和持续时间的影响。

（四）膨胀

食品营养成分在载体吸收溶剂膨胀后释放。例如，将食品营养成分包埋在固体颗粒或孔径足够小的生物高聚物粒子中，一旦颗粒吸收溶剂分子而膨胀，食品营养成分便能扩散释放。利用这一现象，也可将食品营养成分与膨胀的空载粒子混合，通过改变环境使粒子收缩，最后将食品营养成分包埋在粒子中。此时，食品营养成分的释放速率与粒子的膨胀速率、食品营养成分从膨胀粒子中扩散的时间有关。

参考文献

［1］Donsì F, Annunziata M, Vincensi M, et al. Design of nanoemulsion-based delivery systems of natural antimicrobials: effect of the emulsifier [J]. Journal of Biotechnology, 2012, 159（4）: 342-350.

［2］McClements D J, Decker E A, Weiss J. Emulsion-based delivery systems for lipophilic bioactive components [J]. Journal of Food Science, 2007, 72（8）: 109-124.

［3］吕沛峰, 王迪, 高彦祥, 等. 食品功能因子传递系统——双层乳液研究进展 [J]. 食品科学, 2018, 39（21）: 285-292.

［4］Sabliov C M, Chen H, Yada R Y. Nanotechnology and functional foods: effective delivery of bioactive ingredients [M]. Hoboken: John Wiley & Sons Ltd, 2015.

［5］Mcclements D J, Chantrapornchai W, Clydesdale F. Prediction of food emulsion color using light scattering theory [J] . Journal of Food Science, 2006, 63 (6): 935-939.

[6] Troncoso E, Aguilera J M, McClements D J. Fabrication, characterization and lipase digestibility of food-grade nanoemulsions [J] . Food Hydrocolloids, 2012, 27 (2): 355-363.

[7] Wooster T J, Golding M, Sanguansri P. Impact of oil type on nanoemulsion formation and ostwald ripening stability [J] . Langmuir, 2008, 24 (22): 12758-12765.

[8] McClements D J. Food emulsions: principles, practices, and techniques [M] . 3rd ed. Boca Raton: CRC Press, 2015.

► 第三章

食品营养成分传递系统中两亲性生物聚合物

两亲性生物聚合物是兼具疏水性和亲水性的生物大分子，可通过自组装、与其他分子协同组装以及表面吸附等方式对食品营养成分进行包埋保护。分子中疏水和亲水基团的分区分布增强了两亲性生物聚合物的两亲特征[1]。

第一节

两亲性生物聚合物自组装概述

具有两亲性特征的生物大分子可同时对水产生吸引和排斥双重作用，这两种作用在生物大分子自组装过程中发挥重要的作用。两亲性大分子可以产生不同的纳米结构，如胶束、双分子膜、包括细胞和细胞器的囊泡、柱状纳米管、层状胶束、淀粉样纤维、双连续立方晶体、六角相及其他结构[2, 3]。

亲水作用和疏水作用是蛋白质分子折叠时的主要作用力，疏水性氨基酸被包埋在内部，亲水性的氨基酸则暴露在水中以减少体系的自由能。β-酪蛋白等蛋白质不能折叠形成球状结构，而是以胶束状结构存在，这是因为高含量的脯氨酸具有很大的疏水区域，疏水作用导致的折叠使得β-酪蛋白为胶束状结构。此外，两亲性作用在生物大分子黏合过程中也发挥着非常重要的作用，分子间通过非特异性相互作用结合，如酶、信号分子与受体之间的结合等[4]。

对于大多数两亲性大分子而言，仅依靠分子结构中疏水和亲水基团不足以进行自组装过程。自组装依赖于分子的实际结构、疏水基团和亲水基团在分子结构中的分布和数量、溶剂的疏水/亲水的程度等。迄今为止，还没有明确的理论用于描述大分子聚合物的自组装机制，研究者必须依据实验数据和计算机仿真模拟来解决这个问题。

作为乳化剂，两亲性生物聚合物优于小分子乳化剂的原因在于：①其对传递系统疏水性基团的保护作用较强；②能够影响连续相的稳定性（包括通过两亲性生物大分子乳化后形成的油滴间的排斥力）；③可以使连续相黏度增加直到形成玻璃体状态；④凝胶性能强，同等条件下比小分子乳化剂更容易形成凝胶，其复杂的凝胶行为可以用于制备多层乳液，实现食品营养成分持续稳定的释放。

第二节
两亲性生物聚合物分类

　　两亲性生物聚合物种类繁多，大致可将其划分为蛋白质、多糖、蛋白质多糖络合物和蛋白多糖共价复合物四大类。

一、蛋白质

　　蛋白质是由氨基酸组成的多肽链经过盘绕折叠后形成的具有一定空间结构的生物聚合物。大多数蛋白质同时包含极性和非极性的氨基酸，因此具有两亲性，能够附着于油水界面起到稳定乳液的作用。其中，暴露在其表面上的极性和非极性基团的相对平衡决定着蛋白质的表面活性。如果蛋白质分子表面疏水性太低，则蛋白质吸附的驱动力不足以克服与吸附有关的熵的损失；相反，如果表面疏水性太高，则蛋白质倾向于聚集沉降，从而丧失表面活性剂的作用。

　　蛋白质可通过平衡范德瓦耳斯力（又称范德华力）、疏水相互作用、静电相互作用、氢键、共价键、位阻效应和熵效应，在水溶液或者油-水界面采用不同的构象以防止油滴聚集（图3-1）。这种平衡受溶剂种类和环境条件（pH、离子强度、介电常数和温度等）影响，当这些条件改变时，溶液中或界面处的蛋白质构象也会有变化。

图3-1　生物大分子通过空间位阻（1）或静电相互作用（2）使油滴稳定防止聚集

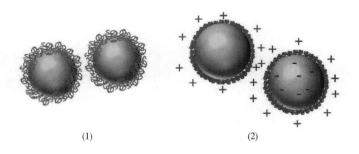

(1)　　　　　　　　　　　　　　(2)

　　含有球状和无规卷曲两种构型的蛋白质常作为乳化剂应用于食品工业中。球状蛋白质具有紧凑的结构，大多数非极性基团位于内部、极性基团位于外部，只有少数非极性基团暴露在球状蛋白质表面，这为吸附至油水界面提供了驱动力。常见的球状蛋白质有乳清蛋白、大豆蛋白、鸡蛋蛋白和植物蛋白等。无规卷曲蛋白质除了部分螺旋和片状结构，还有更开放的柔性结构。食品工业中常用作乳化剂的无规卷曲蛋白质是酪蛋白和明胶（表3-1）。

表3-1　　　　　　　　　　　　　常见的两亲性蛋白质

名称	分子性质	性能
乳清蛋白	来自乳中球状蛋白质的混合物； MW≈18ku； pI≈5； T_m≈80℃	pH接近pI、高离子强度和$T>T_m$时不稳定；pH远低于或高于pI、低离子强度和$T<T_m$时稳定
β-乳球蛋白	从乳清蛋白中提取的球状蛋白质； MW≈18.4ku； pI≈5.4；T_m≈83℃	pH接近pI、高离子强度和$T>T_m$时不稳定；pH远低于或高于pI、低离子强度和$T<T_m$时稳定
α-乳白蛋白	从乳清蛋白中提取的球状蛋白； MW≈14.2ku； pI≈4.4； T_m≈83℃	pH接近pI、高离子强度和$T>T_m$时不稳定；pH远低于或高于pI、低离子强度和$T<T_m$时稳定
牛血清白蛋白	从乳清蛋白中提取的球状蛋白； MW≈66.3ku； pI≈5.1； T_m≈75℃	pH接近pI、高离子强度和$T>T_m$时不稳定；pH远低于或高于pI、低离子强度和$T<T_m$时稳定
乳铁蛋白	由乳清蛋白制成的球状糖蛋白； MW≈80ku； pI≈8； T_m≈60和85℃	pH接近pI、高离子强度和$T>T_m$时不稳定；pH远低于或高于pI、低离子强度和$T<T_m$时稳定
鸡蛋蛋白	蛋清或蛋黄中球状蛋白质的混合物质	pH接近pI、高离子强度和$T>T_m$时不稳定；pH远低于或高于pI、低离子强度和$T<T_m$时稳定
豆类蛋白	分子质量可变的豆类球状蛋白的混合物； pI≈4.3~5.0； T_m≈82~90℃	pH接近pI、高离子强度和$T>T_m$时不稳定；pH远低于或高于pI、低离子强度和$T<T_m$时稳定
酪蛋白酸盐	牛乳中弹性蛋白的混合物； MW≈24ku； pI≈5	pH接近pI、高离子强度时不稳定；pH低于pI、低离子强度和加热条件下稳定
明胶	由胶原蛋白水解后产生的弹性蛋白； 分子质量大小取决于加工条件； pI≈5（B型）或8（A型）； T_m≈10~30℃	由于明胶的亲水性强，故表面活性不高，只有某些类型的明胶可以用作乳化剂

注：MW：molecule weight，分子质量；pI：isoelectric point，蛋白质的等电点；T_m：melting temperature，熔解温度。

值得关注的是，蛋白质吸附到油水界面后其结构会发生变化，这可能是由于环境的变化打破了分子间的相互作用与熵效应之间的平衡。例如，球状蛋白质吸附到油滴表面后其内部的基团可能会展开，进而导致非极性基团和巯基暴露，这可能导致油滴聚结或絮凝。

二、多糖

多糖是由一种或多种单糖通过糖苷键连接形成的天然聚合物，具有价格低廉、来源广泛、毒性低和生物相容性高等特点。不同多糖分子的摩尔质量、支化度、电荷、疏水性和极性的差异很大。大部分多糖由亲水性单糖组成，表面活性较低，不适合作为乳化剂。然而，某些多糖同时含有非极性和极性基团，具有两亲性，且两种基团含量比例适当，可以作为乳化剂吸附到油滴表面稳定乳液。其中非极性基团可以是碳水化合物分子的一部分（如甲基化的基团），也可以是共价或物理连接到碳水化合物分子上的非碳水化合物部分（如脂质或蛋白质）。此外，天然多糖也可以通过物理、化学或者酶法改性手段获得需要的功能特性。

目前，广泛应用于食品工业中的多糖类乳化剂是阿拉伯树胶。阿拉伯树胶同时具有非极性多肽主链和极性多糖链，当其吸附到油滴表面时，多肽链进入到油相中，而多糖链则进入水中。食品工业中常用另外两种多糖基乳化剂是改性淀粉和改性纤维素，它们具有共价连接到多糖链上的非极性烃链。但是，这些乳化剂不是天然的，因为它们的合成涉及淀粉或纤维素分子的化学改性。

三、蛋白质－多糖复合物

通过将两种天然生物大分子复合使用，可以强化单一生物大分子的乳化能力和保护作用。两种生物大分子可以使用不同方法复合，如蛋白质-多糖共吸附［图3-2（1）］、蛋白质-多糖络合［图3-2（2）］、蛋白质-多糖静电沉积［图3-2（3）］和蛋白质-多糖共价反应［图3-2（4）］。

图3-2　乳液中混▶
合界面层示意图

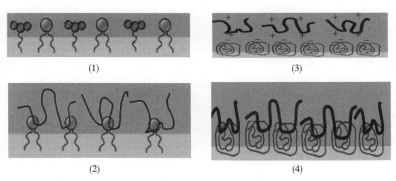

（1）蛋白质–多糖共吸附　（2）蛋白质–多糖络合　（3）蛋白质–多糖静电沉积
（4）蛋白质–多糖共价反应

（一）蛋白质 – 多糖共吸附

在该种情况下，两种同时被吸附到脂质液滴表面。所得油-水界面可以由两种不同乳化剂的混合物组成，或富含其中一种。混合乳化剂可根据实际情况采取多种添加方式：①可以在均质之前将乳化剂分散在油相或水相中；②可以在均质之前添加一种乳化剂，均质之后再添加另一种乳化剂。界面的总体结构将取决于两种乳化剂对油水界面的相对亲和力（它们的表面活性）以及它们的相对浓度。

（二）蛋白质 – 多糖络合

该条件下所形成的络合物由两种生物大分子通过静电相互作用、氢键和疏水作用等物理作用形成。络合物可以在均质前或均质后形成。在均质前，将两种组分在水相中混合形成络合物，然后再将水相与油相进行均质处理从而得到稳定的乳液。在均质后，使用一种生物大分子作为乳化剂包埋油滴的乳液，然后添加另一种生物聚合物形成络合物。

（三）蛋白质 – 多糖静电沉积

首先，通过均质将水相和油相制备成乳液，该过程所使用的生物大分子应具有可电离的基团，使其涂覆的液滴具有一定量的电荷。然后将该乳液与含带相反电荷的生物聚合物或颗粒的溶液混合，可通过静电吸引作用吸附到液滴表面，制成双层乳液。利用静电相互作用多次重复上述"沉积"过程，在液滴周围形成多层，有助于改善乳液的稳定性和功能特性。尽管如此，在静电沉积过程中必须控制体系的组成和结构，避免液滴相互聚集。

（四）蛋白质 – 多糖共价反应

蛋白质和多糖通过共价结合可以形成稳定的复合物。蛋白质和多糖经酶、化学交联、美拉德反应等共价交联法形成共价复合物后吸附于油-水界面。在油水两相体系中，一方面蛋白质分散在油水界面上形成界面层，多糖分散在水相中，通过增加水相的黏度和凝胶化行为提高了乳液的稳定性；另一方面，蛋白质与多糖之间的共价键连接还可以减弱高温、酸碱、高电解质等极端环境对蛋白质的不利影响，提高蛋白质在界面的稳定性，保持油水界面结构的完整性。

第三节

展望

    生活质量的提高使得消费者对饮食的要求也越来越高，针对生物活性成分在加工过程中所表现的溶解性低、稳定性差、生物利用率低甚至风味不良问题，迫切需要科研人员研发更多有效的传递系统，特别是基于天然两亲性生物聚合物的传递系统以解决上述问题。同时需要推广这些体系在功能食品和饮品中的应用，以满足更多消费者的健康需求。

    在包埋产品工业化生产中，针对两亲性生物聚合物的选择、传递系统设计和制备，还要综合考虑以下几方面的因素：①选用的生物聚合物应来源广泛且价格低廉，可以是天然原料加工后的下脚料，也可以是某些食品加工的副产品。②明确用于提取和纯化生物聚合物的技术安全，无有毒物质残留。提取和纯化的方法取决于所提取物质的性质及其分离的材料，其间可能包括破碎（物理、化学或酶促作用）、溶剂萃取、选择性沉淀、过滤和离心等过程。理想情况下，提取纯化的过程应经济可行、可持续、能够规模化生产且可重复。③所使用的生物聚合物应具有一致的功能特性，即最终成分的分子特性和组成应保持恒定。许多天然成分的分子和功能性质因环境因素（例如，来源、天气和土壤条件、选择分离的时间以及提取方法）的改变而有所不同。④该成分应被公认是安全，可以在食品中使用的。

参考文献

    [1] Alam S A, Pentikäinen S, Holopainen-Mantila U, et al. Effects of structural and textural properties of brittle cereal foams on mechanisms of oral breakdown and *in vitro* starch digestibility [J]. Food Research International, 2017, 96 (1): 1-11.

    [2] Marciani L, Gowland P A, Fillery-Travis A, et al. Assessment of antral grinding of a model solid meal with echo-planar imaging [J]. American Journal of Physiology-Gastrointestinal and Liver Physiology, 2001, 280 (5): G844-G849.

    [3] Laan J W V D, Brightwell J, McAnulty P, et al. Regulatory acceptability of the minipig in the development of pharmaceuticals, chemicals and other products [J]. Journal of Pharmacological and Toxicological Methods, 2010, 62 (3): 184-195.

    [4] Sasai Y. Next-generation regenerative medicine: organogenesis from

stem cells in 3D culture [J] . Cell Stem Cell，2013，12（5）: 520-530.

[5] Sato T，Vries R G，Snippert H J，et al. Single lgr5 stem cells build crypt-villus structures *in vitro* without a mesenchymal niche [J] . Nature，2009，459（7244）: 262-265.

[6] Dotti I，Mora-Buch R，Ferrer-Picón E，et al. Alterations in the epithelial stem cell compartment could contribute to permanent changes in the mucosa of patients with ulcerative colitis [J] . Gut，2017，66（12）: 2069-2079.

[7] Howell K J，Kraiczy J，Nayak K M，et al. DNA Methylation and transcription patterns in intestinal epithelial cells from pediatric patients with inflammatory bowel diseases differentiate disease subtypes and associate with outcome [J] . Gastroenterology，2018，154（3）: 585-598.

► 第四章

食品营养成分传递系统
与人体胃肠道消化特性评价

第一节

食品营养成分在胃肠道中的消化机制

食品营养成分传递系统可有效地包埋、保护和控制释放营养素及食品中生物活性成分。优化食品营养成分传递系统的结构和性能需要了解人体胃肠道的消化机制。本章讲述人体胃肠道的消化特点，动物模型、细胞模型和体外消化模型等方法在评价食品营养成分生物利用率领域的应用。

食物在人体消化的器官包括口腔、胃、小肠及结肠，因此研究营养物质传递系统需关注人体消化系统。食物在消化系统内被分解成结构简单、可被吸收的小分子物质的过程称为消化。消化系统的基本功能即通过食物的消化和吸收以供机体所需的物质和能量。食物中营养物质除了维生素、水和无机盐可以被直接吸收利用外，蛋白质、脂肪和碳水化合物等物质均需要在消化系统内被分解为结构简单的小分子物质，才能被机体吸收利用。人体的消化过程大致分为口腔、胃、小肠和结肠四个阶段。

一、口腔

口腔对摄取的食物首先进行评价，如果可被人体接受，再进行消化阶段。食物与口腔接触后，通过味觉和触觉使我们获取到大量该食物的感官信息。咀嚼使食物成分分解，唾液起润滑作用，食物由于咀嚼和唾液的润滑作用在口腔中运动，并在舌和上颚之间形成食团。同时，食物的挥发性成分释放，产生食物特有的风味。

唾液除了可作为润滑剂加快食团的产生，也可使食物结构分解或重建。例如，唾液能够抑制中性或带负电液滴的絮凝，改善乳液的感官特性；唾液淀粉酶可瞬间作用于淀粉底物，使淀粉在口腔中分解。Hoebler等研究发现，短时的口腔作用（<30s）能使面包中50%的淀粉、通心粉中25%的淀粉被水解转化成小分子。尽管个体间咀嚼产生的物理作用存在显著差异，研究表明咀嚼后进入胃中的食团颗粒大小间不存在个体差异。但是不同食团的颗粒粒径分布存在显著差异，如蔬菜颗粒比坚果颗粒粒径大[1]。

二、胃

胃中主要发生蛋白质酶解、脂质酶解等反应，其极低的pH能有效杀死微生物，为食物在胃肠道中消化吸收提供结构基础。值得注意的是，除了醇等小分子，胃中几乎不吸收营养物质，如胃蛋白酶分解蛋白质，但是一些球蛋白不易被蛋白酶酶解；胃脂肪酶分解脂肪，但在低pH下，会影响脂肪酶的活性，脂肪酸并不是游离形式，而是与脂质结合；低pH使唾液淀粉酶失活，淀粉的消化作用停止。此外，食物营养素的含量、黏度等与胃中停留时间密切相关。十二指肠中营养素感受器对胃的排空速率有重要作用，这可能是机体为了确保小肠中消化的有效性所产生的适应机制。

三、小肠

人体对营养物质的吸收主要发生在小肠，包括内源表面活性成分和内源酶对食物的分解等过程。分解产物反馈给小肠内分泌细胞，然后产生大量胃肠道激素（如缩胆囊收缩素），进而影响胃中食物的预处理程度。小肠中的酶使食物结构和常量营养素分解至适合吸收的大小和形式。胃肠道黏膜能够阻拦并固定病原体，使营养物质通过小肠上皮细胞。

作为消化过程的一部分，一系列具有生理活性的表面活性成分被分泌到肠道中。例如磷脂酰胆碱两性离子，是进入小肠中胆汁的主要成分。除了磷脂酰胆碱，胆汁还包括带电荷的胆固醇、表面活性剂如胆盐或胆酸。在肠消化过程中，胆盐能够使脂质和其他疏水性物质溶解，为小肠上皮细胞对食物中脂质成分的有效吸收提供基础。

四、结肠

结肠为微生物菌群提供了天然的生长环境，结肠中的食物主要与定植的微生物菌群发生作用。关于定植微生物对宿主生理和病原的研究已有大量报道，主要包括它们对营养物质重吸收的促进、对肠上皮细胞和免疫功能的影响、对病原菌侵害的防止等。研究表明益生菌种群对某些特定疾病具有有利影响。

第二节
人体消化模型
——

人体胃肠道是一个复杂的系统，摄取食物后，营养物质进入胃肠道，暴露于一定范围内的物理（剪切和温度）和生化（稀释效应、pH、酶、黏液和胆汁盐等）环境中。食物结构在消化过程中不断发生变化，以纳米乳液的消化为例（图4-1），在口腔强有力的咀嚼推动作用力下，纳米粒子的结构可能发生裂解形成碎片，在胃液的高酸性条件下，粒子所带的电荷可能被中和，从而导致粒子的聚集[2]。肠道中胆盐的存在使脂质的水解明显增强，脂肪分解生成表面活性物质，如甘油单酯和甘油二酯，这些化合物会竞争吸附乳液界面的表面活性分子（如胆汁盐、肽等）。

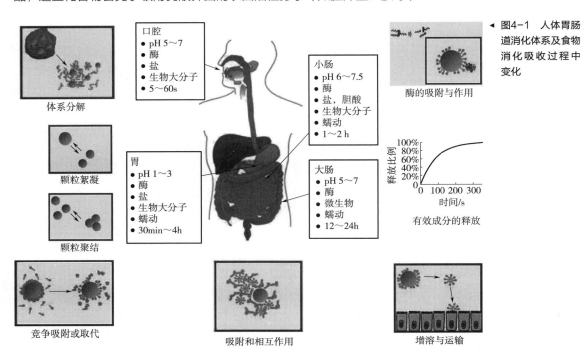

◀ 图4-1 人体胃肠道消化体系及食物消化吸收过程中变化

研究者已经对人体胃肠道生理特性作了大量研究。然而，胃肠道结构复杂，因此还需要进一步对其在人体健康和疾病时的作用进行深入了解。特别近年来肥胖症患者的增多，促使研究者采用临床试验进行营养学研究，从而加深了人们对消化吸收的认识。类似的方法也被用于活性肽、动植物提取物等生物活性物质的研究。但是由于实际操作和伦理限制，临床试验不能被广泛采用。随着功能食品的发展，需要了解食品营养成分的吸收机制来优化其释放体系，因此一系列模型应运而生，包括动物模型、类器官、细胞模型以及不同复杂程度的体外模型。

一、动物模型

在药品与生物制品、农药、食品添加剂、进出口商品检验检疫中，试验动物是不可缺少的材料，它们常作为人的"替身"进行安全评价和效果试验等。动物模型较临床试验具有一定的优势，一是试验成本低廉，二是可有意识地改变那些在自然条件下不可能或不易排除的因素，以便更准确地观察试验结果。科学家们常用的试验动物主要包括小鼠、大鼠、兔、犬、猫、猪、羊、猴、鸡、鱼和蟾蜍等。

动物试验在毒理学和疾病研究领域有着长远的使用历史，啮齿类动物，特别是小鼠和大鼠通常是疾病研究的首选试验对象，特点是体型小，成本低，饲养条件简单，可饲养于现代的代谢笼内，可进行生理代谢研究。此外，这类动物繁殖期短，自发突变和先天性缺陷个体数量多，可快速产生特定基因的表达个体，从而提供有效的试验对象，同时也加快了慢性疾病影响因子（如与年龄和饮食相关的疾病）的影响效果。基于上述原因，鼠类模型经常被用于生物活性成分对特定疾病影响的试验。近年来利用鼠类模型探讨饮食对结肠癌的诱发也成为研究热点。目前，鼠类模型可用于研究炎症、细胞增殖、DNA修复、免疫活性的影响作用，并适用于对功能食品的生物利用率的研究。

近年来，另一种动物模型受到极大青睐——小型猪。与普通猪相比，小型猪有显著优势：体型小，实验试剂的消耗量较低；更易控制，特别是对成年猪仔的研究。Van der Laan等指出猪和小型猪与人体具有许多相似点，都是杂食性动物，具有相似的肠道运转时间，胃、肠功能结构相似，酶活性和消化吸收、免疫系统等均表现出相似性，是食品添加剂和生物制药研究的良好试验对象。因此，猪是代谢综合征和胃溃疡等疾病研究的良好模型，也常用于新型心血管药剂的检测和糖尿病的研究[3]。

二、类器官

类器官是一种由多能干细胞（PSC）或组织成体干细胞（ASC）发育而来，并与体内器官具有相似结构和功能的三维结构。与传统2D细胞培养（二维细胞培养）模式相比，3D细胞培养（三维细胞培养）的类器官包含多种细胞类型，突破了细胞间简单的物理接触联系，形成更加紧密的细胞间生物通信，细胞间相互影响、诱导、反馈，协作发育并形成具有功能的迷你器官或组织，能更好地用于模拟器官组织的发生过程及生理病理状态，因而在基础研究以及临床诊疗方面具有广阔的应用前景[4]。

目前，体外获得类器官的方法有两种，一种是直接使用ASC进行3D细胞培养，另外一种是诱导PSC分化为对应的器官干细胞再进行培养。ASC来源广泛，可以从患病组织中获取并培养成患者来源的类器官（PDO）。PDO具有与患者组织相似的遗传特征，在消化系统药物筛选和精准治疗等领域具有巨大的应用潜力。

Sato等在2009年首次培养出小肠干细胞的三维结构，并将其上皮细胞培养物称为小肠类器官（图4-2），从此开启了各种器官的类器官技术的研究[5]。肠道类器官是一种来源于肠道干细胞且具备三维结构的微器官，因其获得相对容易，培养周期较短，而且可以进行传代、冻存，遗传相对稳定，经诱导后可以有效模拟人肠道上皮的多细胞组成和功能复杂性。同时，类器官技术与生物材料学等多领域的相互结合，极大地推动了肠道类器官作为研究肠道疾病的重要体外工具的进展。Dotti等和Howel等分别构建出健康的人和患者来源的肠类器官，并从基因水平上证实了这些类器官是研究人体肠道发育分子调控机制的有力工具[6, 7]。

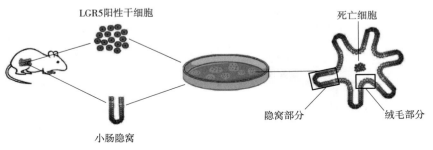

◄ 图4-2 小肠类器官培养流程

LGR5：G蛋白偶联受体5。

三、细胞模型

细胞模型是一种成本低廉，可用于筛选特定响应物质的便捷手段，是食品和药品研究的重要工具。与动物模型相比，细胞模型的优势在于获取数据简单便捷，成本低廉。然而，由于它们通常来自永生细胞系，因此与体组织在形态和性能上存在差异。目前用于模拟小肠的细胞模型较少，常见的有Caco-2细胞模型。

Caco-2细胞来源于人结肠腺癌细胞，同源性较好，与肠上皮细胞接近，其产生的微绒毛、大量酶和转运体，表现出肠上皮细胞特征，是研究物质吸收的有效模型，可用于区分肠腔内不同吸收途径的吸收差别。因此Caco-2细胞模型作为药品吸收研究的一种快速筛选工具，可在细胞水平上提供药品分子透过小肠黏膜的吸收、代谢、转运的综合信息，可用于设计较高生物利用率的口服药品或制剂，并对其安全性进行评估。HT29是另一种被广泛采用的细胞模型，与Caco-2来源相似。但Caco-2、HT29细胞模型缺乏分泌黏液的特性，因此模拟肠黏膜时存在缺陷。

此外，对部分肠组织进行极化体外器官培养，为肠模拟提供了一种新方法，该种方法能够用于分析肠道与细菌之间的相互作用。这种复杂体系极具研究前景，很快被用于食品营养成分的功能研究。

四、体外消化模型

体外消化模型是一种评价含有食品营养成分传递系统在口腔及胃肠道模拟消化

过程中物理化学变化以及释放效果的工具。能否准确测量食品营养成分传递系统的生物利用率，取决于消化模型在模拟人类胃肠道中复杂的物理化学反应和生理条件下的有效性。常见的体外消化模型有静态消化模型和动态消化模型。

（一）静态消化模型

静态消化模型是用于评价传递系统生物利用率最多的消化模型，它通过设置不同的初始条件（pH、酶的种类和浓度、胆盐浓度、生化过程等）对人体口腔、胃、肠道消化进行模拟。通过调节消化液的化学组成可设计合理的静态消化模型，静态消化模型的设计见图4-3。

图4-3　静态消化 ▶ 模型

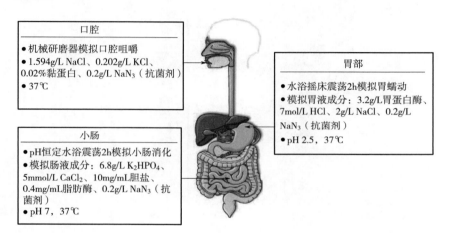

静态消化模型用于模拟局部消化过程中的化学作用，可用来研究包埋后食品营养成分的溶解性和生物利用率。这种方法的优点是成本低、简单高效，现已广泛应用于评价食品传递系统中食品营养成分的释放状况。缺点是该模型不能提供胃肠蠕动、胃排空、肠道转运等机械力，忽略了胃肠消化中pH变化和消化液分泌这一动态过程，因此静态消化模型存在一定的局限性，与实际动物体内的实验结果存在较大的差异。

（二）动态消化模型

胃肠消化过程是一种动态过程，既有化学作用也有物理作用。食物形态和结构的差异使消化过程中涉及的机械应力和流体流动状态成为不容忽视的影响因素。为了弥补静态消化模型的缺陷，近年来研究人员研发了单室、双室、多室等多种类型的动态消化模型，通过计算机控制进行连续的胃肠消化模拟、协调消化液分泌时间、模拟胃肠中机械应力等。

动态胃模型是使用较广的单室动态模型，可与人体胃模拟器结合模拟胃蠕动的振幅和频率，适用于研究食品中营养成分的释放和生物利用率的评价。而双室和多室动态模型多用于追踪食物在各个消化阶段食品成分的变化、模拟不同年龄人群胃肠消化以及食物成分与肠道微生物的关系等。

目前，TNO（Toegepast Natuurwetenschappelijk Onderzoek）胃肠道消化模型是最接近人体胃肠消化的体外双室动态模型（图4-4），该模型所测得结果可以与动物体内试验结果进行分析比较。

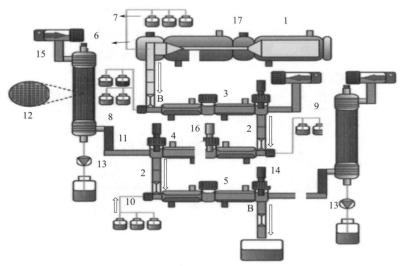

◀ 图4-4　TNO胃肠道消化模型

1—胃室　2—蠕动阀　3—十二指肠室　4—空肠室　5—回肠室　6—压力传感器
7—模拟胃液　8—模拟十二指肠液　9—模拟空肠液　10—模拟回肠液　11—预滤膜
12—半透膜　13—滤液泵　14—pH计　15—传感器　16—温度计　17—加料口

第三节

展望

目前，大量的研究关注于营养素与人体疾病的关系。国际上许多研究中心开始探究食物对人体健康的影响，关注驱使胃肠道中食物分解和促使特定食物成分产生生物活性的机制。食物成分能够形成控制胃肠动力、胰腺分泌、食物摄取、诱发自身免疫疾病等信号，对于其机制的研究仍在进行中。因此探究食物在胃肠道中的分解方式具有重要意义。

许多体内体外模型被用于研究食物消化吸收，但是大部分仍需人体试验来验证准确性。这些评价模型的整合势在必行。因此需要通过比较现有的模型确定参数，建立标准的具有更高生理相关性的评价模型。

目前，传递系统在食品体系中的应用仍处于起步阶段。基于当前的认识，评价食品传递系统与消化吸收关系仍需解决以下几方面的问题。

（1）构建传递系统结构与功能的关系，特别要关注传递系统在人体胃肠道内的变化。最近的研究已针对传递系统结构和功能性之间的关系提出了有价值的信息。然而，对于传递系统在胃肠道内发挥作用的机制尚不清楚。在做这类研究时应该考虑生物有效性、生物活性、生物利用率和安全性等。

（2）开发评价生物活性成分生物利用率的新型体内试验方法，特别是研究传递系统结构对食品营养成分释放的影响。

（3）采取有效的措施应对个体差异的影响及消化过程的复杂性。针对基因型和表型差异，开发个性化营养、识别生物标志物等新的研究方向。

参考文献

[1] Alam S A, Pentikäinen S, Holopainen-Mantila U, et al. Effects of structural and textural properties of brittle cereal foams on mechanisms of oral breakdown and *in vitro* starch digestibility [J] . Food Research International, 2017, 96(1): 1-11.

[2] Marciani L, Gowland P A, Fillery-Travis A, et al. Assessment of antral grinding of a model solid meal with echo-planar imaging [J] . American Journal of Physiology-Gastrointestinal and Liver Physiology, 2001, 280(5): G844-G849.

[3] Laan J W V D, Brightwell J, McAnulty P, et al. Regulatory acceptability of the minipig in the development of pharmaceuticals, chemicals and other products [J] . Journal of Pharmacological and Toxicological Methods, 2010, 62(3): 184-195.

[4] Sasai Y. Next-generation regenerative medicine: organogenesis from stem cells in 3D culture [J] . Cell Stem Cell, 2013, 12(5): 520-530.

[5] Sato T, Vries R G, Snippert H J, et al. Single lgr5 stem cells build crypt-villus structures *in vitro* without a mesenchymal niche [J] . Nature, 2009, 459(7244): 262-265.

[6] Dotti I, Mora-Buch R, Ferrer-Picón E, et al. Alterations in the epithelial stem cell compartment could contribute to permanent changes in the mucosa of patients with ulcerative colitis [J] . Gut, 2017, 66(12): 2069-2079.

[7] Howell K J, Kraiczy J, Nayak K M, et al. DNA methylation and transcription patterns in intestinal epithelial cells from pediatric patients with inflammatory bowel diseases differentiate disease subtypes and associate with outcome [J] . Gastroenterology, 2018, 154(3): 585-598.

第二篇

食品营养成分传递系统设计

► 第五章

食品微乳液传递系统及其应用

近年来，随着物质生活水平的改善，冠心病、糖尿病等慢性疾病发病率逐年提高，消费者逐渐认识到食品在健康和疾病预防中的重要作用。将一些营养成分如维生素、矿物质、抗氧化剂、植物甾醇、辅酶Q_{10}、儿茶素、白藜芦醇等添加到食品中，可以有效预防如结肠炎、冠心病、糖尿病和癌症等慢性疾病。但是，鉴于很多食品营养成分难溶于水（如维生素E）或油（如儿茶素）体系的问题，需要构建液态传递系统（Liquid vehicles），使其无需进行溶解、沉降或过滤就可以用于液体食品中。

传统的液态传递系统包括乳液、双重乳液和固体（或半固体、柔软颗粒）分散体等，属于热力学不稳定体系，容易发生分层（如乳液）、沉淀（如固体颗粒）等失稳现象，只适用于固体食品或黏性食品，很难在液态食品中被广泛应用。此外，对于微米级含食品营养成分的传递系统，食品保质期较短，载量和生物利用率低，重要的是在胃部酸性条件下易被快速分解，无法实现控制释放。

经过多年的研究发现，将颗粒或液滴直径减小到亚微米级可以有效提高食品营养成分的溶解能力和生物利用率。目前微乳液传递系统中液滴的直径小于100nm，通常只有10～30nm，其主要优势有：①稳定性好，不易发生聚集和相分离现象；②颗粒或液滴的光散射作用较弱，适合用在澄清透明的食品产品中；③可以设计成不同的流变性质，如高黏性或凝胶性；④有效提高被包埋亲脂活性成分的生物利用率[1]。

第一节
微乳液概述

微乳液（Microemulsion）是由一定比例的乳化剂、助乳剂、水和油自发形成的热力学稳定分散体系，为非牛顿黏性流体，其液滴直径一般为10～100nm[2]。它是由Hoar和Schulman首次提出用来改善水或油不溶性活性成分溶解性的重要递送载体[3, 4]。与热力学不稳定的纳米乳液相比，微乳液制备更加简单，但是需要更多的乳化剂。纳米乳液的粒径大于100nm，通常呈现浑浊的不透明状，而微乳液由于其粒径通常小于100nm，外观透明或略微浑浊。二者用于包埋亲脂性食品营养成分，并将其运用到液态食品中，具有得天独厚的优势[5]。

微乳液的比表面积很大，可以在内相和界面溶解大量的食品营养成分，其界面张力接近零，具有稳定的热力学性质，可在较长时间段内不发生相分离。需要注意的是，微乳液也存在一些不足之处，例如需要相对较高浓度的表面活性剂，某些情况下还需要使用助溶剂（如乙醇或多元醇），其中存在的安全性问题限制了微乳液在食品中的应用。磷脂是目前在微乳液制备中普遍使用的被认为是安全的表面活性剂。

一、微乳液形成理论

有关微乳液形成理论主要有以下三种：混合界面膜理论、增溶理论以及热力学理论。混合界面膜理论［图5-1（1）］认为乳化剂作为双层膜，在油相界面和水相界面有不同的性质，油相及水相的性质可以改变，在本质上是相似的，因此可以自发结合（界面张力为零）。界面膜最初为平板状，由于膜两侧压力方向不同，膜压高的一侧弯曲成油包水型或水包油型的微乳，两侧膜压相等时则形成层状液晶[6]。增溶理论［图5-1（2）］认为微乳液作为一种溶胀胶束体系，实际上可以认为是由一种可溶性水相或油相形成的单相溶液体系，但此理论无法解释为何只要乳化剂浓度大于临界胶束浓度即可发生增溶作用，而此时微乳并不一定能够形成[7]。热力学理论提出形成微乳液的自由能 ΔG_m 概念，微乳液自由能 ΔG_m 由界面自由能、液滴间相互作用及熵等构成。当 ΔG_m 为负值时，可以促进微乳液的形成。如果不考虑微乳液稳定机制，将界面自由能减小到相对低的水平对微乳液形成十分关键，即油水两相的界面张力为零[8]。

图5-1 微乳液形成示意图

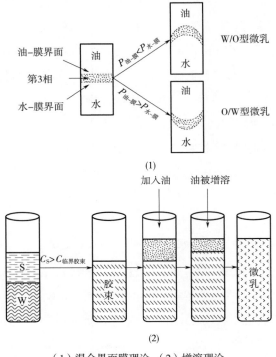

（1）混合界面膜理论 （2）增溶理论
S—表面活性剂 W—水相

二、微乳液组成

微乳液通常由油相、水相、乳化剂和助乳剂组成。乳化剂通过扩散从体系相迁移到界面并发生吸附，从而达到降低界面张力的作用。选择乳化剂应充分考虑微乳液本身、使用目的、经济性和安全性等因素。乳化剂主要有非离子型、阳离子型、阴离子型、两性离子型等类型。在食品领域能够使用的微乳液乳化剂如下。

1. 吐温

吐温（聚氧乙烯失水山梨醇脂肪酸酯，Tween）含有多种亲脂性脂肪酸侧链，其作为乳化剂在微乳液中被广泛研究。赵嘉敏等以吐温-80为表面活性剂，乙醇、丙二醇或甘油为助乳剂，大豆油、中链甘油三酯或丁酸乙酯为油相，采用滴定法制备食品级微乳液，结果发现微乳液制备难易程度与油相种类相关，其中丁酸乙酯是良好的油相选择，乙醇作为助乳剂有利于微乳液形成，得到的微乳液在室温下可保持6个月以上澄清透明或半透明状态[9]。

2. 蔗糖酯

蔗糖酯具有良好的风味，毒性较低，生物降解率高，可以从天然产物中获得，较合成乳化剂更安全。在蔗糖酯的分子结构中，蔗糖为极性头部，一个或多个脂肪酸为疏水尾部，通过不同数量和种类的脂肪酸与蔗糖分子进行酯化，获得不同亲水亲油平衡值（HLB值）的蔗糖酯。相对亲水的水溶性蔗糖酯可以形成胶束及稳定的O/W型乳液，而相对疏水的油溶性蔗糖酯可以形成反相胶束和稳定的W/O型乳液。蔗糖酯主要优势是亲水亲油平衡值范围宽，适用性广，乳化性能优良[10]。

蔗糖单酯的结构、性质及功能已被广泛研究，可以形成多种软质结构，如胶束、乳液、微乳液、纳米乳液及液晶结构等。例如，在相对较低的乳化剂/油相比例条件下，蔗糖单酯乳化的癸烷O/W型乳液具有良好的稳定性。相反地，在相对较高的乳化剂/油相比例条件下，蔗糖硬脂酸酯可以形成含辣椒素的O/W型微乳液或纳米乳液[11]。Rao等以蔗糖单酯、蔗糖单油酸酯或蔗糖单月桂酸酯为乳化剂，柠檬油为油相，研究了影响微乳液、纳米乳液和乳液形成及稳定性的主要因素[12]。

微乳液需要大量的乳化剂，并且在多数情况下需要添加食品中不允许使用的助溶剂或助乳剂。因此，探索天然健康的乳化剂是目前微乳液研究的热点，而磷脂就是其中的代表物质之一。但是磷脂不能单独用作微乳液乳化剂，因为它易形成一种亲脂不溶于水的溶致液晶（LLC）。LLC是由两亲性表面活性剂分子分散在水中或其他极性溶剂中自组装形成的液晶。解决办法是使用助乳剂和助水溶剂来破坏LLC的稳定性，也可以用多元醇（如丙二醇和丙三醇）等其他亲水溶剂代替水相，用小分子甘油三酯或单链脂肪酸（油酸乙酯）等代替大分子的甘油三酯[13]。

助乳剂与乳化剂具有类似的分子结构，一般为低分子质量的醇、酸、胺等，也具有双亲性质，但由于亲水性弱，不能与水完全互溶，因此不能作为乳化剂使用。助乳剂在微乳液中主要有以下三种作用。

（1）降低界面张力　就单一乳化剂而言，当浓度达到临界胶束浓度后，界面张力将不再降低，如果加入一定浓度的助乳剂，更多的乳化剂和助乳剂将在界面上吸附，则能够进一步降低界面张力。

（2）增加界面膜的流动性　在微乳液液滴形成时，大液滴分散成小液滴，界面要经过变形和重构，这些变化均需要界面弯曲能。加入助乳剂可以增加界面膜的柔性和流动性，降低微乳液液滴形成时所需的弯曲能。

（3）调控乳化剂亲油亲水平衡值（HLB值）　助乳剂能够发挥微调乳化剂（HLB）的作用，使微乳液更易形成。

三、微乳液相行为

Winsor分类方法是学者Winsor于1948年创立的分类方法。按照Winsor法区分，微乳液的相态可分为四种：Winsor Ⅰ型、Winsor Ⅱ型、Winsor Ⅲ型以及Winsor Ⅳ型。前三者为多相体系，最后一种为单相体系（图5-2）[14]。Winsor Ⅰ型由上层过量的油相和平衡的O/W型微乳液体系构成；Winsor Ⅱ型由下层过量的水相和平衡的W/O型微乳液构成；当油水相体积相等时，形成一种双连续结构，上层过量油相和下层过量水相共存，被称作Winsor Ⅲ型；Winsor Ⅳ型则定义为一种宏观的单相微乳液体系，又可分为W/O型、O/W型和双连续型三种（图5-3）[1]。

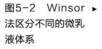

图5-2　Winsor ▶ 法区分不同的微乳液体系

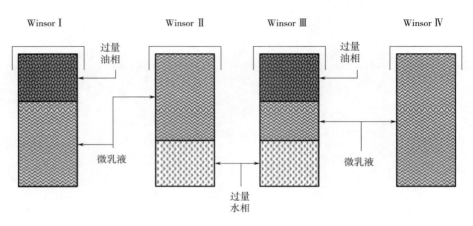

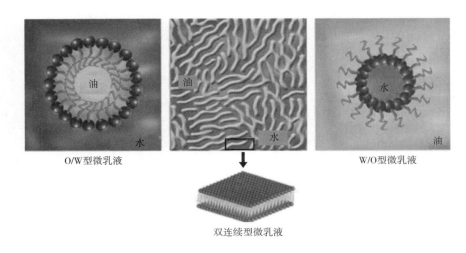

▲ 图5-3 单相微乳液结构示意图

O/W型微乳液

双连续型微乳液

W/O型微乳液

各种Winsor型微乳液体系通过改变温度、加入电解质或短碳链醇类等，可实现Winsor Ⅰ→Winsor Ⅲ→Winsor Ⅱ的转变。目前用于微乳液相行为的研究方法主要有Winsor相图法、拟三元相图法、$\varepsilon-\beta$鱼状相图法以及$\delta-\gamma$鱼状相图法（图5-4）。Winsor相图法形象直观，但不能从本质上反映微乳液体系各组分在各相间的分配，也无法阐明微乳液体系中油水界面膜上的组成。$\delta-\gamma$鱼状相图法能得到微乳液组成的参数，$\varepsilon-\beta$鱼状相图法则既能直观地表现相态的变化，又能得到平衡界面膜组成[15]。

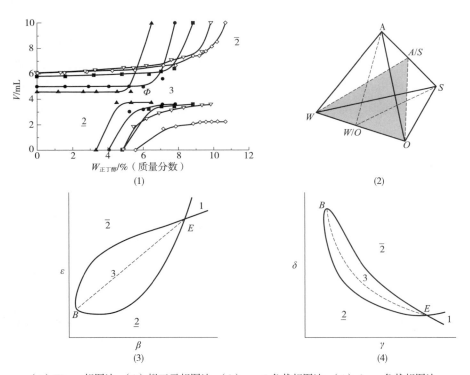

▲ 图5-4 微乳液相图法示意图

（1）Winsor相图法 （2）拟三元相图法 （3）$\varepsilon-\beta$鱼状相图法 （4）$\delta-\gamma$鱼状相图法

第二节
U型微乳液

微乳液作为一种非常有效的传递系统，可以提高食品营养成分的溶解性和生物利用率。U型微乳液是指随着加水稀释，可以从W/O型逐渐转变为O/W型微乳液，并且不发生相分离的乳化体系，具有广泛的应用前景[15]。

植物甾醇是类固醇类物质，在植物油、种子、坚果、谷类及豆类中含量丰富。其化学结构与胆固醇类似，仅在侧链结构有所区别，即在C24位多了一个短碳链。大量临床研究表明，植物甾醇在肠道内与胆固醇产生竞争性抑制，从而减少胆固醇的吸收，有效降低高脂血症患者血液中总胆固醇和低密度脂蛋白胆固醇的含量，且不影响高密度脂蛋白胆固醇的含量，发挥良好的降脂效果[16, 17]。

Garti等研究了U型食品级微乳液对植物甾醇和胆固醇的增溶能力以及它们对微乳液微观结构的影响。该体系的拟三元U型相图如图5-5所示。其中乳化剂/油相可以完全被水相稀释而不发生相分离[18]。

图5-5 拟三元U ▶
型相图

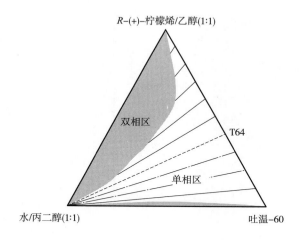

在稀释线为T64［浓缩液含60%（质量分数）乳化剂和40%（质量分数）油相］时，如图5-6所示，植物甾醇和胆固醇的增溶能力存在显著差异。当水相浓度低于40%（质量分数）时，胆固醇的增溶能力比植物甾醇高25%～55%；当水相浓度高于50%（质量分数）时，植物甾醇和胆固醇的增溶能力均发生变化，植物甾醇的增溶能力仅在水相大于50%（质量分数）的微乳液体系中高于胆固醇。因此，似乎只有在水基微乳液中引入植物甾醇时，植物甾醇才能成功地与胆固醇竞争进入肠道中的胆盐胶束。

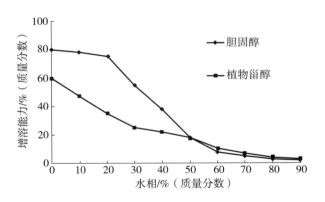

◀ 图5-6 胆固醇和植物甾醇的增溶能力（25℃）

利用自扩散核磁共振（SD-NMR）可以研究胆固醇和植物甾醇对微乳液微观结构的影响，从中得到每种微乳液成分的分散系数、相对分散系数、微乳液中水或油的分散系数（D^W、D^O）与纯水或纯油分散系数（D_0^W、D_0^O）的比值。如果水和油的分散系数比值相差大于1个数量级，则存在缓慢扩散溶剂的分散颗粒。如果在同一数量级，即双连续相。植物甾醇的存在诱导双连续微观结构的形成 [20%（质量分数）水相]，表明植物甾醇的溶解性影响表面活性剂膜的天然曲率 [图5-7（1）]。此外，胆固醇溶解性对界面天然曲率没有影响，因此，在40%（质量分数）水相时形成了双连续微观结构 [图5-7（2）]。

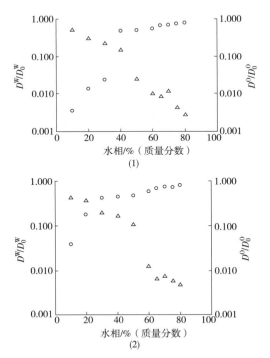

◀ 图5-7 25℃下 SD-NMR结果

水（○）和R-（+）-柠檬烯（△）在植物甾醇微乳液（1）及胆固醇微乳液中（2）的相对分散系数。D_0^W为在含有水/丙二醇（1:1）溶液中测定，$55.5 \times 10^{-11} m^2/s$。$D_0^O$为纯R-（+）-柠檬烯的分散系数，$38.3 \times 10^{-11} m^2/s$。

　　综上所述，植物甾醇和胆固醇对微乳液微观结构的影响不同。与植物甾醇相反，胆固醇对界面的天然曲率没有影响。植物甾醇溶解在胶束表面，而胆固醇溶解在乳化剂分子的疏水链之间，但是更靠近亲水头部。这种溶解位点的不同可能是引起微乳液微观结构差异的原因。只有当水相浓度超过50%（质量分数）时，植物甾醇的增溶能力才大于胆固醇。因此，植物甾醇可以在水基微乳液中与胆固醇竞争，使其在消化过程中形成胆盐胶束。

　　番茄红素是一种亲脂性类胡萝卜素，是番茄中主要的红色素，对癌症、冠心病、衰老等具有预防作用，不溶于水。Spernath等利用相同的微乳液体系研究了番茄红素的溶解性。稀释线为T64〔60%（质量分数）乳化剂和40%（质量分数）油相〕时番茄红素增溶能力如图5-8所示，在这一稀释线下，可以得到四个不同的溶解区域。在水相质量分数为0%～20%时（区域Ⅰ），番茄红素增溶能力从500mg/L降低到190mg/L（下降了62%），这可能与乳化剂和水分子的相互作用有关，当水分子进入内部时，胶束发生膨胀，更多的乳化剂和助乳剂代替番茄红素参与界面形成，从而降低了番茄红素的溶解性。Spernath认为反相胶束在区域Ⅰ逐渐膨胀，变得更加疏水，导致能够溶解亲脂性番茄红素的自由体积减少，从而降低其溶解性。当水相质量分数为20%～50%时（区域Ⅱ），增溶能力只有7%的减少，可能与体系逐渐转化为双连续相有关。当水相质量分数升高时，界面面积基本保持不变。当水相比例为50%～67%时（区域Ⅲ），番茄红素增溶能力从160mg/L提高到450mg/L，增加了180%。而当水相质量分数进一步增大至80%时（区域Ⅳ），其增溶能力又降至312mg/L，降低了30%。增溶能力曲线分为了四个区域，可以说明微观结构转变与稀释线同步。区域Ⅰ证明W/O（L_2）型微观结构的形成；区域Ⅱ说明L_2型微观结构向双连续微乳液转变；区域Ⅲ中，双连续微乳液向O/W（L_1）型微观结构转化；区域Ⅳ中，形成了一个不连续的L_1型微观结构。

图5-8　番茄红素 ▶
增溶能力（25℃）

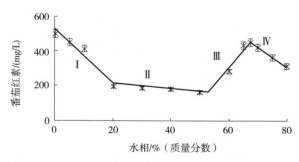

四个区域分别为W/O型微结构（Ⅰ）、双连续微结构（Ⅱ）、O/W型微结构（Ⅲ）、稀释O/W型微结构（Ⅳ）。

　　Spernath等又利用PGSE-NMR研究随着水相比例的逐渐提高，番茄红素增溶能力与微观结构转化的相关性，并探究了番茄红素对微观结构转化点的作用（图5-9）。研究发现番茄红素在微乳液中的增溶能力是 $R-$（＋）-柠檬烯或其他食用油中的10倍。在任何稀释线下，番茄红素增溶能力都是独立的[19]。

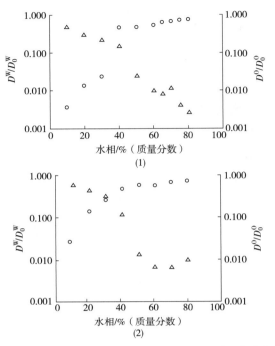

◀ 图5-9 SD-NMR
计算结果（25℃）

水（○）和 $R-$（＋）-柠檬烯（△）在不含番茄红素（1）及番茄红素微乳液（2）中的相对分散系数。D_0^W 为在含有水/丙二醇（1：1）溶液中测定，$55.5 \times 10^{-11} m^2/s$。$D_0^O$ 为纯 $R-$（＋）-柠檬烯的分散系数，$38.3 \times 10^{-11} m^2/s$。

Spernath等在研究吐温-20，40，80，60的HLB值对番茄红素增溶能力影响时发现，疏水性最强的吐温-60溶解番茄红素最多（图5-10）。推断番茄红素溶解性与碳链长度有关，碳链越长，脂亲和性越强。由于溶剂油与乳化剂疏水端的作用对微乳液形成十分重要，因此番茄红素与乳化剂疏水端相互作用对微乳液形成也非常重要。

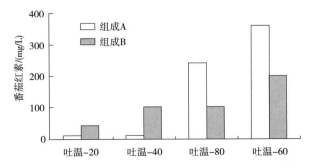

◀ 图5-10 不同
HLB值聚氧乙烯
山梨醇酯（吐温）
稳定的微乳液中番
茄红素增溶能力
（25℃）

组成A：$R-$（＋）-柠檬烯/乙醇/吐温［1：1：3（质量比）］75%（质量分数）水相；组成B：$R-$（＋）-柠檬烯/乙醇/吐温［1：1：8（质量比）］75%（质量分数）水相。

王晶等采用滴定法绘制拟三元相图优化番茄红素微乳液配方，得到了吐温-80/乙醇/柠檬烯/水微乳体系。研究结果表明，微乳液的平均粒径在43nm左右，在一个月内能够维持良好的稳定性，番茄红素的包埋率达到97%，并且体外释放速率明显高于对照组[20]（图5-11）。

图5-11　番茄红素微乳原液、微乳稀释液和对照液在模拟肠液中的溶出曲线

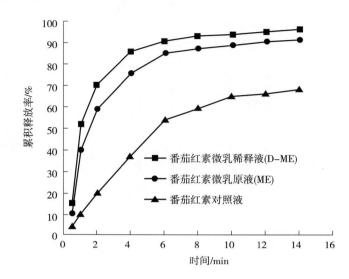

叶黄素在黄斑、白内障等视觉疾病预防中发挥着重要作用。叶黄素和玉米黄质共同构成视网膜黄斑色素，是黄斑区唯一存在的两种类胡萝卜素，叶黄素为蓝光（400～460nm）过滤器，对视网膜光损伤作用最大的蓝光具有很强的吸收作用，从而降低视网膜光损伤程度。叶黄素还可以猝灭单线态氧，捕获活性氧自由基，具有较强的抗氧化作用。

Garti等利用与Spernath相似的体系，用丙三醇代替丙二醇做助溶剂，同时油与助乳剂的比例较低，研究叶黄素在T64稀释线的增溶能力（图5-12）。结果表明，由油/乙醇/乳化剂以1:2:4.5的质量比（0%水相）组成的反相胶束L₂可以溶解5600mg/L叶黄素（图5-13），比叶黄素在各单组分成分中增溶能力要高。尽管存在稀释作用，水相比例一直增加到40%（质量分数）均可使叶黄素增溶能力提高。这表明在存在乙醇/乳化剂时，界面更加丰富，可以溶解一些当乙醇和乳化剂含量较少时在连续相溶解较少的叶黄素。当W/O型液滴开始向双连续微观结构转化时[40%（质量分数）水相]，以微乳液为基础，游离叶黄素能够更好地停留在界面上，增溶能力达到10000mg/L。但是，当液滴向O/W型微乳液转化时，叶黄素增溶能力显著降低，可能是部分*R*-（+）-柠檬烯吸附在O/W界面，导致O/W型微乳液自由油成分下降。类似的，乳化剂的亲水特性被界面有效地消耗，而不再存在于微乳液内部[18~21]。

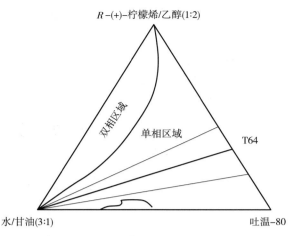

◀ 图5-12　拟三元U型相图

$R-（+）-$柠檬烯/乙醇［1：2（质量比）］为油相，吐温-80为乳化剂，水/甘油［3：1（质量比）］为水相体系的相图和稀释线。稀释线T64为60%（质量分数）乳化剂和40%（质量分数）油相。

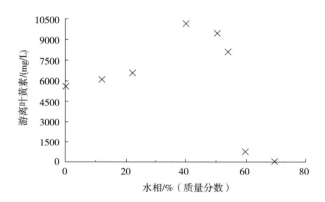

◀ 图5-13　微乳液体系中75%（质量分数）游离叶黄素在不同浓度水相稀释作用下的增溶能力

综上所述，食品营养成分对微乳液结构有一定影响，微观结构转化与食品营养成分增溶能力存在相关性，从而提高食品营养成分的生物利用率。因此，这种U型微乳液分别用于疏水性或亲水性食品营养成分增溶，可以在任何含水量下均保持稳定。

Amsalem等将蔗糖和聚甘油酯混合，并用乙醇和丙二醇作为助溶剂，制备完全稀释不含吐温的微乳液。研究结果表明，它们能在不含水或含水量很低，甚至丙二醇和乙醇作为连续相的条件下，形成浓缩胶束，而不是反相胶束。当含水量大于95%（质量分数）时，水的稀释作用使微乳液结构从螺旋胶束向球状O/W型液滴转变（图5-14）[22, 23]。

临界堆积参数（CPP）代表乳化剂和油相的有效堆积参数。由于乳化剂亲水头部的界面面积较大，因此CPP可在0.33～1.00之间变化。在稀释过程中，两性分子有强烈的水合作用，微乳液结构发生变化，导致CPP减小，从而形成O/W型结构。图5-14所示为沿着稀释线A3-73，正胶束的形成示意图。

图5-14 水稀释 ▶
线为A3-73时正
胶束的形成示意图

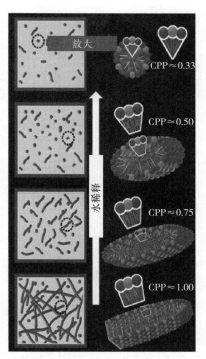

A3指表面活性剂相中丙二醇/磷脂酰胆碱/月桂酸蔗糖酯的质量比为（1∶1.5∶4）。稀释线73指70%（质量分数）的乳化剂相和30%（质量分数）的油相。

第三节
微乳液在传递食品营养成分中的应用

微乳液作为一种具有独特性能的纳米级分散体系，广泛应用于食品营养成分的协同增溶、界面反应、胆固醇和植物甾醇共结晶、食品营养成分提取介质以及食用香精香料的包埋。微乳液独特的微观结构和稳定性使其在各种应用中具有优势，如增加营养成分的溶解性、提高反应效率和选择性以及保护和提取食品营养成分等。

一、完全稀释的不含油微乳液中食品营养成分的协同增溶

增溶作用中一个重要的问题是协同增溶一种以上的功能成分，以及两种功能成分增溶的竞争性与互补性。无油且可用水稀释的微乳液可以由不同类型的ω-脂肪酸酯（ω-乙酯，OEE；ω-甘油三酯，ω-OTG）分别与辅酶Q_{10}一起制备。微乳液体系表现出较高的协同承载能力，且直链脂肪酸酯OEE比ω-OTG有更强的增溶能力。

二、微乳液界面反应特性

微乳液具有非常大的界面面积，可以使反应物在界面上发生作用。这种微米或纳米级的反应器具有动力学优势，既能保持产品的天然特性，又具有选择性，可以得到溶液中不能形成的特定产物。例如，糖和氨基酸发生美拉德反应形成的独特风味物质在水溶液中无法实现，而此时的微乳液界面在分子重排以及水相中亲水分子之间的相互接触中可以发挥重要作用。另外，还可以通过加快或减慢反应物的转变控制反应动力学[24, 25]。

酶通常需要水环境来发挥其功能，但许多酶反应的基质却不易溶于水，而易溶于有机溶剂[26]。纳米级传递系统也可以作为酶促反应的贮液器，将其固定在W/O型纳米尺寸液滴中，使活性降低到最小，然后通过加入更多水来触发反应。由于微乳液具有非常大的界面面积、定向的界面膜以及高容量的内核区，因此它是酶促反应的理想介质，尤其是互不相溶的反应试剂，对温度敏感的化合物以及要求控制条件的反应，优势更加明显[27]。

三、微乳液中胆固醇和植物甾醇共结晶

血液中胆固醇含量过高是心血管疾病发病的重要原因，植物甾醇可以很好地降低血液胆固醇含量，预防心血管疾病。证明植物甾醇活性机制的是膳食混合胶束中胆固醇和植物甾醇的共结晶现象，并在此过程中可以从胶束中排出过量的胆固醇。相关研究利用微乳液作为共结晶和膳食混合胶束模型，同时利用胆固醇和植物甾醇的竞争关系减少胆固醇在微乳液中的溶解度，探究了不同胆固醇/植物甾醇比例、稀释条件、卵磷脂乳化对甾醇结晶的影响。研究结果显示，植物甾醇单独存在或胆固醇/植物甾醇比例为1：1或1：3时，微乳液体系的晶体沉淀物受到微乳液微观结构及水相稀释作用影响较大，除胆固醇水合物外没有发现新的多晶形结构。混合晶体的形态学和胆固醇沉淀物的特性受胆固醇/植物甾醇比例以及稀释微乳液结构的显著影响。随着混合物中植物甾醇含量增加或微乳液的稀释，晶体形状更接近针状（图5-15）[28]。

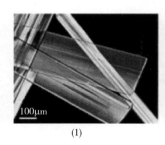 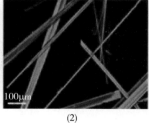 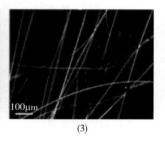

(1)   (2)   (3)

◀ 图5-15 胆固醇/植物甾醇1：1混合于微乳液中沿7：3水稀释线10%（1）、40%（2）、80%（3）质量分数水相的重结晶微观形态

四、微乳液作为提取介质

微乳液不仅能溶解和传递食品营养成分，还可以作为食品营养成分、香气或风味物质非常有效的提取介质。由于微乳液界面膜本身具有良好的稳定性和机械强度，可用于分离蛋白质、多肽和氨基酸等，并且提取后便于对油相进行洗涤，因此可以起到纯化溶质的作用，这是一般液膜不具有的特性。百事可乐公司在一项研究中发现W/O型微乳液可以作为煎炸油中某种风味成分的良好提取介质，在一步提取过程中，微乳液和油只需接触一次，就可以提取特定的风味物质[29]。

超临界CO_2微乳液是把超临界CO_2与微乳液技术结合的创新技术。从绿色化学角度而言，由于溶剂CO_2可以通过简单减压法除去，因此超临界CO_2微乳液对环境不会造成污染。超临界CO_2对极性和分子质量较高的食品营养成分的溶解度很低，在加入合适的乳化剂和水后，这些食品营养成分在超临界CO_2中溶解度显著增加。在微乳液的屏蔽作用下，食品营养成分不与有机溶剂直接接触，而水相微环境又对其活性起到保护作用[30]。

五、微乳液包埋香精香料

柠檬油、橙油等精油常作为食品、饮料等产品的风味成分，而这些成分通常不溶于水，一般有两种方法将这些成分应用到饮料中：一种是利用提取或蒸馏手段将其中的水溶性成分分离；另一种是利用乳液或微乳液对精油进行包埋，可以促进其在水相中分散，并防止氧化降解。

乳液、纳米乳液及微乳液三种体系由于制备方法简单，经常用于食品中。三种体系各自的物理化学特性不同，因此应用方向也有所不同。Rao等以蔗糖单酯为表面活性剂，柠檬油为油相，分别制备乳状液、纳米乳液和微乳液。结果表明，低乳化剂/油相比例（SOR<1）能够形成乳状液和纳米乳液，受到均质条件的影响；高乳化剂/油相比例（SOR＞1）能够形成微乳液。微乳液及乳液的形成需要进行混合/加热，纳米乳液的制备需要进行搅拌、加热和均质。同时，研究环境条件（pH、离子强度、温度）对微乳液和纳米乳液的影响，发现在pH 6.0和pH 7.0时可以形成相对稳定的纳米乳液，pH 5.0和pH 6.0时可以形成稳定的微乳液。微乳液在NaCl浓度为0～200mmol/L时较稳定，在NaCl浓度＞50mmol/L，pH 7.0条件下放置一个月后发生聚沉。微乳液在低温（5℃）下形成凝胶，室温下（23℃）较稳定，40℃时粒径增大。纳米乳液在5℃及23℃时较稳定，40℃时发生聚沉[31]。Rao等以蔗糖单棕榈酸酯和吐温-80为乳化剂，将柠檬油粗乳液滴加到乳化剂胶束中（图5-16），研究乳

化剂浓度、种类和混合比对柠檬油溶解性的影响。结果表明，柠檬油从纳米乳液液滴向微乳液液滴转移，直到达到临界柠檬油浓度。临界浓度随乳化剂浓度增加而增加，并且蔗糖单棕榈酸酯高于吐温-80[31]。王雪娟等采用纳米微乳化技术，对薄荷香精的制备工艺及配方进行了优化，得到的产品载油量为11%，30℃时包埋率为90%，60℃下较为稳定[32]。

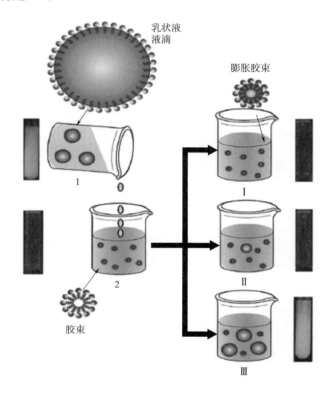

◄ 图5-16 柠檬油在乳化剂胶束溶液中溶解示意图

1—粗柠檬油纳米乳液［1%（质量分数）蔗糖单棕榈酸酯、10%（质量分数）柠檬油、89%（质量分数）水相］；2—乳化剂胶束溶液。Ⅰ柠檬油浓度<临界浓度，所有柠檬油均溶解在膨胀胶束中；Ⅱ柠檬油浓度≈临界浓度，膨胀胶束和纳米乳液液滴混合；Ⅲ柠檬油浓度>临界浓度，大多数柠檬油均包埋在纳米乳液液滴中。

第四节
展望

мик乳液作为一种热力学稳定体系，表面活性高、吸附能力强，具有靶向性和控释性等特点，且制备工艺简单，便于工业化生产，因此在食品工业中具有良好的应用前景。U型微乳液是一种新型的自乳化传递系统，可以被水进行任何比例的稀释。由于食品营养成分的微观结构、增溶能力和生物利用率之间有明显的相关性，目前研究主要集中在微乳液的微观结构上。未来研究重点是建立新型的复杂分析方法探索微乳液的结构。此外，筛选出食品营养成分最适合的微观结构（W/O型、双连续型、O/W型），明确食品营养成分分子在微乳液中的位点（内部、乳化剂疏水尾部或接近亲水头部）是十分重要的。但是，正如之前所提及的，微乳液中使用高浓度乳化剂和助乳剂具有安全风险，因此，寻找高效低毒的乳化剂和助乳剂是决定微乳液在食品工业中是否可以广泛应用的关键所在。以天然乳化剂为基础的新型微乳液将成为食品、保健品或药品生产中的重要组成部分。

参考文献

［1］邓伶俐，余立意，买尔哈巴·塔西帕拉提，等. 纳米乳液与微乳液的研究进展［J］. 中国食品学报，2013，13（8）：173-180.

［2］余立意，张辉，冯凤琴. 食品级微乳液的研究进展［J］. 食品工业科技，2012（11）：391-394，399.

［3］Rakshit A K, Naskar B, Moulik S P. Commemorating 75years of micro-emulsion: a journey forward［J］. Current Science, 2019, 116（6）: 898-912.

［4］Karunaratne D N, Pamunuwa G, Ranatunga U. Introductory Chapter: Microemulsions［M］//Properties and Uses of Microemulsion. UK: Intech Open, 2017: 1-15.

［5］张潇元，潘悦，王中江，等. 薄荷油纳米乳液的稳定机制及抑菌特性［J］. 中国食品学报，2020，20（7）：34-43.

［6］韩冰，郑野，徐嘉，等. 微乳体系的制备及其稳定性研究进展［J］. 食品与发酵工业，2020，46（24）：284-291.

［7］张佩华，梅子，傅玉颖. 微乳的稳定性研究［J］. 食品工业科技，2014，35（7）：73-79.

［8］Flanagan J, Singh H. Microemulsions: a potential delivery system for bioactives in food［J］. Critical Reviews in Food Science and Nutrition, 2006, 46（3）: 221-237.

［9］赵嘉敏. 制备食品级吐温-80微乳的研究［D］. 广州：华南理工大学，2011.

［10］Sadtler W M, Guely M, Marchal P, et al. Shear-induced phase transitions in sucrose ester surfactant［J］. Journal of Colloid and Interface Science, 2004, 270（2）: 270-275.

［11］Huck-Iriart C, Candal R J, Herrera M L. Effects of addition of a palmitic sucrose ester on low-trans-fat blends crystallization in bulk and in oil-in-water emulsions［J］. Food Biophysics, 2009, 4（3）: 158-166.

［12］Rao J, McClements D J. Food-grade microemulsions, nanoemulsions and emulsions: Fabrication from sucrose monopalmitate & lemon oil［J］. Food

Hydrocolloids, 2011, 25（6）: 1413-1423.

［13］刘伟. 油相组分及添加剂对微乳液相行为及增溶性能的影响［D］. 济南: 山东师范大学, 2012.

［14］王玉林, 杨效登. 微乳液相行为的研究进展［J］. 浙江化工, 2006, 37（11）: 14-18.

［15］Mehta D P, Rathod H J, Shah D P. Microemulsions: a potential novel drug delivery system［J］. International Journal of Pharmaceutical Sciences, 2015, 1（1）: 48-60.

［16］Ilha A O G, Nunes V S, Afonso M S, et al. Phytosterols supplementation reduces endothelin-1 plasma concentration in moderately hypercholesterolemic individuals independently of their cholesterol-lowering properties［J］. Nutrients, 2020, 12（5）: 1507.

［17］卢婧霞, 郑祖国, 徐志猛, 等. 植物甾醇降血脂机制研究进展［J］. 中国中药杂志, 2019, 44（21）: 4552-4559.

［18］Garti N, Amar I, Yaghmur A, et al. Interfacial modification and structural transitions induced by guest molecules solubilized in U-type nonionic microemulsions［J］. Journal of Dispersion Science and Technology, 2003, 24（3-4）: 397-410.

［19］Spernath A, Yaghmur A, Aserin A, et al. Food-grade microemulsions based on nonionic emulsifiers: Media to enhance lycopene solubilization［J］. Journal of Agricultural and Food Chemistry, 2002, 50（23）: 6917-6922.

［20］王晶, 刘宁. 食品级番茄红素微乳的质量评价［J］. 东北农业大学学报, 2012, 43（5）: 11-16.

［21］Amar I, Aserin A, Garti N. Solubilization patterns of lutein and lutein esters in food grade nonionic microemulsions［J］. Journal of Agricultural and Food Chemistry, 2003, 51（16）: 4775-4781.

［22］Amsalem O, Aserin A, Garti N. Phospholipids-embedded fully dilutable liquid nanostructures. Part 2: The role of sodium diclofenac［J］. Colloids and Surfaces B-Biointerfaces, 2010, 81（2）: 422-429.

［23］Amsalem O, Yuli-Amar I, Aserin A, et al. Phospholipids embedded fully dilutable liquid nanostructures. Part 1: Compositions and solubilization capacity［J］. Colloids and Surfaces B-Biointerfaces, 2009, 73（1）: 15-22.

［24］Garti N, Clement V, Leser M, et al. ChemInform abstract: sucrose ester microemulsions［J］. Cheminform, 2010, 30（46）: 253-296.

［25］Yaghmur A, Aserin A, Abbas A, et al. Reactivity of furfural-cysteine model reaction in food-grade five-component nonionic O/W microemulsions［J］. Colloids & Surfaces A Physicochemical & Engineering Aspects, 2005, 253（1-3）: 223-234.

［26］张婷, 赵苏安, 王贺. 食品级微乳液的制备及其稳定性研究进展［J］. 农产品加工, 2019（16）: 67-70.

［27］Hoffman R E, Arzuan H, Pemberton C, et al. High-resolution NMR "chromatography" using a liquids spectrometer [J] . Journal of Magnetic Resonance, 2008, 194 (2): 295-299.

[28] Rozner S, Popov I, Uvarov V, et al. Templated cocrystallization of cholesterol and phytosterols from microemulsions [J] . Journal of Crystal Growth, 2009, 311 (16): 4022-4033.

[29] 祁建磊，周丹，任泓睿，等. 超临界二氧化碳微乳液的性质与应用研究 [J] . 应用科技，2021，48（2）: 100-109.

[30] 喻文. 超临界CO$_2$微乳液相行为，微观结构及应用研究 [D] . 大连：大连理工大学，2015.

[31] Rao J, McClements D J. Lemon oil solubilization in mixed surfactant solutions: Rationalizing microemulsion & nanoemulsion formation [J] . Food Hydrocolloids, 2012, 26 (1): 268-276.

[32] 王学娟，李先毅，周叶燕，等. 纳米微乳化薄荷香精的制备及应用研究 [J] . 香料香精化妆品，2013（3）: 6-10.

第六章

水凝胶传递系统及其应用

生物大分子水凝胶是一种亲水性软固体，其聚合网络结构可以容纳大量的水分而不被溶解，是理想的食品营养成分递送载体。水凝胶能够提供一个独特的生物友好型环境来保护天然食品营养成分的结构和功能，并保证其在生物体内应用而不引起排斥反应。同时，它的高含水率和柔软度可以最大程度地降低其在使用过程中受到的机械损伤，而其所具有的刺激响应性可以使荷载的食品营养成分具有控释性能[1]。水凝胶的控释能力不仅取决于自身的性质，还受一些外部因素影响，如pH和温度等。pH敏感型水凝胶在胃中收缩而在小肠中膨胀，当食品营养成分载入这种水凝胶时，可以使其顺利通过胃部环境而到达小肠，从而最大限度地发挥小肠对食品营养成分的吸收能力[2]。生物大分子（如蛋白质、多糖）是制备食品级水凝胶载体的理想材料，其固有的生物相容性和生物可降解性使其形成的水凝胶载体可被确定为"公认安全"（Generally Recognized as Safe，GRAS）[3]。

目前，已有大量关于食品级蛋白质和多糖水凝胶的研究，主要集中于凝胶结构和感官特性的表征。而随着人们对营养和功能食品关注度的提升，利用天然大分子水凝胶作为食品营养成分的递送载体成为功能递送载体领域的研究热点。本章从制备材料、制备方法、控释机制以及在食品领域中应用等方面介绍生物大分子水凝胶作为食品递送载体的研究成果及其发展趋势。

第一节
水凝胶制备材料

多糖和蛋白质是制备水凝胶最常用的材料，因具有诸多功能性基团，容易通过物理、化学和生物方法进行修饰，形成具有不同功能结构和传递特性的水凝胶。

一、多糖

多糖由许多单糖或双糖通过糖苷键连接而成，因其结构多样性和独特的物化性质，常被作为制备水凝胶的基本材料。根据侧链基团带电性质的不同，多糖可分为中性多糖和离子型多糖。在药物研究领域，以多糖形成的水凝胶经口服给药，特别在结肠部位，表现出良好的缓释和控释特性[4]。因此，在功能食品方面也有很大的开发价值。

（一）中性多糖

食品级中性多糖种类繁多，如纤维素、淀粉、葡聚糖、琼脂糖、瓜尔豆胶、支链淀粉等。纤维素和淀粉是地球上最丰富的可再生资源，是由糖苷键连接而成的高聚物，多个羟基分布在D-葡萄糖单元的C2、C3和C6位上。葡聚糖、琼脂糖和支链淀粉的组成单元分别是葡萄糖、琼脂二糖和麦芽三糖[5]，瓜尔豆胶是由半乳聚糖和甘露聚糖组成。硬葡聚糖是齐整小核菌（*Sclerotium rolfsii*）在细胞外产生的枝状多糖，由多个 β-1,3-D-吡喃葡萄糖单元构成主链，每三个单元结构之间连着一个 β-1,6-D-吡喃葡萄糖侧链[6]。硬葡聚糖与纤维素和淀粉类似，其侧链主要是羟基，而这些羟基被认为是影响其物理性质的主要因素，如形成分子内或分子间氢键。因此，多糖的这些羟基很容易与其他分子发生相互作用，从而形成衍生物或交联结构[7]。

（二）阴离子多糖

常用的阴离子多糖主要有海藻酸、透明质酸、结冷胶、果胶、黄原胶和卡拉胶等。海藻酸是由直链的 α-L-葡糖醛酸和 β-D-甘露糖醛酸组成，因而同时具有羟基和羧基，透明质酸、结冷胶、果胶和黄原胶分子中也含有同样的侧链基团，但卡拉胶分子中没有羧基，只有硫酸基。阴离子型多糖因具有酸根，具有很强的亲水性。在水溶液中，这些基团易解离并使多糖分子带负电，导致分子间静电斥力提高，因此在阴离子多糖水溶液中加入带正电的矿质元素很容易形成水凝胶。这些多糖广泛应用于食品及其他工业中，以达到增稠和稳定的目的，是制备食品级水凝胶的重要材料[8]。

（三）阳离子多糖

几丁质和壳聚糖是最常见的阳离子多糖。几丁质含有丰富的天然氨基，由2-乙酰氨基-2-脱氧-β-D-葡萄糖通过 β-1,4糖苷键连接构成。在分子结构上，几丁质和纤维素相似，只是C2位上由乙酰氨基取代了羟基，这促进了与相邻残基间氢键的形成，进而导致其溶解性和化学活性的降低。壳聚糖是几丁质的N-脱乙酰基衍生物（脱乙酰化度＞55%）。在酸性水溶液中，壳聚糖的氨基被质子化，由多糖转换成聚电解质，水溶性进一步增强。壳聚糖中的游离氨基使其可以通过共价或离子交联形成水凝胶。壳聚糖水凝胶的黏着特性有利于生物活性物质的靶向递送，同时具备一定的抗菌活性[9]。许多研究通过改性使多糖分子携带阳离子基团，从而改善多糖分子的理化特性。例如，用甲基替代羟基，可以改善纤维素不溶于水的特性，而且甲基纤维素在水溶液中具有可逆的凝胶化属性[10]。在壳聚糖的氨基反应部位或向壳聚糖凝胶中加入丁醇基也可以改变其水溶性和热响应性[11]。

二、蛋白质

食品级蛋白质通常具有很高的营养价值和安全性，所以各种蛋白质可被用于制备水凝胶食品，如酪蛋白、乳清蛋白、明胶、肌球蛋白、大豆蛋白、花生蛋白和棉籽蛋白等。其中，明胶和乳清蛋白被广泛应用于水凝胶的研究中。

明胶由胶原蛋白部分水解得到，是胶原组织的基本组成单元，含有甘氨酸、脯氨酸（羟脯氨酸）、谷氨酸、丙氨酸、精氨酸、天冬氨酸和其他氨基酸。明胶分子链内（间）可发生相互作用而聚集成凝胶网络。在水解过程中，胶原蛋白的三股螺旋结构中的共价键被打开，明胶链呈无规卷曲状态。当温度低于25℃时，明胶链首先在分子内氢键作用下成核，部分无规则盘旋链恢复至原来的螺旋结构，进一步聚集形成物理交联的水凝胶。在中性或弱碱性条件下，明胶在相应的氨基、羧基或羟基位上可发生化学交联[12]。

乳清蛋白是干酪制备过程中的副产物，也是重要的食品凝胶原料。乳清蛋白分子在高温处理后疏水基团暴露，并进一步聚合形成三维网状结构。根据聚合条件的不同，乳清蛋白可形成丝状和微粒状网络结构。近年来，"冷致凝胶"概念的提出促进了球状蛋白凝胶的发展。首先，蛋白质在预热条件下变性，结构展开，但仍保持可分散状态。随后，在冷却条件下加入盐、酸、酶、乙醇等诱导剂，促进蛋白质的聚集或交联。冷致凝胶可以作为热敏性食品营养成分的良好载体。乳清蛋白冷致凝胶由于其自身营养价值较高、质地性质良好、包埋效果理想以及温和的加工过程等优点，在食品加工领域备受青睐[13]。采用球状蛋白制备的水凝胶能够包埋油溶性或水溶性的功能性食品成分，并能维持其活性结构，具有一定的研究价值和商业化潜力[14]。

此外，在自然界中还有两种氨基酸聚合物以类似蛋白质中肽键的连接方式存在。聚γ-聚谷氨酸（γ-PGA）是几种细菌在胞外产生的相对分子质量为100～1000ku的高分子氨基酸聚合物；ε-聚赖氨酸（ε-PL）是白色链霉菌*lysinopolymerus*亚种（*Streptomyces albulus* ssp. *lysinopolymerus*）346号菌株产生的细胞外物质，相对分子质量约为4ku。这两种氨基酸聚合物具有良好的水溶性和可食用性，因而也具有作为水凝胶基质被研究和利用的潜质[15]。

三、多糖－蛋白质复合水凝胶

基于官能团之间的相互作用，多糖、蛋白质二者的复合物也可制备多种类型水凝胶。图6-1概括了负载食品营养成分的普通水凝胶体系的制备过程。

图6-1　负载食品 ▶
营养成分的普通水
凝胶体系的制备
过程

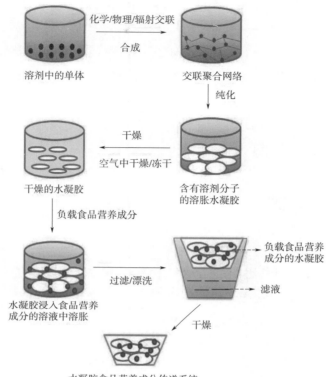

水凝胶食品营养成分传递系统

通常情况下，多糖-蛋白质复合水凝胶比单一多糖或蛋白质水凝胶具有更好的应用性能。通过调节配方和制备工艺，如浓度、pH、交联剂等，可以优化水凝胶的生物相容性、网络结构、溶胀性等，使其具有更好的应用性能。

复合水凝胶可以由带相反电荷的多糖和蛋白质结合形成，如阴离子多糖和阳离子蛋白质。当使用阴离子多糖时，在pH＞蛋白质等电点（pI）时，蛋白质和多糖分子因静电斥力相互排斥；在接近等电点时，阳离子蛋白质和多糖发生局部弱络合作用形成可溶性的复合物；当pH进一步降低时，蛋白质和多糖因带相反电荷而产生静电吸引，发生凝聚作用。其他的弱分子间相互作用如氢键等，也有利于多糖-蛋白质复合物的形成。在蛋白质溶液中加入少量多糖，并将混合物加热到蛋白质变性温度之上，调节多糖-蛋白质相互作用可以形成不同的二元凝胶网络结构、连续网络结构、穿刺网络结构以及相分离网络结构。当蛋白质和多糖具有良好的协同作用时，可形成具有连续网络结构的二元凝胶。穿刺网络结构是指两种网状聚合物的结合没有强烈的相互作用，且至少有一种物质是在另一种聚合物存在时发生的交联。在这种凝胶中，两种高分子的网络结构都是连续的。当两种高分子相互排斥时，互不相溶的聚合物则形成相分离网络结构，表现为双连续相或一种凝胶网络结构包含着另一种网络结构[16]。

与单一组分水凝胶相比，多糖-蛋白质复合水凝胶具有更加丰富的微观结构，可利用不同的基质组合提高食品质地和感官质量。除此之外，这种复合水凝胶在提高食品持水力、增稠、颗粒黏接等方面有诸多应用。例如，在海藻酸钠中加入乳清蛋白可以形成复合水凝胶微球（3～5μm），其外部的海藻酸钠在胃中可以收缩并保护该凝胶微球的基本结构。当其递送至小肠中时，二元水凝胶破裂以释放出包覆于凝胶内部的营养成分[17]。

第二节
水凝胶形成机制

水凝胶形成的主要作用力包括非共价（疏水作用、范德瓦耳斯力、氢键等）和共价作用。目前制备生物高分子水凝胶的方法主要分为物理交联和化学法。

一、物理交联

物理交联法是指水凝胶的三维网络通过非共价相互作用形成，可以通过氢键、静电相互作用、结晶作用、疏水作用等来实现，无需使用任何化学试剂是此类方法最主要的优点。

（一）氢键

带有极性基团的生物大分子与其他极性基团形成相对较强的分子内或分子间氢键。这种氢键作用主要发生在电负性原子（例如氧）上的孤对电子和相邻基团上的氢原子之间。多糖和蛋白质分子中均含有多个可以形成氢键网络的极性基团。

有关氢键对蛋白质凝胶形成的作用，不同的研究者得到了相似结论。de Oliveira 等认为大豆分离蛋白凝胶形成的主要作用力是氢键和范德华力，而疏水相互作用和静电相互作用基本可以忽略[18]。Hu等也发现氢键是大豆11S球蛋白、大豆7S球蛋白和大豆分离蛋白凝胶形成及维持凝胶网络结构最重要的作用力[19]。

（二）静电相互作用

蛋白质和多糖通常都含有带电基团，所以静电引力也是促使它们形成凝胶网络的重要作用力之一。静电桥连是一种常见的相互作用，海藻酸钠水凝胶就是一种典型的由静电相互作用形成的凝胶网络。当海藻酸钠与二价阳离子（如钙离子）发生反应时，钙离子像鸡蛋装入蛋盒中一样被填充到两个海藻酸钠分子之间。海藻酸钠凝胶已被广泛应用于药物和食品传递系统中[20]。

壳聚糖水凝胶的研究也是热点。壳聚糖携带正电荷，可以与阴离子多糖相互作用形成"离子凝胶"。该胶凝过程是在阴离子多糖的介导下完成的聚合物分子链内和链间的交联。例如，含三聚磷酸盐（TPP）的壳聚糖水凝胶就是直接将含TPP的碱添加到含壳聚糖的酸相中而形成的。当两相混合后，TPP和壳聚糖的氨基发生分子内或分子间的连接，进而形成水凝胶网络。这些水凝胶能够黏附在体内黏膜表面，并打开上皮细胞间的紧密连接，促进多肽类和蛋白质的体内吸收[21]。

（三）结晶作用

聚合物分子链可通过结晶区域的形成实现物理交联而形成三维网状结构。淀粉糊和聚乙烯醇（PVA）可以通过这种相互作用形成水凝胶：将混合物在−20℃下冻结12h，之后在25℃下解冻2h，冻融循环7次，并用纤维素作为支撑相，可以制备出蜂窝状淀粉/PVA水凝胶。在此过程中，分子内氢键的形成导致淀粉和PVA分子链靠近而堆积，使凝胶基质硬度提高。虽然结晶和脱水作用导致的相分离会造成复合凝胶产生较大孔隙，但分散状态良好的纤维素能阻止分子链的堆积和脱水作用的发生，提高淀粉/PVA水凝胶的稳定性和抗压强度。此外，这种水凝胶具有良好的溶胀性、吸收性和生物相容性，作为生物材料具有良好发展前景[22]。

将多孔结构引入水凝胶控释载体中可以增大目标分子与载体的接触面积，为被包埋的营养成分提供更加良好的释放通道。多孔结构的毛细管作用可以促进营养成分的吸收与释放，从而提高载体材料的控释效果。此外，通过制备大孔径的水凝胶载体，还可以解决无孔载体难以实现的大分子质量的营养成分（如某些大尺寸蛋白质分子）释放的问题[23]。

（四）疏水作用

疏水作用是两个或多个非极性基团结合时，由非极性基团周围水分子结构的改变引起的熵变过程。当温度升高时，疏水作用迅速增强；当水相中介电常数降低时，如添加乙醇时，疏水作用会迅速减弱。Ye 等利用可得然胶和聚丙烯酰胺的疏水缔合交联制备了可得然胶/聚丙烯酰胺双网络水凝胶。该水凝胶具有优异的机械性能，变形后的韧性恢复率为97%。疏水作用为水凝胶提供有效地能量耗散，使其具有较好的自恢复性[24]。

（五）温度诱导作用

天然聚合物及其衍生物在特定温度条件下，分子构象发生改变，可以促进链内分子间或与其他分子发生相互作用，实现从溶胶到凝胶的转变。明胶凝胶主要遵循此原理：当温度低于25℃时，分子构象从无规卷曲转变为三股螺旋构象而形成凝胶。研究证实，明胶分子与其他聚合物结合后，其凝胶化温度可升至人体温度。例如，当明胶和非晶态蚕丝素蛋白（SF）在甲醇溶液中混合时，可以促进SF-明胶结晶的出现，并最终形成复合蛋白质水凝胶。SF的结晶化可以提高水凝胶的稳定性，并延长其在高温条件下的类固体行为。在20℃下，复合水凝胶在水溶液中表现出适度的溶胀。而当温度升至人体温度（37℃），复合凝胶表现出很强的溶胀性。此外，随着SF浓度的提高，复合凝胶的温度响应性逐渐减弱。因此，可以利用明胶/SF水凝胶的温度和组分依赖性，实现食品营养成分的刺激响应递送和释放[25]。

二、化学交联

化学交联指通过形成新的共价键，构建具有特殊性能和特定结构的水凝胶。但是，制备过程中使用的反应助剂和有机试剂可能具有安全风险。因此，此处只介绍三种安全无毒的化学交联法。

（一）京尼平交联

京尼平（Genipin）是栀子苷经β-葡萄糖苷酶水解所得到的产物。作为一种优良的水溶性天然生物交联剂，京尼平可以与蛋白质、胶原蛋白、明胶和壳聚糖等高聚物交联制作生物材料。Muzzarelli等总结了京尼平交联壳聚糖水凝胶用于生物医学和制药等方面的相关研究[26]。图6-2为京尼平交联的主要机制。在酸性和中性条件下，壳聚糖的氨基对京尼平C3位的烯碳原子发生亲核攻击，打开二氢吡喃环，氨基对新形成的醛基发生攻击。在碱性条件下，水溶液中羟基对京尼平亲核攻击，发生开环反应，生成醛基中间物，随后发生羟醛缩合反应。京尼平的末端醛基与壳聚糖上的氨基发生席夫（Schiff）反应，形成交联的网状结构。许多研究结果表明，京尼平的安全性和优良性能使其可应用在治疗糖尿病、牙周炎、白内障、肝脏功能障碍、创伤复合和神经修复等诸多医学领域。例如，京尼平-壳聚糖交联凝胶常用于软骨替代品、药物控释载体的制备、活细胞和生物制品的包埋以及动物和人体的创伤治疗等。然而，使用其作为交联剂后易产生蓝色色调，这可能会限制其在部分食品中的应用[27]。

图6-2　京尼平交 ▶
联机制

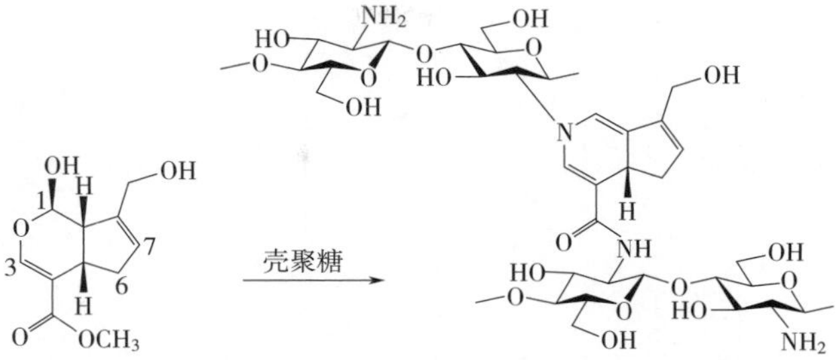

壳聚糖

（二）放射线辐照

运用高能射线（包括电子束辐射和 γ 射线辐射）的放射辐照是一种有效获取化学交联水凝胶的方法。其反应原理为：聚合物溶液中的水分子经高能射线辐射产生多种活性基团，它们能与聚合物反应生成高分子自由基，高分子自由基进一步发生交联反应形成网状结构高聚物。例如，纤维素衍生物（如羧甲基纤维素、羟丙基纤维素和甲基纤维素）的高浓度水溶液在放射辐照下可以交联形成纤维素水凝胶；可降解的聚乙烯基（氨基酸）水凝胶也可以通过 γ 射线辐照制成。一般情况下，含水量为 200～3500g/g 和 20～160g/g 的 γ -聚谷氨酸（ γ -PGA）、 ε -聚赖氨酸（ ε -PL）水凝胶可以通过 ^{60}Co γ 射线辐照形成。当辐射剂量为19kGy时，能合成高含水量、微透明的 γ -PGA水凝胶。然而，当 γ 射线辐射剂量超过100kGy时，所形成的水凝胶含水量降至200g/g。通过放射辐照所形成的此类水凝胶还具有pH响应性，在酸性条件或添加电解质条件下， γ -PGA水凝胶会发生收缩。相反地， ε -PL水凝胶在酸性条件下因网络结构中质子化氨基酸发生离子排斥而溶胀。 ε -PL水凝胶在中性蛋白酶作用下的酶促降解率提高，因此有利于传递食品营养成分经胃部顺利到达小肠吸收部位[28]。

（三）二硫键作用

二硫键是一种由氧化作用形成的能够构建交联网络的可逆共价键，在球状蛋白热响应凝胶形成过程中起着重要作用。蛋白质分子重叠和结构排列依赖于二硫键的形成和重组，其中含二硫键的氨基酸多为含有巯基基团的半胱氨酸残基。多肽水凝胶可以通过在半胱氨酸之间形成二硫键来交联。Sun等将牛血清蛋白（BSA）与 H_2O_2 结合可以便捷地制备可注射蛋白水凝胶[29]。此外，有研究使用 N -乙酰-L-半胱氨酸对壳聚糖进行改性，利用 N -乙酰-L-半胱氨酸所含巯基的活性，形成二硫键交联的壳聚糖水凝胶。此类水凝胶具有快速的溶胀性，并且对细胞无明显的毒副作用。体外释放研究表明，这种凝胶对大分子药物具有缓释效果，而且具有良好的生物相容性，可以成为安全的骨架支撑材料[30]。

第三节

水凝胶传递系统控释机制

针对多糖和蛋白质水凝胶的控释机制，已有许多相关的研究报道。因为这些水凝胶基质的亲水性，被包埋物质释放途径分为扩散、溶胀和降解三种。水凝胶的组成和网络结构决定了被包埋物质的释放率和释放途径。

一、扩散

被动扩散是水凝胶释放食品营养成分最常见的途径。在水凝胶中，不同分子质量的营养成分分子能自由地进出水凝胶基质，而营养成分分子能否从水凝胶中扩散出去，主要取决于水凝胶基质网络孔径的大小，而孔径大小又主要受交联度、材料的化学结构、外部环境刺激类型和强度的影响。

（一）水凝胶结构的影响

以纤维素基水凝胶为例，通过在模拟体液中研究牛血清蛋白（BSA）从纤维素水凝胶的释放，结果表明，BSA可以从纤维素水凝胶中稳定释放，释放速率与时间的平方根成正比。扩散过程中水凝胶起到屏障作用，蛋白质的释放符合菲克扩散定律。在纤维素凝胶中添加棒状纳米晶体，添加量不同也会使BSA释放速率发生明显变化；而在没有添加纳米晶体的纤维素水凝胶中，BSA有一个突然释放的过程。由图6-3可知，纳米晶体不存在时，水凝胶中存在一些不规则的大孔；当用纤维素纳米晶须（CNs）强化凝胶结构时，无规则的大孔消失，转而出现许多规则的小孔。再

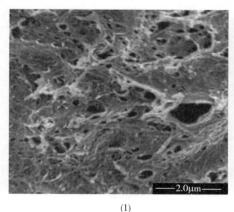 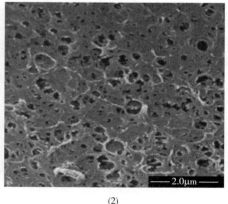

(1)　　　　　　　　　　　　　(2)

◀ 图6-3　0%（1）、20%（质量分数）（2）纤维素纳米晶体复合水凝胶横截面扫描电子显微镜图片

生过程中，CNs形成的氢键堵住气孔，从而避免了BSA的快速释放。因此可以通过添加CNs实现BSA在纤维素水凝胶体系中的稳定释放[31]。

（二）水凝胶亲水性的影响

水凝胶的亲水性也会影响扩散机制。在不含酶的模拟胃液（SGF）和模拟肠液（SIF）中，维生素B_2（核黄素）可以从大豆蛋白/玉米醇溶蛋白（SPI/Zein）水凝胶微球中释放。Chen等研究发现，加入大豆蛋白或玉米醇溶蛋白改变了水凝胶亲水性，进而影响所包埋营养物质的释放动力学。维生素B_2从大豆蛋白水凝胶微球中的释放有明显的突释过程，而其从大小相似的玉米醇溶蛋白水凝胶微球中的释放却是非常缓慢。进一步的研究结果显示，维生素B_2释放速率可以通过调整SPI/zein比例来控制。玉米醇溶蛋白是疏水性蛋白质，提高玉米醇溶蛋白在水凝胶中的比例，维生素B_2释放速率逐渐降低。SPI/Zein比例为5∶5和3∶7的水凝胶微球在胃液中消化30min后，释放出的维生素B_2减少20%，由此表明这两种水凝胶微球所负载营养物质可以顺利经胃部到达小肠，被人体高效地吸收。之后，研究者又将水凝胶中的蛋白质完全酶解，对剩余的维生素B_2进行分析后发现91%～96%维生素B_2均具有活性，说明维生素B_2在此水凝胶微球中受到了很好的保护。当玉米醇溶蛋白比例提高时，扩散系数明显降低，主要归因于水凝胶微球网状结构疏水性和结晶度的增加。综上所述，这种SPI/Zein水凝胶微球是极具潜力的一种食品营养成分控释载体[32]。

（三）食品营养成分与水凝胶基质相互作用的影响

食品营养成分自身的理化性质（如溶解性）以及它们与水凝胶基质的相互作用可以显著影响其扩散行为。有人研究了亚甲蓝（强亲水性）和利福平（强疏水性）在大豆蛋白质凝胶基质中的特性。结果表明，在模拟胃液中，亚甲蓝能够快速地从大豆蛋白水凝胶中释放，而其在模拟肠液中却只有20%～37%释放率。主要原因是亚甲蓝在pH 7.4条件下（接近肠液消化环境的pH）带正电荷，阳性基团能够与大豆蛋白的乙酸根发生相互作用，促使亚甲蓝稳定存在于凝胶网络结构中而不能逃脱。对于利福平，无论是在模拟胃液还是模拟肠液中，都仅有少量释放（<5%）[33]。Kamat等利用荧光光谱和圆二色谱分析BSA与利福平的相互作用，发现疏水相互作用是主要的作用力，这种作用力抑制了利福平的释放[34]。

二、溶胀

水凝胶中食品营养成分的释放可通过聚合物网络结构松弛的程度来控制。凝胶网络结构吸收水分导致聚合物松弛，其中的营养成分进而通过浓度梯度向外界扩散。水凝胶网络的膨胀率取决于其交联网络的致密程度。由于电势的存在，含可离子化侧链基团的水凝胶在渗透压作用下，凝胶内部过量的可移动离子向水溶液中转移，导致凝胶溶胀。

Morrish 等认为咖啡因从京尼平交联的明胶水凝胶中释放遵循"先溶胀后扩散"的机制。首先，水凝胶与外部水溶液之间形成较大的浓度梯度，外界水分因渗透压作用进入水凝胶，导致水凝胶网络结构膨胀，吸水速率的提高加速了咖啡因的释放。分布于水凝胶表面和内部的咖啡因其扩散规律有所不同：由于和释放介质的接触，水凝胶表面的扩散可以迅速达到平衡；而在水凝胶中心，扩散系数随时间的变化符合函数特征，即在到达平衡之前，是一个起始时变化缓慢的S型曲线[35]。

三、降解

作为食品营养成分载体，水凝胶基质通常应满足体内可降解的条件。因此，可降解生物高分子材料，如聚酯、聚氨基酸、聚酸酐、聚原酸酯、聚碳酸酯等应运而生，成为广受关注的药物控释材料[36]。

人体肠道内的特定区域存在特定的酶，因此可以开发靶向递送水凝胶载体。由于酶的底物具有结构专一性，因此底物构象或酶活性位点的变化对酶所参与的消化反应的影响非常敏感。在实验中，可以通过调整参数来构建具有理想降解曲线的消化体系，例如水凝胶的交联密度和底物的构象等。

Chen等研究了大豆蛋白交联网络在模拟胃肠道环境中的降解过程。表6-1列出了大豆蛋白（SPI）在含消化酶的SGF和SIF中一级降解速率常数（K_{app}）。无交联处理的大豆蛋白在SGF和SIF中K_{app}分别为0.62h^{-1}和0.71h^{-1}，说明无交联大豆蛋白在SIF中降解更快。其原因可能是大豆蛋白在pH 7.4下溶胀率高，使消化酶能够以更快的速率渗入基质中。基质的交联度对大豆蛋白降解的影响也十分显著，交联度越高，K_{app}越低。这是因为随着交联度的提高，蛋白质基质结构刚性增强，由多肽链交联形成的致密蛋白质网络使消化酶更加难以渗透到网络中。大豆蛋白凝胶网络表现为一级动力学降解，而在开始阶段包埋营养成分的释放表现为零级动力学。此外，被包埋物质的释放速率显著低于蛋白质基质降解速率。研究还发现，被包埋物质的释放速率对蛋白质网络交联度有很强的依赖性，高度交联能实现凝胶蛋白质网络结构的缓慢侵蚀，使其更持久地保留被包埋物质[33]。

表6-1 交联度不同的SPI凝胶网络在模拟胃肠液中的一级降解常数

样品	SPI-0		SPI-1		SPI-2		SPI-3	
	SGF	SIF	SGF	SIF	SGF	SIF	SGF	SIF
K_{app}/h^{-1}	0.62	0.71	0.48	0.58	0.48	0.49	0.45	0.40
R^2	0.99275	0.99468	0.99023	0.99885	0.98607	0.99447	0.98825	0.99247

注：SPI-0、SPI-1、SPI-2和SPI-3分别指使用0%（质量分数）、1%（质量分数）、2%（质量分数）和3%（质量分数）的甲醛制成的SPI凝胶体系。

因此，合理设计水凝胶组成和结构可实现递送载体的控释特性。在SGF和SIF模拟消化过程中，海藻酸钠-乳清蛋白二元水凝胶颗粒抑制了维生素B$_2$在SGF中的释放，但可以促进其在SIF中的快速释放。水凝胶颗粒外部的海藻酸钠在SGF中均保持收缩的结构状态，导致维生素B$_2$难以被释放出来。当进入不含胰酶的SIF中，水凝胶颗粒快速溶胀成球形，海藻酸钠基质在1h内被侵蚀完全，无数乳清蛋白颗粒被释放到介质中。在含胰酶的SIF中，同样可以观察到类似现象，且在2h内蛋白颗粒几乎被完全降解。研究结果还表明，维生素B$_2$在不含胰酶的SGF和SIF中释放遵循希古契（Higuchi）模型，而在含胰酶的SIF中，维生素B$_2$的释放主要乳清蛋白颗粒被降解造成的。进一步研究表明，海藻酸钠/乳清蛋白比、微球直径、总聚合物浓度和维生素B$_2$负载量都会对水凝胶的释放特性带来影响。

四、影响食品营养成分释放的外界因素

多糖和蛋白质中具有响应性的酸性基团（如羧基）、侧链基团（如氨基）以及其他具有不同功能性的残基侧链使这些水凝胶在环境刺激下发生快速形变，通过改变这些环境因素可以调控食品营养成分的释放特征。图6-4列举了可以调节营养成分释放的环境刺激因素，包括物理因素（温度、光照、超声、放电和磁场）、化学因素（pH和离子强度）和生物因素（葡萄糖、尿素和抗体）。

图6-4　调控水凝胶中食品营养成分释放的各种环境刺激因素

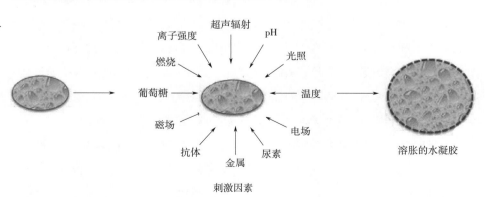

（一）pH

离子响应型凝胶可以在适当的pH及离子强度下发生膨胀。构成这种水凝胶的聚合单体往往是弱酸性或者弱碱性的，当环境pH与其电离基团的酸度系数（pKa）相差较大时，即可发生电离作用。聚合物链上可电离基团越多，静电排斥效应就越显著，从而导致聚合物链亲水性和溶胀比的提高。膨胀的水凝胶转变反向离子和交换离子的半透膜，从而调节水凝胶和周围环境的渗透平衡。多项研究表明，在膨胀的水凝胶中，pH和离子强度的改变，可导致凝胶离子网络结构的突然崩解和膨胀[37]。

（二）温度

温度发生变化时，构成凝胶网络的聚合物因其亲疏水平衡发生变化，进而引起凝胶网络结构的转变。温敏型水凝胶在温度高于或低于其临界相转变（溶解）温度时，水凝胶处于收缩或溶胀状态。在这个变化过程中，食品营养成分随水分被水凝胶吸附或释放。

温度敏感型水凝胶可分为正温度敏感型和负温度敏感型两种。正温度敏感型水凝胶在低于临界溶解温度时会发生收缩，而负温度敏感型水凝胶在高于其临界溶解温度时，疏水作用同样会导致水凝胶的收缩。弹性蛋白质和多肽可以在高于临界温度时形成较大的难溶聚集体——凝聚滴，形成由重复的β-转角组成的β-螺旋，最后形成可反转网络；而在低于该临界温度时，又以无序的形式存在。结缔组织蛋白质如胶原蛋白包含这类弹性蛋白。对于此类水凝胶，其温敏型亲水-疏水转换特点在细胞组织培养方面有广泛的应用，在食品工业化中则可以实现活性物质的可控释放[38]。

（三）电流

电响应水凝胶可在外部电场作用下实现收缩或膨胀，使食品营养成分在可变电场的作用下通过预设方式进行释放[39]。电响应型水凝胶通常由携带有阳离子或阴离子的难溶且可膨胀的大分子物质形成。相对于非电响应水凝胶，电响应水凝胶通常具有更大的溶胀比。常用的天然聚合物如透明质酸、琼脂糖、壳聚糖、黄原胶、海藻酸钙等，可以制备电响应水凝胶。Ramanathan 和 Block利用壳聚糖水凝胶通过电刺激方式调节药物递送，考察了不同强度电流下中性药物（皮质醇）、阴离子药物（苯甲酸）和阳离子药物（盐酸利多卡因）壳聚糖水凝胶在释放过程中的释放-时间函数。对于电响应复合多糖水凝胶，例如壳聚糖-羧甲基壳聚糖和壳聚糖-羧甲基纤维素水凝胶，可在较宽pH范围内表现出良好的电响应性[40]。此外，大豆蛋白因其含有较多酸性及碱性氨基酸残基，其交联形成的水凝胶也能在较大pH范围内（尤其是在强酸和强碱性条件下）表现出良好的电响应性。有研究将大豆蛋白（SPI）和羧甲基壳聚糖（CMCS）进行共混，加入环氧氯丙烷作为交联剂，成功制备出天然蛋白质-多糖电响应水凝胶。这种水凝胶在电场的作用下可以快速向一侧电极弯曲，表现出很好的电场敏感性。相比于多糖水凝胶，SPI/CMCS水凝胶在较强酸性（pH 3~4）和中性（pH 7）环境中仍能表现出良好的电场敏感性，极大拓展了天然高分子电场敏感型水凝胶的应用范围[41]。

（四）磁场

磁场响应型水凝胶可通过调节磁场强度，使其矢量指向特定位置，从而使载药水凝胶运输至特定部位进行释放。近年来，具有良好磁性的超顺磁纳米颗粒受到广泛关注，它能够作为磁铁药物靶向载体控制药物释放。纳米铁氧化物粒子在海藻酸钠-壳聚糖水凝胶基质中曾被用来生成机械脉冲，调节蛋白质的释放速率。结果表明，含有磁性纳米粒子的海藻酸钠-壳聚糖水凝胶在磁场变化的情况下，可以通过皮下注射的方式实现对胰岛素的可控释放，具有良好的应用前景[42]。

（五）超声波

对于需要通过生理阻隔例如皮肤、肺、肠壁和血管的药物渗透，超声波具有增强的作用。在持续的超声波刺激下，聚合物基质分解，内部药物分子释放。超声波刺激导致聚合物基质的水渗透作用增强，同时促进药物扩散到释放介质。超声波引起热效应和机械效应的特性也被用于其他不同类型的药物递送的释放[43]。

（六）光照

光敏型水凝胶在感光开关、眼部药物递送等方面有广泛的应用。高精度的即时强化和瞬时快速释放使光敏型水凝胶相比于其他材料，优势更加明显。光敏型水凝胶分为紫外光敏感型和可见光敏感型。相比于紫外光，可见光易于获得，廉价、安全、清洁且易于调控。例如，Balcioglu 等改进了一种基于光交联明胶的新型黏合剂，可使包埋药物的水凝胶长时间停留在患病组织并维持药物的持续释放[44]。此外，将具有光降解性质的小分子复合到水凝胶网络中也可以得到光敏型水凝胶。

（七）葡萄糖

胰岛素类药物需要精确有效的递送，以确保血液中葡萄糖含量维持在正常水平。开发葡萄糖含量响应型智能水凝胶可以成为胰岛素释放载体研究的新方向。包埋有胰岛素和葡萄糖氧化酶的阳离子pH敏感型水凝胶，可以在血糖水平上升时发生膨胀并释放胰岛素。另一种方法是基于胰岛素分子之间或者胰岛素与葡萄糖竞争性结合球蛋白A上的结合位点，当受到高浓度葡萄糖刺激后，结合位点上的胰岛素被取代，使其成为可自我调节的胰岛素释放体系[45]。

第四节
水凝胶在传递食品营养成分中的应用

很多食品营养成分（如抗氧化剂、维生素、活性肽等）在胃肠道中的不稳定性以及在肠道中的低渗透性和低溶解度是其生物利用率低的主要原因。因此，需要设计包埋递送载体以维持功能性成分的活性并被精准递送至靶向组织。利用水凝胶包埋活性物质是实现这一目标的有效方法之一。精确设计的水凝胶载体可提高基质中食品营养成分的载量，并为营养成分抵御胃肠道内部复杂环境和酶降解作用提供保护，进而确保其到达靶向部位时仍保持较高的生物活性。

以下列举了水凝胶包埋不同食品营养成分的应用。

一、抗氧化剂

氧化是导致食物的风味、色泽和质构发生变化的主要因素，还会引起营养成分的流失和食品品质劣变，带来安全隐患。此外，人体组织的氧化也与很多退化老化疾病有关，如癌症和动脉硬化。抗氧化剂可在生物体内维持抗氧化剂和助氧化剂的平衡，以保护细胞器官免于氧化损害。多数酚类抗氧化剂和维生素可以与自由基交换电子，保护重要的分子免于被氧化作用的破坏。此类抗氧化剂的反应活性高，因此必须保护其免于被环境中助氧化剂破坏而降低生物活性。pH、光照、单分子蛋白质等都可以影响抗氧化剂的生物活性。例如，儿茶酚对光热敏感，容易在食品贮藏、运输和处理过程中受到破坏[46]。Spizzirri等合成了温敏型菊粉水凝胶，并载入共价结合的（＋）-儿茶酚作为助氧化剂，N-异丙基丙烯酰胺和N,N-乙烯基双丙烯酰胺分别作为热响应因子和交联介质。热分析结果显示，这种水凝胶网络结构随着温度的升高而快速收缩，升温后形成的致密凝胶网络在提高抗氧化剂化学稳定性方面具有应用潜力[47]。

二、活性多肽

食源性生物活性多肽在人体组织中，除了自身的营养功能外，还可以发挥调控作用，包括影响肠道运动，改善营养吸收和排泄，免疫调节和降血压。口服多肽或蛋白质所面临的主要问题是蛋白质水解酶的分解作用。此外，由于天然结构的多肽具有较高的理化敏感性，多肽的稳定性成为其进入功能食品市场的主要障碍。将多肽和蛋白质载入保护性载体中，可以提高其应用效果。Silva 等用乳化-内部凝胶化方法开发了以壳聚糖为壁材的海藻酸钠水凝胶微球，壳聚糖的存在降低了海藻酸钠水凝胶网络的孔隙率，提高了水凝胶微球的稳定性和对肠道黏膜的吸附性。在以血红蛋白为模型蛋白质的水凝胶释放特性研究中，壳聚糖外壳能在胃液消化中显著降低血红蛋白的扩散，避免发生突释现象[48]。

为保证活性物质的活性，需要减少胃和肠道的消化作用对食品营养成分的破坏。诸多研究表明，利用水凝胶包埋活性物质是提高其活性的有效办法之一。Luppi 等研究利用不同种类脂肪酸包覆的热交联牛血清蛋白（BSA）纳米微球，实现了万古霉素在结肠环境下的释放。脂肪酸外壳，尤其是长链饱和脂肪酸，有效防止了胃对包埋多肽的消化作用，显著提升了生物活性肽在结肠中的生物利用率[49]。

三、益生菌

益生菌通过不同的机制对人体进行免疫调节，可以控制肠道炎症，降低血清胆固醇，提升乳糖耐受，减少结肠癌的发生。但是益生菌主要作用在结肠和回肠末端，需在特定位置才能发挥其功能，这意味着益生菌必须先后克服酸性胃环境和弱碱性肠环境对其的破坏作用。在胃肠道消化过程中，从小肠和大肠内的低流速到结肠的强力蠕动，益生菌所受压力急剧增大。因此理想的包埋载体需要经受住胃和小肠内的压力和极端pH，促进益生菌在结肠或回肠内的释放。已有多种生物聚合物如海藻酸钠、淀粉、κ-卡拉胶、黄原胶、壳聚糖和明胶作为水凝胶基质进行包埋益生菌的研究。Muthukumarasam 在评估不同聚合物包埋性能的研究中发现，海藻酸钠水凝胶相比于黄原胶、κ-卡拉胶的水凝胶，对罗伊氏乳杆菌（*Lactobacillus reuteri*）具有更好的提高酸稳定性的作用。罗伊氏乳杆菌在不同聚合物中存活率不同，可能是因为在胶囊形成过程中聚合物保护性的差异，即蛋白质和海藻酸钠间的酰胺键可在海藻酸钙微凝胶珠表面形成交联薄膜，用于抵抗胃酸和胃蛋白酶的作用[50]。

第五节

展望

将水凝胶传递系统应用于功能食品的设计，既能保护食品营养成分免受贮藏、加工和消化液的破坏，又能控制营养成分在体内特定部位的靶向释放，尤其是在功能食品的口服过程中，展现出良好的应用潜力。尽管目前已有多种水凝胶产品在制药和化妆品产业中投入生产，水凝胶传递系统在食品工业中并未得到广泛应用。主要原因是：①食品体系复杂，除了基本的结构设计，还要考虑诸如安全、风味、质地以及外形等因素；②在缺少交联剂时，大多数水凝胶结构只有很弱的机械强度，容易受到pH或离子强度的影响而破坏；③当前用于构建更加稳定的水凝胶颗粒的方法倾向于使用有毒的交联介质，无法应用在食品产品中；④食品加工中高压、高温等处理过程容易导致凝胶结构被破坏，进而影响包埋效果。尽管可以采用上述包埋方式来解决这些困难，但也无法保证完全有效，因此在开发产品时需要充分考虑多种因素。

在未来的研究中，需要拓展多糖和蛋白质水凝胶在食品中的应用，探明不同环境条件对水凝胶微观结构、物理和生化特征的影响，深入研究分子水平上食品营养成分和高分子聚合物之间的相互作用。同时也需要研发新型无毒交联介质，以制备结构更加致密的水凝胶。

参考文献

[1]Hu X, Wang Y, Zhang L, et al. Construction of self-assembled poly-electrolyte complex hydrogel based on oppositely charged polysaccharides for sustained delivery of green tea polyphenols [J]. Food Chemistry, 2020, 306: 125-132.

[2]Komaiko J, McClements D. Food-grade nanoemulsion filled hydrogels formed by spontaneous emulsification and gelation: optical properties, rheology, and stability [J]. Food Hydrocolloids, 2015, 46: 67-75.

[3]Liu K, Chen Y Y, Zha X Q, et al. Research progress on polysaccharide/protein hydrogels: preparation method, functional property and application as delivery systems for bioactive ingredients [J]. Food Research International, 2021, 147: 110-142.

[4]Salara A R, Jafari S M, Tong Q, et al. Drug nanodelivery systems based on natural polysaccharides against different diseases [J]. Advances in Colloid

and Interface Science, 2020, 284: 102251.

[5] Huang K H, Wang Y X. Recent applications of regenerated cellulose films and hydrogels in food packaging [J] . Current Opinion in Food Science, 2022, 43: 7-17.

[6] Wei H B, Gao H, Wang X Y, et al. Development of novel guar gum hydrogel based media for abrasive flow machining: Shear-thickening behavior and finishing performance [J] . International Journal of Mechanical Sciences, 2019, 157-158: 758-772.

[7] Falco C Y, Falkman P, Risbo J, et al. Chitosan-dextran sulfate hydrogels as a potential carrier for probiotics [J] . Carbohydrate Polymers, 2017, 172: 175-183.

[8] Sun Y, Ma Y, Fang G, et al. Controlled pesticide release from porous composite hydrogels based on lignin and polyacrylic acid [J] . Bioresources, 2016, 11 (1): 2361-2371.

[9] Tovar G I, Rivas-Rojas P, Lázaro-Martínez J M, et al. Supramolecular effect of acetate on chitin gelling medium: Structural properties and protein interaction [J] . International Journal of Biological Macromolecules, 2021, 170: 317-325.

[10] Dong S L, Feng S R, Liu F, et al. Factors influencing the adhesive behavior of carboxymethyl cellulose-based hydrogel for food applications [J] . International Journal of Biological Macromolecules, 2021, 179: 398-406.

[11] Qu B, Luo Y C. Chitosan-based hydrogel beads: Preparations, modifications and applications in food and agriculture sectors-A review [J] . International Journal of Biological Macromolecules, 2020, 152: 437-448.

[12] Chen H R, Wu D, Ma W C, et al. Strong fish gelatin hydrogels enhanced by carrageenan and potassium sulfate [J] . Food Hydrocolloids, 2021, 119: 106841.

[13] Uribe-Alvarez R, Murphy C P, Coleman-Vaughan C, et al. Evaluation of ionic calcium and protein concentration on heat-and cold-induced gelation of whey protein isolate gels as a potential food formulation for 3D food printing [J]. Food Hydrocolloids, 2023, 142: 108777.

[14] Abune L, Wang Y. Affinity hydrogels for protein delivery [J] . Trends in Pharmacological Sciences, 2021, 42: 300-312.

[15] Wang P K, Gao Y F, Wang D Q, et al. Amidated pectin with amino acids: Preparation, characterization and potential application in Hydrocolloids [J] . Food Hydrocolloids, 2022, 129: 107662.

[16] Liu K, Chen Y Y, Zha X Q, et al. Research progress on polysaccharide/protein hydrogels: Preparation method, functional property and application as delivery systems for bioactive ingredients [J] . Food Research International, 2021, 147: 110542.

[17] Chu Y F, Wismer W, Zeng H B, et al. Contribution of protein microgels,

protein molecules, and polysaccharides to the emulsifying behaviors of core/shell whey protein-alginate microgel systems [J] . Food Hydrocolloids, 2022, 129: 107670.

[18] de Oliveira M M G, de Souza Silva K, Mauro M A. Evaluation of Interactions between carboxymethylcellulose and soy protein isolate and their effects on the preparation and characterization of composite edible films [J] . Food Biophysics, 2021, 16: 214-228.

[19] Hu M, Yue Q, Liu G, et al. Complexation of β-conglycinin or glycinin with sodium alginate blocks: Complexation mechanism and structural and functional properties [J] . Food Chemistry, 2023, 403: 134425.

[20] Zhang M, Zhao X. Alginate hydrogel dressings for advanced wound management [J] . International Journal of Biological Macromolecules, 2020, 162: 1414-1428.

[21] Xu Y X, Han J M, Lin H. Design and fabrication of TPP cross-linked chitosan hydrogels with tunable stimuli-responsive properties and their application on drug delivery [J] . Journal of Controlled Release, 2017, 259: e177.

[22] Zhang Y, Li D, Huang Y, et al. Super Bulk and Interfacial Toughness of Amylopectin Reinforced PAAm/PVA Double-Network Hydrogels via Multiple Hydrogen Bonds. Macromol [J] . Macromolecular Materials and Engineering, 2020, 305: 1900450.

[23] Yue X J, Li W Y, Li Z D, et al. Laminated superwetting aerogel/membrane composite with large pore sizes for efficient separation of surfactant-stabilized water-in-oil emulsions [J] . Chemical Engineering Science, 2020, 215: 115450.

[24] Ye L, Lv Q, Sun X, et al. Fully physically cross-linked double network hydrogels with strong mechanical properties, good recovery and self-healing properties [J] . Soft Matter, 2020, 16 (7): 1840-1849.

[25] Park S W, Edwards S, Hou S J, et al. A multi-interpenetrating network (IPN) hydrogel with gelatin and silk fibroin [J] . Biomaterials Science, 2019, 7: 1276-1280.

[26] Muzzarelli R. Genipin-crosslinked chitosan hydrogels as biomedical and pharmaceutical aids [J] . Carbohydrate Polymers, 2009, 77: 1-9.

[27] Sacco P, Furlani F, Marfoglia A, et al. Temporary/permanent dual cross-link gels formed of a bioactive lactose-modified chitosan [J] . Macromolecular Bioscience, 2020, 20 (12): 2000236.

[28] Cheng C, Zhong H W, Zhang Y, et al. Bacterial responsive hydrogels based on quaternized chitosan and GQDs-ε-PL for chemo-photothermal synergistic anti-infection in diabetic wounds [J] . International Journal of Biological Macromolecules, 2022, 210: 377-393.

[29] Sun Y, Huang Y. Disulfide-crosslinked albumin hydrogels [J] . Journal of Materials Chemistry B, 2016, 4 (16): 2768-2775.

［30］郑超.新型壳聚糖水凝胶的制备及其在药物缓释中的应用［D］.天津：南开大学，2008.

［31］Wang Y, Chen L. Impacts of nanowhisker on formation kinetics and properties of all-cellulose composite gels［J］. Carbohydrate Polymers, 2011, 83: 1937-1946.

［32］Chen L, Subirade M. Elaboration and characterization of soy/zein protein microspheres for controlled nutraceutical delivery［J］. Biomacromolecules, 2009, 10: 3327-3334.

［33］Chen L, Remondetto G, Rouabhia M, et al. Kinetics of the breakdown of cross-linked soy protein films for drug delivery［J］. Biomaterials, 2008, 29: 3750-3756.

［34］Kamat B P, Seetharamappa J. Mechanism of interaction of vincristine sulphate and rifampicin with bovine serum albumin: A spectroscopic study［J］. Journal of Chemical Sciences, 2005, 117: 649-655.

［35］Morrish C, Teimouri S, Kasapis S. Structural manipulation of the gelatin/genipin network to inform the molecular transport of caffeine［J］. Food Hydrocolloids, 2023, 140: 108616.

［36］Abbasi A, Eslamian M, Rousseau D. Modeling of caffeine release from crosslinked water-swellable gelatin and gelatin-maltodextrin hydrogels［J］. Drug Delivery, 2008, 15: 455-463.

［37］Vikhareva I N, Buylova E A, Yarmuhametova G U, et al. An overview of the main trends in the creation of biodegradable polymer materials［J］. Journal of Chemistry, 2021, 2021: 5099705.

［38］Wei M, Inoue T, Hsu Y I, et al. Preparation of pH-Responsive Poly (γ-glutamic acid) Hydrogels by Enzymatic Cross-Linking［J］. Biomaterials Science & Engineering, 2022, 8 (2): 551-559.

［39］Pang Q, Hu H T, Zhang H Q, et al. Temperature-Responsive Ionic Conductive Hydrogel for Strain and Temperature Sensors［J］. Applied Materials & Interfaces, 2022, 14 (23): 26536-26547.

［40］Matalanis A, McClements D J. Factors influencing the formation and stability of filled hydrogel particles fabricated by protein/polysaccharide phase separation and enzymatic cross-linking［J］. Food Biophysics, 2012, 7 (1): 72-83.

［41］管娟，许惠心，黄郁芳，等.天然高分子电场敏感水凝胶——大豆蛋白/羧甲基纤维素壳聚糖体系［J］.化学学报，2010，68 (1): 89-94.

［42］Phan V H G, Mathiyalagan R, Nguyen M T, et al. Ionically cross-linked alginate-chitosan core-shell hydrogel beads for oral delivery of insulin［J］. International Journal of Biological Macromolecules, 2022, 222: 262-271.

［43］Zhang P F, Behl M, Balk M, et al. Shape-Programmable Architectured Hydrogels Sensitive to Ultrasound［J］. Macromolecular Rapid Communications, 2020, 41 (7): 1900658.

［44］Balcioglu S，Gurses C，Ozcan I，et al. Photocrosslinkable gelatin/collagen based bioinspired polyurethane-acrylate bone adhesives with biocompatibility and biodegradability［J］. International Journal of Biological Macromolecules，2021，192：1344-1356.

［45］Fu M，Zhang C Y，Dai Y X，et al. Injectable self-assembled peptide hydrogels for glucose-mediated insulin delivery［J］. Biomaterials Science，2018，6：1480-1491.

［46］Lan Y T，Cheng Q P，Xu J P，et al. Gelation and the self-healing behavior of the chitosan-catechol hydrogel［J］. Polymers，2022，14（21）：4614.

［47］Spizzirri U G，Altimari I，Puoci F，et al. Innovative antioxidant thermo-responsive hydrogels by radical grafting of catechin on inulin chain［J］. Carbohydrate Polymers，2011，84：517-523.

［48］Silva C M，Ribeiro A J，Figueiredo M，et al. Microencapsulation of hemoglobin in chitosan-coated alginate microspheres prepared by emulsification/internal gelation［J］. AAPS Journal，2006，7：E903-E913.

［49］Luppi B，Bigucci F，Cerchiara T，et al. New environmental sensitive system for colon-specific delivery of peptidic drugs［J］. International Journal of Pharmaceutics，2008，358：44-49.

［50］Muthukumarasamy P，Allan-Wojtas P，Holley R A. Stability of *Lactobacillus reuteri* in different types of microcapsules［J］. Journal of Food Science，2006，71：M20-M24.

► 第七章

油凝胶传递系统及其应用

食品工业中，高饱和脂肪酸油脂（饱和脂肪）应用广泛，其对食品饱腹感、脂肪感和食品质地等品质影响显著。很多食品的感官品质对此类油脂含量有很强的依赖性，如馅饼、香肠、腊肉、烘焙食品、巧克力等，都含有超过200g/kg饱和脂肪。食品工业中除使用动物来源的饱和脂肪外，还大量使用氢化植物油。诸多研究结果表明大量摄入饱和脂肪或氢化植物油存在一定的健康风险[1]。同时，《中国居民膳食营养素参考摄入量》中也提到建议饱和脂肪酸摄入量低于膳食总能量的10%。因此，用富含不饱和脂肪酸的油脂代替食品中的高饱和脂肪酸油脂是食品研究者的目标。但是，室温条件下，富含不饱和脂肪酸的油脂通常表现为液态，无法提供像高饱和脂肪酸油脂所呈现的软固体结构，因此，通常需要经过一定的结构化手段才能使其具有类似高饱和脂肪酸油脂的质地性质。

近年来，油凝胶正在成为油脂结构化的热门研究领域。油凝胶使液体油脂具有固体脂肪的特性（如质地、流变学），同时其优异的持油力、稳定性、助溶等特性常被用作脂溶性功能成分（包括功能性油脂）的传递系统[2]。利用相对较低含量的油凝胶剂，可使超过90%的液体油脂凝胶化，这使得油脂凝胶化成为一种非常有效的油脂结构化方法[3]。本章主要介绍油凝胶的基本概念、不同凝胶因子及油凝胶在食品中的应用。

第一节
油凝胶概述
——

油凝胶属于有机凝胶，是一类液态油被束缚在具有热可逆性的三维凝胶网络中的半固态基质，具有与水凝胶相似的黏弹性。当食用油被用作有机相时，有机凝胶也被称为油凝胶。

油凝胶的形成需要三个条件：凝胶因子（又叫凝胶剂）、适当的溶剂以及恰当的分子间相互作用力。凝胶因子和油脂结合形成凝胶时，凝胶因子含量一般小于100g/kg，有的甚至低至5~20g/kg。凝胶因子在基质中通过物理或化学作用力组装形成三维网络结构，并通过表面张力阻止溶剂流出。其中的物理作用包括范德华力、$\pi-\pi$相互作用、氢键、金属配位键等。凝胶因子可在植物油中形成各种形貌和尺寸的自组装载体，如纤维状、片状、囊泡状等结构，具体形成过程如图7-1所示。

图7-1 油凝胶形 ►
成过程

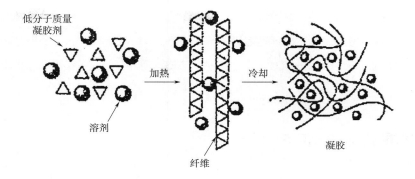

低分子质量
凝胶剂

加热　冷却

溶剂

纤维

凝胶

　　油凝胶通常由低分子质量的有机化合物，如烃类、脂肪醇类等聚合而成，具有安全性高、无毒、可生物降解、生物相容性良好等优点，因此被广泛作为药物载体。常用的油凝胶因子有司盘（Span）、吐温（Tween）、单脂肪酸甘油酯、肉豆蔻酸异丙酯、磷脂、植物蜡等。对于低分子质量的凝胶因子，它们的凝胶能力取决于凝胶在液体油中的可溶部分和不溶部分之间的平衡。一方面，不溶性凝胶因子的某些基团是形成各向异性结构（凝胶-凝胶相互作用）所必需的。另一方面，必须有一定比例的可溶性分子才能与油分子形成相互作用（凝胶-溶剂相互作用）[4]。如果凝胶因子间相互作用过强，就会形成凝胶晶体或无定形团簇并发生沉淀。如果凝胶因子-溶剂相互作用过强，则保持溶液状态而无法形成凝胶网络[5]。在大多数情况下，只需要非常低的浓度，凝胶因子就可以在油中形成凝胶网络，这对食品开发是有利的。

　　油凝胶的制备方法主要有溶液凝胶法、溶胶-凝胶转变法、自发凝胶法、微波辐射法等直接凝胶法，和乳液模板法、泡沫模板法、溶剂置换法等间接凝胶法[6]。不同方法具有不同的优缺点，因此在实际应用中需要根据具体需求选择合适的制备方法。油凝胶的应用范围广泛，除了药物载体外，还可用于生物医学、环境保护、食品工业等领域。在生物医学领域，油凝胶可作为缓释药物递送系统、生物材料、组织工程支架等；在环境保护领域，油凝胶可用于去除重金属离子、有机污染物等；在食品工业领域，油凝胶可用作脂肪替代物、稳定剂，也可以应用于保健食品的开发[7]。

第二节
凝胶因子

　　可食用油凝胶因子包括：甘油三酯、甘油二酯、单甘酯、脂肪酸、高级醇、蜡、蜡脂、山梨糖醇单硬脂酸盐等单一凝胶因子，以及脂肪酸和高级醇、卵磷脂和山梨糖醇三硬脂酸盐、植物甾醇和谷维素、12-羟基硬脂酸、反蓖麻油酸、小烛树蜡、β-谷甾醇和γ-谷维素、硬脂酸和硬脂醇、乙基纤维素等复合凝胶因子[3]。凝胶因子根据其自身性质，可分为固态基质油凝胶因子、液态基质油凝胶因子和高分子材料油凝胶因子等。

一、固态基质油凝胶因子

固态基质油凝胶因子是一类加入适当有机溶剂后，能够自组装形成油凝胶的小分子化合物。由于固态基质油凝胶分子具有刚性结构，能够形成规则的束状结构聚合体，聚合体之间的连接区域是类似结晶化微区。因此，这种油凝胶性质稳定，不易分解。目前固态基质油凝胶因子主要有脂肪酸类衍生物、氨基酸类衍生物、肽类衍生物、糖类衍生物、金属有机化合物、甾体衍生物、脲类衍生物、酰胺类衍生物、核酸类衍生物等。固态基质油凝胶因子的常用浓度为15%（质量分数）左右，而一些超分子固态基质油凝胶因子的浓度可以低至0.1%（质量分数）左右。

（一）植物甾醇

植物甾醇是一种在自然界中广泛存在的天然活性成分，种类繁多，主要包括β-谷甾醇、菜油甾醇、豆甾醇、菜籽甾醇和谷甾烷醇。植物甾醇本身无毒，并具有一定的乳化活性。美国食品药品监督管理局将植物甾醇和植物甾醇酯归为公认安全（Generally Regarded as Safe，GRAS）物质，目前已有包括中国在内的近20个国家允许植物甾醇和植物甾醇酯在食品中应用。植物甾醇具有较强的抗炎作用，能够抑制人体对胆固醇的吸收、促进胆固醇降解代谢，也可用于预防和治疗冠状动脉粥样硬化类的心脏病，促进伤口愈合和肌肉增生、增强毛细血管循环等[8, 9]。植物甾醇一般与谷维素混合使用来制备油凝胶。

（二）谷维素

谷维素是指主要以环木菠萝醇类为主体的阿魏酸酯和甾醇类的阿魏酸酯所组成的一种天然混合物。米糠油是谷维素的主要来源，其含量为1.8%～3.0%（质量分数）。谷维素作用于大脑的自主神经系统和分泌中枢，具有调节神经，减少内分泌平衡障碍，改善精神和神经失调症状等作用[10]。

植物甾醇和谷维素结合可以形成透明的油凝胶。当植物甾醇和γ-谷维素在质量比为1：1时具有最佳的成胶性，所形成的凝胶对光折射很少，因此凝胶的透明度好，而其余质量比形成的凝胶都是不透明的[11]。

（三）单脂肪酸甘油酯

单脂肪酸甘油酯是一种常见的小分子乳化剂，简称单甘酯，已被许多国家的食品药品管理部门认可为安全的食品添加剂。按照主要脂肪酸的名称可将单甘酯分为单硬脂酸甘油酯、单月桂酸甘油酯、单油酸甘油酯等，其中产量最大、应用最广的是单硬脂酸甘油酯，它也是应用最多的油凝胶剂。

在油凝胶制备过程中，首先将油中的单甘酯加热到其熔点以上，在冷却过程中，晶体（液晶态）不断生长和产生分支，并通过氢键和范德华力相互作用产生聚集体，延伸到整个体系并形成三维晶体凝胶网络。单甘酯油凝胶结构取决于这些晶体的大小、形状、聚集形态和相互作用[12]。

（四）植物蜡

植物蜡多存在于植物叶片、果实、根茎和枝的表面，为高级脂肪酸和一元醇的脂类化合物，属于高分子质量热塑性固体，主要包括巴西棕榈蜡、小烛树蜡、米糠蜡、甘蔗蜡、月桂蜡、西蒙德木蜡、漆蜡、小冠巴西棕蜡、花旗松蜡等。例如，甘蔗蜡是存在于甘蔗表皮层的一种类脂物，主要由蜡状类脂物（蔗蜡）和脂肪状类脂物（蔗脂）组成，约占甘蔗质量的0.18%～0.26%。甘蔗蜡中含有许多高级活性成分，如高级脂肪醇、植物甾醇、磷脂、二十八烷醇等[13]。

甘蔗蜡与小烛树蜡作为油凝胶因子添加到大豆油中形成油凝胶，通过偏光显微镜观察到小烛树蜡油凝胶比甘蔗蜡油凝胶具有更加有序和紧密的凝胶结构，而甘蔗蜡凝胶晶体结构更大（图7-2）。此外，甘蔗蜡比小烛树蜡形成油凝胶所需要的浓度（临界胶束浓度）更高，成胶温度更低[14]。

图7-2 偏光显微镜观察的油凝胶结构 ▶

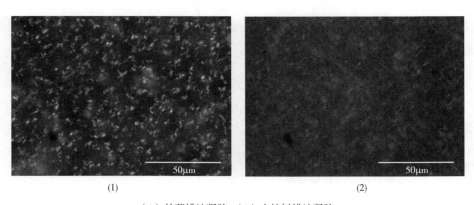

（1）甘蔗蜡油凝胶 （2）小烛树蜡油凝胶

米糠蜡是来自米糠中的天然植物蜡，使用米糠蜡、棕榈蜡和小烛树蜡制备橄榄油油凝胶，在室温下形成凝胶所需浓度分别是1%（质量分数）、4%（质量分数）和

2%（质量分数）。其中，米糠蜡在结晶后会立刻形成油凝胶，而棕榈蜡和小烛树蜡在结晶并形成油凝胶的过程中存在一定的时间延迟。因此，米糠蜡油凝胶形成特性优于棕榈蜡和小烛树蜡[15]。相比于以上三种植物蜡，向日葵蜡在浓度为0.5%（质量分数）时即可形成大豆油油凝胶，而小烛树蜡和米糠蜡所形成的油凝胶会由于原料的不同产生较大差异。

植物蜡的凝胶能力取决于蜡的组成和纯度。对大豆油而言，蜡酯的烷基链越长，其形成凝胶的能力就越强。例如，使用向日葵蜡、小烛树蜡和米糠蜡制备大豆油油凝胶来模拟黄油，通过对黄油的硬度、熔点、固态脂肪含量的测定以及DSC分析，发现向日葵蜡油凝胶模拟黄油的质量最理想，米糠蜡油凝胶黄油的硬度较弱，而小烛树蜡油凝胶在制备模拟黄油时出现了相分离现象[16]。

二、液态基质油凝胶因子

液态基质油凝胶因子和固态基质油凝胶因子都是小分子化合物，两者最主要的区别是所形成的油凝胶空间结构的稳定性不同。液态基质油凝胶因子由连续棒状结构构成，而这些棒状结构是由反向聚合的圆柱形微区构成。首先，液态基质油凝胶因子形成聚集体，然后由于表面张力使得聚集体间相互缠绕，最后这些相互缠绕的聚集体使溶剂固定化，从而形成油凝胶。液态基质油凝胶通常呈现透明或半透明状，凝胶因子聚集体之间作用力较弱，因此其结构稳定性较低。

（一）磷脂质

磷脂质是一类极性脂质，在浓度低至2%（质量分数）时就可以形成油凝胶。磷脂质在链长、饱和度、化学替代物等方面有很大的可操控性。例如，分子中含两个碳侧链的纯磷脂质可形成长达几百微米的纤维状结构，而从牛乳或鸡蛋中获得的粗磷脂质，由于其碳链较长（16～24个碳），会形成小薄片结构，无法有效固定油脂。

卵磷脂被誉为与蛋白质、维生素并列的"第三营养素"，广泛应用在保健食品、营养食品中[17]。卵磷脂具有双亲性，可以呈现出多种状态，包括单、双分子膜、囊状结构、液态结晶、乳液，同时又可以与甘油、植物油等形成油凝胶[18]。谷甾醇和卵磷脂的混合物在食用油中也可以形成油凝胶，这种油凝胶的流变性优于由谷甾醇单独形成的油凝胶[19]。

（二）脂肪酸衍生物

司盘和吐温属于小分子乳化剂，常见的有司盘-20、司盘-40、司盘-60、司盘-80、吐温-20、吐温-40、吐温-60和吐温-80。它们可与植物油（如棕榈油和橄榄油等）结合形成油凝胶。一定比例的棕榈油、吐温-80/司盘-80（质量比2∶1）和重蒸水在均质作用下即可形成油凝胶。所形成的油凝胶具有一定的黏弹性，而其物理稳定性和热稳定性取决于凝胶的组成。该油凝胶具有血液相容性，无刺激性，目前已有将其作为药物递送的载体[20]。司盘也可以作为辅助凝胶因子，如卵磷脂在司盘的作用下，可在有机溶剂中混合形成油凝胶[21, 22]。

三、高分子材料油凝胶因子

高分子材料油凝胶是由高分子材料通过氢键、范德华力等作用形成的，包括线性、多分枝、星形等多种聚合结构。此类油凝胶中凝胶因子聚集体之间作用力不强，因此凝胶结构较弱。

（一）乙基纤维素

乙基纤维素由纤维素中一个或多个羟基被乙氧基取代而制得，已通过GRAS认证，并得到广泛研究和应用。乙基纤维素在油中的溶解性主要取决于乙氧基取代的数目。当乙氧基取代数目为2.4~2.5时，乙基纤维素才可在极性或非极性有机溶液中（包括植物油）溶解。当乙氧基取代数目低于1.5时，乙基纤维素则是水溶性的。乙基纤维素与油脂混合加热至140℃左右，保持一段时间并冷却，即可形成油凝胶[23]。

在乙基纤维素油凝胶中，乙氧基之间的氢键是网状结构形成的主要作用力，高度不饱和脂肪酸的存在对维持凝胶强度也有重要作用。在不同油脂形成的油凝胶中，基于乙基纤维素的亚麻籽油（亚麻酸）油凝胶具有最强的脂肪酸链间相互作用，其次是大豆油（亚油酸）和菜籽油（油酸）油凝胶。脂肪酸链间的相互作用越强，油脂分子体积越大，对凝胶强度的影响也就越大[24]。

（二）β-环状糊精

环状糊精是淀粉在专用酶的作用下，由6~12个葡萄糖分子以α-1,4糖苷键连接而成的环状低聚糖。β-环状糊精由7个葡萄糖单元组成，可用来消除异味，提高香精香料和色素的稳定性，也可以增强乳化能力和防潮能力，改善食品风味，是食品工业中良好的稳定剂和矫味剂[25]。在油凝胶制备方面，β-环状糊精和少量氯化锂在二甲基甲酰胺（DMF）溶液中通过加热可形成油凝胶，降温后则变为液体，其主要形成过程如图7-3所示。这一温敏型凝胶体系的发现，对于研发新型控温材料具有重大意义[26]。

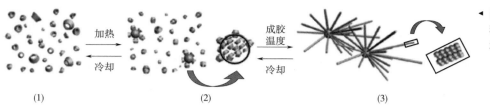

（1）（2）（3）

（1）β-环糊精在DMF中的无序分布　（2）随着β-环糊精二聚体的出现而成核

（3）β-环糊精聚集体的形成

上述凝胶因子有的不是食品级原料，尚不能应用于食品开发。此外，油凝胶的使用还要考虑所形成凝胶的功能性和风味特征，例如用植物蜡形成的油凝胶可能在口感上会有蜡味。目前最有潜力应用于食品中的三种油凝胶因子是乙基纤维素、β-谷甾醇、γ-谷维素。

除了前面介绍的形成方法，油凝胶也可以通过乳液模板法制备：具有高油含量的乳液在去除水相后，界面上的高分子物质相互聚集形成网络结构，并将油脂固定在其中[27]。此外，还可以通过其他间接法来制备油凝胶。例如，基于水凝胶的溶剂交换法，将连续相由水相彻底转换为油相，进而形成油凝胶；基于气凝胶的泡沫模板法，当交联后的分散相在水相中形成连续网络结构后通过干燥法移除连续相，剩余的多孔网络骨架（气凝胶）逐步吸油将连续相空气转换为油相，进而获得油凝胶[28]。但是，利用上述间接法制备的油凝胶通常不具有温度响应性。

第三节
油凝胶在递送食品营养成分中的应用

油凝胶可以有效地结合、包埋和递送食品营养成分，从而提高产品的营养价值。本节主要介绍油凝胶在递送不同食品营养成分方面的应用。

一、姜黄素

姜黄素是一种从姜黄根茎中提取的二酮类化合物，具有降血脂、抗炎、抗氧化等保健作用，但其水溶性差，容易氧化降解，导致其生物利用率极低。改善姜黄素的溶解性是提高其生物利用率的有效方法之一。有研究选择了四种不同的油脂［中链甘油三酯（MCT）、菜籽油、椰子油和玉米油］作为姜黄素的溶解介质，单甘酯［20%（质量分数）］作为油凝胶因子，研究发现姜黄素在玉米油中的溶解度显著高于其他三种油脂，在MCT中的生物利用率最高（图7-4），因此选择MCT作为姜黄素的凝胶基质。在形成凝胶的过程中加入司盘-20［10%（质量分数）］，可以使姜黄素溶解度提高8倍以上。最终制备的姜黄素油凝胶可以直接口服，也可用于其他功能食品的开发[29]。

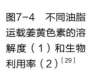

图7-4　不同油脂运载姜黄色素的溶解度（1）和生物利用率（2）[29]

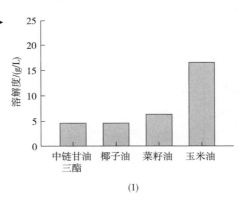
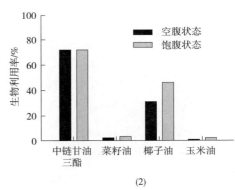

二、多不饱和脂肪酸

多不饱和脂肪酸有降低血液中甘油三酯含量、减少血小板凝集、降低血液黏稠度和纤维蛋白原的保健作用，但很容易发生氧化降解。将ω-3或ω-9多不饱和脂肪酸包埋在油凝胶中，凝胶网状结构可在一定程度上降低多不饱和脂肪酸的降解，延长释放时间，提高生物利用率。例如在鱼肝油中加入单甘酯所形成的油凝胶降低了鱼肝油的氧化速率，延长了产品的保质期[30]。

三、类胡萝卜素

类胡萝卜素分子含有40个碳原子，以长不饱和链形式排列，有时以环状结构结尾。类胡萝卜素分子中异戊二烯单元结构可以把电子传递给由于光损伤导致的自由基，提供抗氧化作用，除此之外，它们还具有吸收光能、保护叶绿素免受损伤和作为着色剂等功能。

番茄红素和β-胡萝卜素都可以直接添加到油凝胶中，并且不受基质结构的限制。为了尽可能降低降解和氧化程度，一般在凝胶冷却过程中加入番茄红素和β-胡萝卜素。与未凝胶化的菜籽油相比，乙基纤维素油凝胶可以延缓储存过程中β-胡萝卜素降解[31]。β-胡萝卜素发挥抗氧化作用的浓度是10%~30%（质量分数），如果

把 β-胡萝卜素添加到单甘酯油凝胶中，可延长其释放时间，提高其生物利用率[32]。

油凝胶网络结构可以抑制食品营养成分的结晶从而提高其溶解度和生物利用率。因此，当类胡萝卜素加入油凝胶中，特别是用于代替食品中饱和脂肪酸的油凝胶中，可以在消化过程中迅速形成脂肪微束并被吸收利用，在一定程度上提高类胡萝卜素的肠道吸收率和生物利用率。

四、辅酶 Q10

辅酶Q10（CoQ10）在线粒体内膜上合成，是线粒体呼吸链电子转移中的一种必需物质。CoQ10对于提高机体免疫力，减少肌肉退行性疾病、心肌疾病和癌症等慢性疾病的发病率具有重要作用。

虽然CoQ10是脂溶性物质，但是其在油脂中溶解度有限。常见的CoQ10补充剂包括片剂、硬壳胶囊以及油悬浮液软胶囊，但此类油溶胶囊中CoQ10的吸收效率仍然偏低，仅为2%～4%。已有研究表明，以油凝胶作为载体负载高剂量的CoQ10，可用于神经性疾病的治疗；油凝胶制剂中CoQ10的生物利用率显著提高，通过油凝胶给药后血浆中CoQ10含量明显升高，并且不会引起血浆抗氧化状态的显著改变[33]。

第四节
展望
——

油凝胶是脂溶性食品营养成分的良好载体，并且凝胶中膳食脂肪的存在可以通过提高胶束的形成速度来提升食品营养成分的生物利用率。在食品领域，将负载食品营养成分的食品级油凝胶应用到日常饮食中，如利用不饱和脂肪酸代替饱和脂肪酸，能够减少慢性疾病的发生，进而提高人体健康。目前，油凝胶在医药、材料领域应用比较广泛，在食品领域的研究还比较少。

以色列理工学院开发了一种利用油凝胶结合细胞增殖技术制备脂肪替代物的新方法。首先，在可食用的壳聚糖-胶原蛋白微载体上对牛间充质干细胞的可扩展性进行优化以生成细胞化的微组织；然后，利用一种含有植物蛋白的油凝胶系统作为脂肪替代品；最后，将细胞化的微组织与开发的脂肪替代品相结合，推出了两种类型的培养肉模型。这种平台和技术的开发有助于更健康肉制品的商业化生产。未来，可以在油凝胶替代脂肪当中强化食品营养成分，进一步提高肉制品的营养性[34]。

油凝胶作为食品营养成分的传递系统，是提高产品稳定性的一个很好的选择。但油凝胶的黏度和高疏水性可能会限制其在食品中的广泛应用。为了提高油凝胶的应用普适性，将油凝胶进一步乳化形成油凝胶基乳液或作为颗粒填充到水溶性体系中也是近来研究的热点。基于油凝胶的固体脂质颗粒、油凝胶乳液、双凝胶和微胶囊化油凝胶等系统和技术的开发，可以扩展食品营养成分在油凝胶和油凝胶基体系中的包埋，以实现靶向递送、延迟释放和提高生物利用率。这些技术的广泛开发有助于实现油凝胶更好的发展前景。

尽管已经开展了大量针对油凝胶理论和应用的研究，油凝胶结构调控功能的机制也得到了较好阐释，但对于油凝胶如何与食品其他组分相互作用并影响油凝胶的靶向递送效果，仍缺乏研究。

参考文献

［1］Gaeini Z，Bahadoran Z，Mirmiran P. Saturated Fatty Acid Intake and Risk of Type 2 Diabetes：An updated systematic review and dose-response meta-analysis of cohort studies［J］. Advances in Nutrition，2022，13（6）：2125-2135.

［2］Mao L，Lu Y，Cui M，et al. Design of gel structures in water and oil phases for improved delivery of bioactive food ingredients［J］. Critical Reviews in Food Science and Nutrition，2020，60（10）：1651-1666.

［3］Sivakanthan S，Fawzia S，Madhujith T，et al. Synergistic effects of oleogelators in tailoring the properties of oleogels：A review［J］. Comprehensive Reviews in Food Science and Food Safety，2022，21（4）：3507-3539.

［4］Co E D，A G Marangoni. Organogels：An alternative edible oil-structuring method［J］. Journal of the American Chemical Society，2021，89：749-780.

［5］Patel A R. A colloidal gel perspective for understanding oleogelation［J］. Current Opinion in Food Science，2017，15：1-7.

［6］Manzoor S，Masoodi F A，Naqash F，et al. Oleogels：Promising alternatives to solid fats for food applications［J］. Food Hydrocolloids for Health，2022，2：100058.

［7］Zeng L，Lin X，Li P，et al. Recent advances of organogels：from fabrications and functions to applications［J］. Progress in Organic Coatings，2021，159：106417.

［8］Makhmudova U，Schulze P C，Lütjohann D，et al. Phytosterols and Cardiovascular Disease［J］. Current Atherosclerosis Reports，2021，68：1-8.

［9］彭莺，刘福祯，高欣. 天然植物甾醇的应用与提取工艺［J］. 化工进展，2022，

21（1）：49-53.

[10] 高琨，姜平，谭斌，等. 2021. 稻米及其加工副产物米糠中 γ-谷维素研究现状 [J]. 粮油食品科技，2021，29（5）：91-98.

[11] Wijarnprecha K, Santiwattana P, Sonwai S, et al. Vegetable oil structuring via γ-oryzanol crystallization [J]. LWT, 2021, 139: 110564.

[12] Palla C A, Dominguez M, Carrín M E. Recent advances on food-based applications of monoglyceride oleogels [J]. Journal of the American Oil Chemists' Society, 2022, 99（11）: 985-1006.

[13] 苏丽娜，陈岚，岳程程，等. 天然蜡基油脂凝胶制备，结晶特性及应用研究进展 [J]. 食品科学，2022，43（21）：372-385.

[14] Rocha J C B, Lopes J D, Mascarenhas M C N, et al. Thermal and rheological properties of organogels formed by sugarcane or candelilla wax in soybean oil [J]. Food Research International, 2013, 50: 318-323.

[15] 史逸飞. 天然蜡基凝胶油脂的构建及应用研究 [D]. 无锡：江南大学，2021.

[16] Hwang H S, Singh M, Bakota E L, et al. Margarine from organogels of plant wax and soybean oil [J]. Journal of the American Oil Chemists' Society, 2013, 90（11）: 1705-1712.

[17] Gaeini Z, Bahadoran Z, Mirmiran P. Saturated Fatty Acid Intake and Risk of Type 2 Diabetes: An Updated Systematic Review and Dose-Response Meta-Analysis of Cohort Studies [J]. Advances in Nutrition, 2022, 13（6）: 2125-2135.

[18] 张若宁，张彦慧，刘楠，等. 油凝胶作为氢化油脂替代物的研究进展 [J]. 中国食品添加剂，2022，33（8）：222-234.

[19] 李秀芬，赵冰，罗嘉，等. 可食用油凝胶的流变-结晶特性研究进展 [J]. 食品研究与开发，2023，44（7）：175-184.

[20] Han L J, Li L, Zhao L, et al. Rheological properties of organogels developed by sitosterol and lecithin [J]. Food Research International, 2013, 53（1）: 42-48.

[21] Bhatia A, Singh B, Raza K, et al. Tamoxifen-loaded lecithin organogel (LO) for topical application: Development, optimization and characterization [J]. International journal of pharmaceutics, 2013, 444（1）: 47-59.

[22] Fan Y, Yang Z, Zhang X, et al. New cholesterol-based gelator with orotate unit [J]. Supramolecular Chemistry, 2013, 25（7）: 1-6.

[23] Fu H, Lo Y M, Yan M, et al. Characterization of thermo-oxidative behavior of ethylcellulose oleogels [J]. Food Chemistry, 2020, 305: 125470.

[24] Gravelle A J, Davidovich-Pinhas M, Zetzl A K, et al. Influence of solvent quality on the mechanical strength of ethylcellulose oleogels [J]. Carbohydrate Polymers, 2016, 135: 169-179.

[25] Tian B, Xiao D, Hei T, et al. The application and prospects of cyclodextrin inclusion complexes and polymers in the food industry: a review [J]. Polymer International, 2020, 7（69）: 597-603.

[26] Li Z, Hao A, Hao J. Formation of heat-triggered supramolecular organogel in which β-cyclodextrin as sole gelator [J]. Colloids and Surfaces A: Physicochemical and Engineering Aspects, 2014, 441: 8-15.

[27] Li Y, Zou Y, Que F, et al. Recent advances in fabrication of edible polymer oleogels for food applications [J]. Current Opinion in Food Science, 2022, 43: 114-119.

[28] Patel A R. Structuring edible oils with hydrocolloids: Where do we stand? [J]. Food Biophysics, 2018, 13 (2): 113-115.

[29] Yu H L, Shi K, Liu D, et al. Development of a food-grade organogel with high bioaccessibility and loading of curcuminoids [J]. Food Chemistry, 2012, 131: 48-54.

[30] Pieve S D, Calligaris S, Panozzo A, et al. Effect of monoglyceride organogel structure on cod liver oil stability [J]. Food Research International, 2011, 44: 2978-2983.

[31] Chinnabutr S, Chamchong M. Characterizing the rheological properties of ethylcellulose-beeswax oleogel to enhance carotenoids stability [J]. Bioactive Carbohydrates and Dietary Fibre, 2022, 28: 100338.

[32] Okonkwo C E, Ofoedu C E, Hussain S Z, et al. Application of biogels for bioactives delivery: Recent developments and future research insights [J]. Applied Food Research, 2022, 2 (2): 100238.

[33] Ehrenhaus Masotta N, Höcht C, Contin M, et al. Bioavailability of coenzyme Q10 loaded in an oleogel formulation for oral therapy: Comparison with a commercial-grade solid formulation [J]. International Journal of Pharmaceutics, 2020, 582: 119315.

[34] Yen F-C, Glusac J, Levi S, et al. Cultured meat platform developed through the structuring of edible microcarrier-derived microtissues with oleogel-based fat substitute [J]. Nature Communications, 2023, 14 (1): 2942.

► 第八章

食品脂质体传递系统
及其应用

20世纪60年代末，脂质体作为药物载体开始进行应用，随着生物技术的不断发展，脂质体作为药物载体的研究在国内外受到越来越多的关注，应用领域也从医药逐渐拓展到食品、农业和化妆品等领域。脂质体在食品中的应用主要集中在维生素、活性肽、酶等功能活性成分的包埋。利用脂质体的优异性能拓宽其在功能食品中应用具有十分可观的前景，例如脂质体可以用来加速干酪老化，酶类物质在亲水环境中的均匀分布，改善多肽等功能性成分的递送等。

第一节

脂质体概述

脂质体，又称脂质囊泡或类脂小球，是由双亲性磷脂分子自组装形成的具有磷脂双分子层结构的球形囊泡，磷脂分子的亲油性尾端位于双分子层中间，而亲水性头部形成双分子层的内外表面，形成由磷脂双分子层包裹的亲水性内水核环境和磷脂双分子层内部的亲油性膜内环境，可同时分别包埋水溶性和脂溶性两类物质，脂质体囊泡粒径从几十纳米到几微米不等，有球形、椭球形、长管状或几种不同外形结构共存等形式[1]。

一、脂质体分类

构成双分子层的磷脂种类多样，如磷脂酰胆碱（PC）、鞘磷脂（SM）、磷脂酰丝氨酸（PS）、磷脂酰肌醇（PI）、磷脂酰乙醇胺（PE）、甘油磷脂酸（PA）等。磷脂分子的头部尺寸会影响其在脂质体膜中的位置，PI、PA、PS等分子的亲水头部尺寸较小，倾向分布在与内水核接触的双分子层内层上，PC分子头部尺寸较大，倾向于分布在双分子层外层上。此外，不同的磷脂分子亲水性头部基团种类不同，会导致脂质体膜表面所带电荷不同。PS、PI和PA分子极性头部带负电荷，PC和PE分子极性头部因基团正负电荷抵消而呈现电中性。基于磷脂材料和制备方法的不同，所形成的脂质体结构会有较大差异，包括脂质体尺寸、囊泡同心双分子层数量等，从而影响脂质体的基本特性。例如当磷脂分子疏水性脂肪酸链的饱和程度和长度不同时，所形成脂质体的稳定性和包埋物的释放速率就会有所不同[2]。

脂质体按尺寸大小和双分子层数目的不同，可分为：多层脂质体（Multi-lamellar vesicles，MLVs），小单层脂质体（Small unilamellar vesicles，SUVs），

大单层脂质体（Large unilamellar vesicles，LUVs）以及多囊脂质体（Multi-vescular vesicles，MVVs）（图8-1）。多层脂质体含有多层磷脂双分子层，尺寸为100nm~1μm。单层脂质体只含有一层磷脂双分子层，其中小单层脂质体粒径一般小于100nm，最小约为30nm，而大单层脂质体粒径通常大于100nm，因其内部水核体积较大，对水溶性分子有较好的包埋率[1]。脂质体按照表面电荷类型的不同，又可分为中性脂质体、负电荷脂质体和正电荷脂质体。若仅按照脂质体尺寸的不同分类，则分为普通脂质体和纳米脂质体。普通脂质体粒径一般为1~100μm，由于其粒径较大，难以穿过细胞膜进入体内循环系统，稳定性也欠佳，实际应用有一定的局限性。对于纳米脂质体（Nano-liposomes）的尺度界限目前学术界没有较为统一的说法，大多数界定在100nm以下[3]。

图8-1　不同结构 ▶
脂质体示意图[4~6]

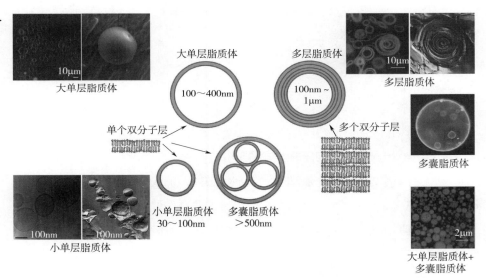

二、脂质体的组成

磷脂双分子层具有复杂的相行为和结构，如有序胶状结构、流体液质结构等。高温易形成渗透性更高的液相，低温则易形成更稳定的胶状相。两相达到相同时的温度被称为绝对温度或相变温度（T_c）。不同种类磷脂转相温度不同，非均匀双分子层膜的相变温度通常是所组成的磷脂分子相变温度的平均值。

相变温度决定了脂质体磷脂双分子层的众多特性。以膜的渗透性为例，在温度为相变温度时达到最高，这是由于在胶体相和液相的连接点时，分子无法维持各相结构的稳定分布，从而导致不同相之间的边界结构易发生变化，对于被包埋物质来说，其通过这种有结构差异的区域更容易，进而实现被包埋物质的释放。因此，通过选择相变温度与所需释放温度相同的膜组成，即可实现脂质体的控制释放。

除了不同的磷脂组成，相变温度也受非磷脂分子的影响，如固醇。作为生物膜的重要组成成分，固醇无法单独形成双分子层结构，但可以以很高的浓度镶嵌在双分子层膜中。胆固醇是一种在脂质体制备中常用的固醇，在脂质体膜中胆固醇/磷脂酰胆碱的物质的量的比通常从1∶20到1∶2不等[7]。固醇嵌入磷脂膜中时，其极性羟基基团朝向外部水相，环状脂肪端部分则与双分子层疏水内层部分的酰基链平行排列，通过压缩磷脂分子之间的空间来限制磷脂分子在膜上的移动。因此，胆固醇分子通过提高脂质体膜的机械强度来实现磷脂分子间的紧密排列，降低其在相变温度附近的膜渗透性，进而提高了脂质体膜的稳定性。然而，胆固醇对膜渗透性的影响受其浓度的制约，浓度并不是越高效果越好，低浓度胆固醇才会显著提高脂质体膜的渗透性[8]。此外，胆固醇的存在已经被证实在体外消化过程中有助于维持脂质体结构的完整性，有效抵抗肠道环境应力的影响[9]。

三、脂质体的特点

磷脂分子在水中的分散过程即为脂质体的形成过程。磷脂分子疏水尾部通过疏水相互作用自发组装，在水相环境中实现规则排列。同时，水溶性活性成分被包入脂质体内水核中，脂溶性活性成分则嵌入由疏水性链构成的双分子层内部疏水区域，或是通过吸附和偶联作用附着在脂质体的表面。由脂质体类壁材制成的微胶囊产品在水中不溶解，但能实现有效的释放。将脂质类壁材与其他壁材复合后，可作为乳化剂使用。

脂质体作为食品营养成分的理想载体，在提高生物利用率、稳定性等方面有良好的发展前景，其在食品中应用的主要优势在于：①基本组成是卵磷脂、胆固醇、生育酚等天然成分，安全性高；②有内水核和膜内疏水区域，可同时包埋水溶性和脂溶性两类物质，对包埋成分的兼容性好，包埋率较高；③尺寸灵活可控，既有粒径小至30nm的小单层脂质体，又有粒径大至微米级的多层脂质体，可以根据需要制备不同大小的脂质体；④结构多样，根据脂质分子形状和修饰条件等形成不同形状的脂质体，从而实现不同的亲和性、表面活性和渗透性等；⑤具有生物可降解性[10]。

第二节
脂质体的制备方法及质量评价

一、脂质体的制备方法

大多数脂质体制备技术都是在MLVs标准制备方法的基础上建立的，下面介绍几种常见的脂质体制备方法，主要制备方法示意图见图8-2。

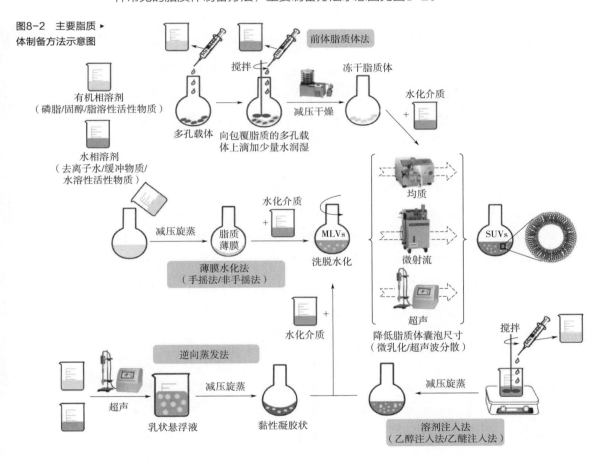

图8-2 主要脂质体制备方法示意图

（一）物理分散法

1. 手摇法

手摇法也称薄膜水化法，即MLVs标准制备方法，是脂质体制备方法中最原始的方法，也是迄今为止应用最广泛的方法。首先将脂质材料溶解在有机溶剂中，在真空或减压条件下通过旋蒸去除有机溶剂，然后加入缓冲溶液，可适量加入一些小玻璃球帮助分散脂质，摇动混合体系即可形成乳白色混悬液。应注意的是，所用的旋蒸圆底烧瓶应尽量大一些，以便脂质干燥后在其内壁形成一层均匀的脂质薄膜，一方面可以使脂质更好地洗脱水化，另一方面可以使所形成脂质体的物理包埋体积更大。

2. 非手摇法

非手摇法是一种通过缓慢水化提高包埋率的方法。在上述旋蒸形成脂质膜后，先用氮气流吹脂质薄膜15min左右，然后再加水进行水化，并经缓慢搅拌形成脂质体。这种方法形成的脂质体尺寸高达几百微米，但是只有当混合体系内无离子和蛋白质时才可形成。

3. 挤压法

挤压法是将薄膜水化形成的MLVs通过固定尺寸的孔隙或膜，使磷脂分子重新自组装形成囊泡粒度更加均匀的脂质体。这种方法需要提供非常高的剪切力来破坏原始脂质体的结构，使磷脂分子重新排布[11]。此方法可以通过改变孔隙大小来控制脂质体的粒径分布，同时也可以使用不同磷脂浓度来调控包埋效率。样品通常需要在低流速下经过滤膜空隙，因此挤压法比较适合小体积样品的制备。

4. 微乳化法

微乳化法是脂质体大规模生产中较为经济可行的方法。在使用微射流或高压均质法处理脂质体的过程中，将磷脂和要包埋的食品营养成分分散在水相中，通过在反应釜中形成分流碰撞来降低脂质体囊泡的大小。此过程能够使脂质体持续分散，规模化程度高，一般不需要超声处理，也不会使用乳化剂或其他有机溶剂，生产过程相对稳定，没有快速聚集沉降现象。该方法通常可处理MLVs悬浮液或未水化的类脂乳液体系，经过数次循环来实现目标粒径要求。通常循环一次后脂质体的平均粒径为100～200nm[12]。粒径分布主要取决于膜和水相介质的组成。

5. 前体脂质体法

前体脂质体法是一种将磷脂、被包埋活性物质和附加剂等以适当的方法制成一种不具备完整脂质双分子层囊泡结构的前体脂质体。当需要使用脂质体时，再经稀释或水化即可转化成具有完整囊泡结构的脂质体。常用的制备方法是向多孔载体（如粉状氯化钠、山梨醇或多糖等）表面滴加含脂质材料和被包埋活性物质的有机溶液，然后边搅拌边加入少量水以湿润在多孔材料表面包覆的脂质（需要在多孔材料不粘连的情况下进行湿润操作），之后减压干燥除去有机溶液后，即可得到干燥的前体脂质体[13]。因制备过程没有提供充足的水相来分散磷脂分子，磷脂分子以堆叠的形式在多孔材料表面进行双层排布，当加入充足的水相溶剂后，渗透压促使水分子嵌入众多磷脂层之间，随着越来越多水相溶剂的加入，堆叠的磷脂双分子层开始重排，并最终形成悬浮在水相溶液中包埋有活性物质的脂质体囊泡。

6. 超声波分散法

超声波分散法是将溶有水溶性活性成分的磷酸盐缓冲液加入溶有磷脂－胆固醇－脂溶性活性成分的有机溶剂中，减压蒸发除去有机溶剂，剩下的混合液体经超声波处理后得到脂质体的方法。该法制备的大多为单室脂质体，如超声波分散法制备维生素 B_{12} 脂质体[14]。

（二）两相分散法

两相分散法的基本原理是将脂质溶解在有机溶剂后与水相溶液接触，同时将有机溶剂蒸发以形成脂质体。主要有三种类型：①有机溶剂与水互溶（如乙醇注入法）；②有机溶剂与水不互溶，但水相过量（如乙醚注入法）；③有机溶剂与水不互溶，但溶剂过量（如逆相蒸发法）。

1. 乙醇注入法

将磷脂、胆固醇等脂质材料与脂溶性活性成分一同溶入乙醇中，该混合溶剂经注射器迅速注射到磷酸盐缓冲溶液（含或不含水溶性活性成分）中，即可形成脂质体。此方法主要缺点是包埋率低，且乙醇很难完全除去[15]。

2. 乙醚注入法

将磷脂、胆固醇等脂质材料与脂溶性活性成分一同溶入乙醚中，该混合溶剂经注射器缓慢注入加热至50℃且处于持续搅拌的磷酸盐缓冲溶液（含或不含水溶性活性成分）中，不断搅拌或减压蒸发至乙醚除尽为止，即可形成脂质体。将得到的脂质体混悬液通过高压均质机循环均质处理两次，所得样品大多为单室脂质体，少量为多室脂质体，粒径大多数在2μm以下。此方法的优势是制备条件温和，包埋率高且被氧化的可能性小，缺点是速度慢，不适合大规模制备。

3. 逆向蒸发法

逆向蒸发法是将溶有磷脂等膜材料的有机溶剂（如氯仿、乙醚等）加入水相溶液（含或不含水溶性活性物质）中并进行短时超声处理，直至形成稳定的W/O型乳液，然后减压蒸发除去有机溶剂，待其形成黏性凝胶状态后，滴加缓冲液并旋转瓶壁使胶态混合物脱落，在减压条件下继续蒸发形成混悬液的一种方法[16]。通过凝胶色谱法或超速离心法除去未包埋的活性成分，即得到大单层脂质体。此法适用于包埋水溶性活性物质、大分子活性物质等，如各种抗生素、胰岛素免疫球蛋白、碱性磷脂酶、核酸等。

（三）表面活性剂增溶法

将脂质薄膜、多层脂质体或单层脂质体与胆酸盐、脱氧胆酸盐等表面活性剂混合，经离心、凝胶过滤或透析除去表面活性剂，可形成中等大小的单层脂质体。此法适用于包埋脂溶性活性物质，但并不作为脂质体的主要制备方法。此法的优点是制备条件温和，不产生水解和氧化作用，可通过调节表面活性剂/脂质比例得到理想的囊泡尺寸。缺点是除去表面活性剂时需要透析或过滤，过程较为耗时，需要几个小时甚至几十个小时。

（四）交错融合法

此方法基于平面双分子层的亚稳定结构，通过实验条件处理（如温度变化）调控磷脂双分子层打开或闭合。以由二棕榈酰磷脂酰胆碱（DPPC）构成的脂质体为例，将小单室脂质体在低于相变温度时加入乙醇，会形成微米级双分子层混悬液，乙醇插入DPPC磷脂头端区域时会导致它们的尾端部分交错，当超过相变温度时即可形成大单室脂质体囊泡（图8-3）。

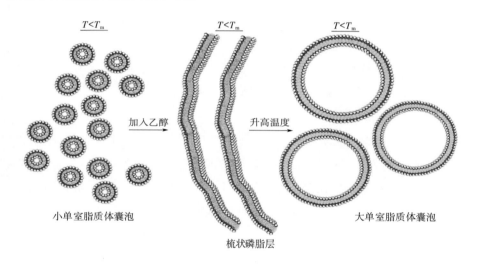

◀ 图8-3 交错融合法制备大单室脂质体囊泡[17]

$T < T_m$ 　　　 $T < T_m$ 　　　 $T < T_m$

加入乙醇　　　升高温度

小单室脂质体囊泡　　　梳状磷脂层　　　大单室脂质体囊泡

二、脂质体的质量评价

（一）脂质体粒径及其分布

脂质体粒径大小和分布程度是影响脂质体体内活性的重要因素。Sun等研究粒径对脂质体药代动力学和靶向性的影响，结果发现大粒径（400～530nm）的托氟啶（TFu，一种抗癌前体药物）脂质体对肝脏和脾脏的靶向性高，而在心和肾脏的药物蓄积程度较低，小粒径（180nm）脂质体可显著提高药物的血药浓度和生物利用率，延长药物在体内循环的保留时间[18]。因此可根据需要制备尺寸适宜的脂质体。

（二）包埋率和渗漏率

脂质体包埋率和渗漏率是评价脂质体稳定性和能否长期贮存的重要指标。包埋率的测定通常是先将含活性物质的脂质体与游离活性物质分离，然后通过测定二者中的活性物质含量来计算包埋率。常用的分离方法包括透析法、超速离心法、凝胶柱层析法、阳离子交换树脂法、超滤膜过滤法等。影响包埋率的因素主要有被包埋活性物质的性质、脂质体制备方法、稳定剂和分散剂的种类和浓度、脂质体膜的组成等。在脂质体的长期贮藏过程中，因脂质氧化、囊泡聚集融合等失稳因素，被包埋的活性物质容易因为脂质体膜破裂而泄漏，渗漏速率的高低可以反映脂质体结构的稳定性，具体计算公式如式（8-1）所示：

$$渗漏率 = \frac{脂质体在液体介质中储存一定时间内泄漏的物质质量}{储存前脂质体包埋的物质质量} \times 100\%$$

$$= \frac{W_{总游} - W_{始游}}{W_{包}} \times 100\% = \frac{W_{包} - W_{贮}}{W_{包}} \times 100\% \qquad （8-1）$$

式中　$W_{总游}$——贮藏一段时间后游离的活性物质质量；

$W_{始游}$——初始游离的活性物质质量；

$W_{包}$——初始被包埋的活性物质质量；

$W_{贮}$——贮藏一段时间后被包埋的活性物质质量。

除了包埋率和渗漏率外，磷脂氧化程度、体外释放率、载药量、有机溶剂残留和体内行为评价等也常作为脂质体质量的评价指标。

第三节
脂质体稳定性
——

脂质体产品要求在化学和物理两个方面都能够达到良好的稳定性。除此之外，脂质体还需要保护被包埋物不受外界应力的影响，避免无效释放。脂质体由于受双分子层组成、物理性质等一系列因素的影响较大，因此评估一个脂质体在不同环境压力条件下能否维持结构和功能的稳定性有较大难度。在不同环境条件下（如不同的pH和温度），脂质体的稳定性主要由磷脂化合物的组成、被包埋活性物质的种类和性质决定。

一、化学稳定性

天然磷脂的化学降解主要有两种途径：①酰基链中的双键过氧化；②连接脂肪酸和甘油的脂链水解。磷脂中sn-2位的脂肪酸水解通常最先发生，遵循一级动力学，低温时反应速率很低，当温度升至40℃以上时开始加速。水解速率也受pH的影响，pH 6.5时水解速率最低。在磷脂分子中，顺式脂肪酸比反式脂肪酸更容易被氧化，共轭双键比非共轭双键反应活性更活泼。由于饱和脂肪酸较不饱和脂肪酸更不易被氧化，使用饱和磷脂或氢化磷脂会降低脂质体的氧化损失，但同样也会影响脂质体膜的性质。

通常情况下，在脂质体包装中充入惰性气体，或贮藏在避光容器中，或避免高温环境可以降低磷脂的降解速率[19]。除此之外，还可以通过添加水溶性或脂溶性抗氧化剂来抑制氧化反应，延缓磷脂氧化。此外，抗氧化剂与抗氧化助剂还可以协同延缓脂质体的氧化进程，二者其中一个与氧化产物直接作用，另一个可再生成前一个化合物，例如α-生育酚和抗坏血酸体系[20]。

二、物理稳定性

除了上述提及的化学反应，脂质体也会发生结构上的物理性崩解，主要是制备时产生的晶格结构缺陷导致脂质体膜的破裂和再融合。通常的解决方法是进行加热处理，将脂质体置于比相变温度稍高的环境中一段时间，然后再降到相变温度。通过将脂质体双分子层维持在液晶相状态下，增加磷脂膜的流动性，使磷脂分子重排形成最低能量状态的结构，即高度有序的无缺陷晶格结构，可降低磷脂膜破裂的可能性。此外，小单室脂质体的稳定性会受膜中被包埋的亲脂性化合物的性质和制备方法的影响。研究表明，高压均质法制备的豌豆磷脂脂质体，与空白对照组相比，含植物甾醇的脂质体会增大脂质体囊泡大小，提高包埋效率，但长期贮藏可能会导致相分离现象[21]。

三、长期贮藏稳定性

为了确保脂质体长期贮藏的稳定性，常使用冷冻、喷雾干燥、冷冻干燥等方法来处理脂质体。在使用这些技术时，必须注意避免脱水导致的相变和膜溶解现象。例如，在处理由蛋黄卵磷脂制备的小单层脂质体时，容易发生囊泡聚集融合现象，形成粒径较大的多层脂质体。目前被广泛研究的用于长期贮藏脂质体的技术是冷冻干燥技术，需要使用冻干保护剂。最常用的冻干保护剂是单糖和双糖，因为这些材料可以形成稳定的玻璃态基质，在干燥和冷冻过程中可以保护脂质体原有的空间结构，阻止相变和结晶对脂质膜造成破坏[22]。

脂质体灭菌过程中的灭菌条件可能对脂质体的稳定性产生影响，如通过0.22 μm滤膜，或是将冷冻干燥后的脂质体暴露在灭菌剂（如环氧乙烷）下，或是高温灭菌（121℃，15min）[23]。脂质体的物理化学稳定性与被包埋活性物质的稳定性都依赖于脂质体组成成分的稳定性。例如，针对高温灭菌的脂质体，即使脂质体自身稳定性未受影响，内部包埋的活性物质也可能因高温处理而有所变化。Tardi发现高浓度的半固体脂质体经高温灭菌后，仍保持固有的囊泡结构，持续的稀释可形成脂质体混悬液[24]。辐照也可以用来对脂质体混悬液进行灭菌，但同时也会影响脂质体或其中被包埋物质的化学稳定性。通常情况下，脂质体会被测试其在55~141℃加热过程中的物理稳定性，考察这个温度段是因为这个温度段在食品加工过程中经常被用到[23]。在接近中性的pH条件下，热导致的聚集通常取决于磷脂的组成，牛乳磷脂质体比豌豆磷脂脂质体更不容易发生热聚集现象[25]。

四、脂质体中被包埋物质的滞留性和渗透性

衡量脂质体稳定性的标准之一就是其对被包埋物质的保护时间能够达到要求，如几天或几个月，同时也需要考虑被包埋活性物质的化学稳定性。

半固态性质的脂质体材料允许一些质量相对较轻但同时能够提供大量电荷障碍的离子或分子发生转移。双分子层的渗透性是对溶剂分子从内部水相通过双分子层扩散到外部水相的一种流量或流速的计量。相对渗透性会随着被包埋活性物质种类、环境条件、脂质体膜组成、脂质体内外溶剂特性以及储藏过程的变化而改变。膜的渗透性在相变温度时最高，胶体相磷脂膜低于液相磷脂膜[26]。

在水相和有机相中均有较高溶解度的分子（如许多香气分子）可以不受影响地进出脂质体。中性小分子（如水和尿素）可以快速通过双分子层，带电离子则可以改变它们的行为，通常磷脂双分子层对多电子离子的渗透性要比对单电子离子弱，主要是因为它们所携带的电荷多，自身体积较大，而极性分子（如蛋白质）在膜中则分散得很慢[27]。常见的亲水性溶质在磷脂双分子层中的渗透性排序为：水＞小的非电解质＞阴离子＞阳离子＞大的非电解质＞大的聚电解质。

磷脂的脂肪酸组成同样影响脂质体的渗透性，这与其饱和程度影响脂质体相变温度一样[28]。脂质体磷脂双分子层的厚度受脂肪酸链长度的影响，较薄的双分子层溶质分散的速率相对较慢。研究表明，钠离子的膜渗透性会随着磷脂脂肪酸不饱和程度的增加而降低，而葡萄糖的渗透性则恰好相反。金属离子能够通过由脂肪酸链的单

键旋转形成的暂时性扭结空间，而脂肪酸链的双键因不能自由旋转从而阻碍了离子的渗透。尽管葡萄糖分子体积较大，难以通过由单键旋转形成的微小空隙，但仍可以利用不饱和脂肪酸不完整的包裹结构提高其渗透性[29]。

双分子层两侧的溶质浓度梯度可以形成渗透压，从而提高其中一侧水分子的积累。如果脂质体中包埋的是浓缩溶质，脂质体外为稀释溶质，脂质体会大量吸水膨胀，增大囊泡表面积的同时也增大了相邻磷脂分子间的空隙，有些研究甚至表明渗透压会导致脂质体的破裂，从而影响脂质体的渗透性。双分子层和其他分子之间的相互作用也可能导致脂质体的崩解，从而影响膜的渗透性。添加固醇类物质能稳定膜上磷脂分子的自由移动，从而降低膜的渗透性[30]。水解和氧化反应也会导致脂质体膜的渗透性发生剧烈变化。

脂质体的冷却会影响活性物质的释放。例如，羧基荧光素（CF）在冷却过程中的最大释放发生于相变温度，快速降温可以延缓羧基荧光素的泄漏。在含有离子溶质（如羧基荧光素）的体系中，脂质体在pH大于9.0的缓冲体系中的泄漏程度最轻，而在pH 7.0和pH 6.0的体系中分别仅维持了85%和70%保留率[31]。

综上，影响脂质体中活性成分释放的关键因素具体如下。

（1）亲水分子会通过磷脂双分子层进行扩散，扩散速率受其在磷脂双分子层的溶解性、在分子层中的渗透性以及膜两侧渗透压的影响。

（2）当脂质体外部环境比内部稀释程度更大时，膜两侧的渗透压梯度会导致脂质体吸水膨胀，被包埋活性物质会通过脂质体破裂或膜中空隙的形成而释放[32]。因此，将高浓度脂质体混悬液稀释到低浓度环境中（如从糖浆稀释到饮料混合物中）会造成脂质体包埋的不稳定。

（3）磷脂酶等酶解作用，或磷脂分子排列的交替不稳定导致的磷脂溶解，都可能会导致磷脂双分子层物理稳定性的降低。

（4）pH敏感型释放。当改变脂质体外部溶液的pH时，膜的渗透性会因此受到影响，主要是因为改变了磷脂双分子层表面的电荷特性，进而影响了磷脂分子间的排列有序性。

（5）控温释放。在相变温度时脂质体渗透性最高，可以通过改变磷脂组成或使用固醇来调整。需要注意的是，在磷脂膜中包埋活性物质同样也会改变相变温度，甚至会导致脂质体体系相变行为的完全消失。

（6）溶解激活释放。当脂质体膜外包覆有一层非渗透性材料，可以使其在特定温度下溶解，如此可以为一些需要在特定温度下实现的活性物质的释放提供良好的解决方案[33]。

（7）离子不稳定性释放。某些离子（如Ca^{2+}、Mg^{2+}）会影响脂质体膜表面电荷，从而影响脂质体的稳定性和渗透性。

五、肠胃环境中脂质体的稳定性

脂质体在胃肠道消化过程中的降解对于发挥其在强化食品营养性和功能性方面的潜在优势至关重要。在胃部的较低pH环境下，脂质体对包埋的活性成分可以起到保护作用，而在较高pH且存在胆汁盐的小肠环境中，脂质体的稳定性成为实现生物利用率提高的关键要素[34]。

磷脂双分子层膜的组成、pH和胆汁盐的存在对脂质体稳定性有重要影响。在体外对多层囊泡（多层脂质体）进行胆汁盐、胰脂酶和pH变化的稳定性研究时发现，10mmol/L胆汁盐的浓度会导致大多数脂质体降解（除了由二硬脂酰基磷脂酰胆碱、胆固醇和二硬脂酰基磷脂酰乙醇胺、胆固醇和二硬脂酰基磷脂构成的脂质体），含不饱和脂肪酸的脂质体对胆汁盐更加敏感，由氢化磷脂和胆固醇组成的磷脂膜则表现出更好的稳定性[35]。

脂质体相变温度对其在胃肠道消化过程中的稳定性有重要影响。具有较高流动性磷脂膜的脂质体在体外模拟胃部消化时处于稳定的凝胶态，有良好的包埋保护效果，是因为较高的离子渗透性使脂质体内部pH迅速与胃环境pH达到平衡，从而提供了良好的消化稳定性[36]。氢化大豆磷脂膜虽然具有稳定的理化结构，但表现出不稳定的凝胶相，相比于膜流动性更高的脂质体，其在体外胃消化过程中会释放更多活性物质。

膜外包覆多糖的脂质体在食品基质中具有较高的潜在应用价值。例如，载有藻酸盐且包埋碱性磷酸酶（一种生物活性蛋白质）的脂质体相比于常规脂质体，在模拟胃消化过程中可以维持更高的酶活性[37]。包覆有壳聚糖或黄原胶的脂质体在模拟胃液中经过2h的消化，仍表现出良好的稳定性，相比于未包覆的脂质体，表现出更好的控制释放效果[38~40]。

综上，在设计肠胃环境中稳定的脂质体时，选择合适的脂质组成，提高脂质体的相变温度以及包覆多糖等方式均可提高脂质体在胃肠道环境中的稳定性。此外，研究胆汁盐对脂质体的降解作用及其机制，以及了解胰脂酶对脂质体的作用过程，有助于优化脂质体在胃肠道中的稳定性和释放行为。

未来，脂质体技术在食品工业中的应用，除了在保护和输送功能成分方面具有优势外，还可以结合其他新型食品材料，如纳米颗粒、微胶囊等，实现对食品口感、营养价值和功能性的改善。研究脂质体在不同食品基质中的稳定性及与其他成分的相互作用，可以为开发具有多功能性和高附加值的新型食品提供有力支持。

第四节

脂质体在递送食品营养成分中的应用

近年来，国内外有关脂质体在食品中的应用研究主要集中在维生素、活性肽、酶等功能活性成分的包埋。同时对于一些新型脂质体的开发研究也取得了很大进展。脂质体正日益成为食品领域中重要的食品营养成分递送载体，受到越来越多的关注。

一、 在包埋敏感性食品营养成分中的应用

（一）酶

Kheadr等利用包埋有脂肪酶的脂质体对加速切达干酪（Cheddar cheese）中脂质的水解状况进行了研究。两种不同的脂肪酶的包埋率分别为35.9%和40.3%。与对照组相比，当脂肪酶分别以0.2，0.5和1.0U/g脂肪的浓度加入干酪中，蛋白质、脂肪和灰分的含量均有所降低，但干酪的湿度和弹性变大。加入脂肪酶脂质体后，游离脂肪酸的产生速率加快，当脂肪酶添加量达到0.5U/g脂肪时，干酪风味得到改善[41]。许冉等采用逆向旋蒸法制备了溶菌酶脂质体，包埋率达到82.4%，平均粒径为80~100nm，且粒径分布不受水浴超声的影响。与溶菌酶溶液相比，溶菌酶脂质体在生物膜剥离过程中表现出一定的优势，最佳去除效率达到86.5%，对水中微生物的去除效率高，可以有效控制生物膜及水体中微生物的"再恢复"作用[42]。

（二）风味物质

从大蒜中提取的大蒜素具有很强的生物活性。Lu等采用纳米脂质体包埋大蒜素，克服了大蒜素本身存在的一些缺点，如易被氧化从而减弱大蒜素固有的气味。结果表明大蒜素在纳米脂质体中的包埋率可达75.20%±0.62%，贮藏30d后大蒜素脂质体未出现明显理化变化，证实脂质体包埋是一种可以拓展大蒜素应用范围的很有发展前景的包埋技术[43]。

玫瑰精油中含有20~60种芳香风味成分，包括香茅醇、芳樟醇、玫瑰醇、乙酸香茅醇等。口服玫瑰精油有多种功效，深受广大女性消费者的青睐，但口服玫瑰精油不易吸收，甚至会刺激肠胃黏膜。Wen等采用超临界-表面活性剂溶液快速膨胀技术

制备的玫瑰精油脂质体，粒径小于100nm，玫瑰精油包埋率高达89.46%，呈现小单层脂质体典型的形态分布和理化特征[44]。Hammoud等发现植物精油中的异戊烯醇和百里酚可以诱导脂质体囊泡增大，水溶性低的精油组分表现出更高的包埋率，精油分子结构中羟基的存在有效提高了精油成分在脂质体中的包埋率[45]。

（三）维生素

阴婷婷采用动态高压微射流技术制备叶酸纳米脂质体，处理温度55℃，均质压力120MPa，循环均质2次，叶酸包埋率达到53.23%，平均粒径为90.8nm，粒度分布均匀且集中，样品整体呈均匀乳白色，无分层和沉淀现象。通过对该叶酸纳米脂质体的性质检测发现，样品具有良好的热稳定性、物理稳定性和贮藏稳定性，可以满足制剂要求[46]。刘巧莲以大豆卵磷脂为原料，采用均质法制备维生素A脂质体，并用冷冻干燥法将其制备成前体脂质体，以提高维生素A脂质体的稳定性，以包埋率为评价指标，得到的最优配方为磷脂浓度4%（质量分数），维生素A和磷脂的质量比为1∶40，胆固醇和磷脂的质量比为1∶8，冻干后脂质体中维生素A包埋率达到79.8%。脂溶性维生素（如维生素A、维生素D、维生素E以及维生素K）具有高度疏水性，且分子中多不饱和结构对高温、光照和氧气具有较高的敏感性，服用后的生物利用率相对较低[47]。因此，Fan等研究了上述脂溶性维生素在脂质体中包埋效率和稳定性的差异，结果发现，维生素D和维生素E在脂质体中无法实现高负载率［≥30%（质量分数）］，脂溶性维生素在磷脂膜中占位能力排序为维生素K＞维生素D＞维生素E＞维生素A。脂溶性维生素的载入提高了双分子层疏水区的微黏度，有效降低磷脂膜的流动性，从而提高了脂溶性维生素脂质体的稳定性[48]。

（四）天然酚类

非瑟酮（Fisetin）是从天然植物中提取出的黄酮醇，流行病学研究证实其对降低心血管疾病、炎症性疾病、神经性退行性疾病和癌症等疾病的患病风险具有良好效果。Seguin等制备了高度均匀的非瑟酮脂质体，粒径为173.5nm±2.4nm，包埋率达到58%。在对其进行体内和癌症老鼠活性实验中，脂质体中非瑟酮的生物活性是自由非瑟酮的47倍，且较低剂量的非瑟酮脂质体对Lewis肺癌小鼠的肿瘤生长有较好的抑制作用，说明脂质体可以有效提高非瑟酮的体内生物活性和抗癌效果[49]。邹立强采用乙醇注入法结合动态高压微射流法制备了茶多酚、表没食子儿茶素没食子酸酯（EGCG）、丁香酚三种天然多酚的纳米脂质体，并系统研究了三种脂质体的理化特性和生理活性，均表现出良好的体外抗氧化活性[50]。

二、在口服制剂中的应用

姜黄素作为一种具有多种功效的天然活性成分，其口服后极低的生物利用率一直限制其在医药和食品领域的应用。曹淑情利用薄膜水化法制备了姜黄素脂质体，平均粒径为68nm，包埋率高达95%，经大鼠在体单向肠灌流试验发现，脂质体显著提高了姜黄素的吸收速率常数（K_a）和表观渗透系数（P_{app}），姜黄素的吸收存在浓度饱和现象，说明有主动转运现象，可以有效提高姜黄素的生物利用率[51]。

三、在食品抑菌中的应用

关于抗菌剂乳酸链球菌肽，特别是乳酸链球菌肽Z的脂质体包埋和应用研究较多[52]。与乳酸链球菌肽A相比，乳酸链球菌肽Z更容易扩散，因此在食品中的应用更加广泛。Benech等将包埋乳酸链球菌肽Z的脂质体加入切达干酪中，并对干酪6个月熟化期的抗菌活性和感官特性进行评价。6个月后，每克干酪中只有不到10CFU的无害李斯特菌，且脂质体中90%的乳酸链球菌肽Z仍有活性[53]。同时，Benech等对加入乳酸链球菌肽Z脂质体的切达干酪在熟化过程中的质地、理化特性和感官特性进行评价。结果发现，加入乳酸链球菌肽Z脂质体不影响干酪的水解产物、流变特性和感官特性。与直接添加抗菌肽相比，脂质体包埋技术对延长食品保质期和改善食品安全性均有重要作用[54]。

四、在食品抗氧化中的应用

卢裕铭等研究了维生素E脂质体在猪肉中的抗氧化性能。结果表明，添加维生素E的脂质体能有效抑制猪肉中脂肪氧化分解形成游离脂肪酸和醛类物质，且在贮藏后期（第8天后）能更有效地抑制肉制品的过氧化[55]。Locatelli等研究了高压均质法制备的丁香酰胺脂质体对脂质过氧化作用的抑制效果，丁香酰胺包埋率为50%以上，且抗氧化作用效果显著，可以有效应用到食品生产中[56]。

五、在食品分析中的应用

脂质体因其特殊的结构和功能特性，如生物相容性、膜自组装性、可包埋和接枝多种功能性成分等性质，在分析科学中也有广泛应用，主要涵盖四个技术领域：液相色谱技术、毛细管电泳、免疫测定和生物传感器。此外，脂质体在单分子色谱、细胞学、动物活体显微技术和纳米反应器等领域的研究也在逐步发展。随着时代的快速发展，食品分析检测领域急需快速、高效、自动化的食品病原菌检测方法。Park等研发了一种自动荧光免疫分析技术，使用免疫脂质体包埋荧光基团作为分析检测试剂，该方法突破了现有技术的检测下限，能检测到接种量低至0.8CFU/mL的碎牛肉样品中的大肠杆菌（*Escherichia coli*）O157：H7[57]。

脂质体作为载体虽然有众多优点，但也存在一些亟待解决的关键问题，具体如下。

（1）脂质体对水溶性营养成分的包埋率较低，且容易泄漏造成损失，导致在脂质体分散液中也含有一定的活性物质，无法实现对脂质体载体的高效利用。

（2）脂质体容易被氧化，使脂质体悬浮液易发生聚集沉淀。脂质体的稳定性与膜材料的相变温度密切相关，膜的流动性越大，脂质体越不稳定，而用饱和脂质制得的脂质体虽然稳定性好，但是又会导致膜的流动性降低，延缓了被包埋营养成分的释放。

（3）脂质体在制备过程中通常会使用大量的有机溶剂，利用脂质体与溶剂的密度差可进行超速离心分离、层析分离、萃取分离、冻干富集、超滤分离等。但是，这些方法所导致的有机溶剂残留会对人体健康产生一定程度的威胁，同时脂质体得率也不是很高。目前，越来越多的研究开始转向少用或不用有机溶剂的脂质体制备技术。

（4）原始脂质体的靶向性主要集中于网状内皮细胞丰富的器官，而对其他组织器官的靶向性治疗效果并不显著，因此需要对脂质体膜进行额外的修饰，成本较高。

（5）现有的常规脂质体制备工艺较为复杂，能耗高，难以实现大规模生产。因此要想让脂质体制备从实验室走向大规模生产还有相当长的一段路要走。

第五节
展望

脂质体作为一种具有广泛应用前景的递送载体，已成功应用于化学、医药、食品、化妆品、生物技术等诸多领域，特别是纳米脂质体的开发应用，解决了很多生物医学和食品领域的技术难题，明显提高了现代生活质量。在化妆品领域，因其具有多重功效、长效营养、超强吸收、护肤等特点也被广泛应用[58]。近年来，脂质体技术在食品领域的研究也取得了一定的突破，为食品工业提供了新的技术支持。

首先，脂质体技术在食品领域的应用主要作为功能性成分的载体。许多功能性成分在体内的生物利用率较低，而脂质体技术可以有效地提高这些成分的溶解度和稳定性，从而提高其生物利用率。例如，脂质体技术可以用于维生素、矿物质等功能性成分的包裹和保护，以延长其在食品中的稳定性和有效性。此外，脂质体技术还可以用于天然抗氧化剂以提高食品中油脂的稳定性，减少油脂的氧化和变质，从而提高食品的质量和保质期。

其次，脂质体技术在食品加工过程中具有很大的潜力。传统的食品加工方法往往会导致一定程度的营养损失，而脂质体技术可以在低温、低压的条件下进行，有效地保留食品中的营养成分。此外，脂质体技术还可以用于食品的结构设计，通过调控脂质体的大小和形状，实现对食品口感和风味的精细控制。例如，脂质体技术可以用于乳制品、冰淇淋等复杂食品体系的构建，提高其稳定性和口感。

再次，脂质体技术在食品安全领域具有重要的应用价值。脂质体技术可以用于食品中有害物质的检测和去除，如重金属、农药残留等。此外，脂质体技术还可以用于抗菌剂和防腐剂的包裹和释放，从而实现对食品的有效保护。例如，脂质体技术可用于抗菌肽的包裹，以提高其在食品中的稳定性和抗菌活性。

最后，脂质体技术在食品领域的研究还面临着诸多挑战：①脂质体制备过程中的成本和效率问题需要进一步优化。目前，脂质体制备方法多种多样，但大规模生产和应用仍存在一定的难度。因此，未来研究需要在脂质体制备方法的选择和优化方面取得突破，以降低成本和提高效率。②脂质体在食品中的安全性和生物相容性问题也需要重视。虽然目前的研究表明脂质体具有良好的生物相容性，但在食品领域的应用仍需要进行更多的安全性评估和长期毒性研究。

总之，随着技术研究的不断深入，未来在提高包埋率、稳定性和生物利用率的同时，一些新型脂质体如温度敏感型脂质体、pH敏感型脂质体、免疫脂质体、光敏型脂质体、磁性脂质体等的开发有望解决目前脂质体在应用方面存在的局限性，拓展脂质体的应用范围。相信在不久的将来，脂质体技术可以为食品工业带来新的技术革新和产品升级。未来研究应继续深入探讨脂质体技术在食品领域的应用机制和优化方法，以期为食品科学研究和食品产业发展提供更多的技术支持。

参考文献

[1] Nsairat H, Khater D, Sayed U, et al. Liposomes: structure, composition, types, and clinical applications [J]. Heliyon, 2022, 8(5): e9394.

[2] Li J, Wang X, Zhang T, et al. A review on phospholipids and their main applications in drug delivery systems [J]. Asian Journal of Pharmaceutical Sciences, 2015, 2: 81-98.

[3] Bondu C, Yen, F T. Nanoliposomes, from food industry to nutraceuticals: interests and uses [J] . Innovative Food Science & Emerging Technologies, 2022, 81: 103140.

[4] McClements, D. J. Encapsulation, protection, and release of hydrophilic active components: potential and limitations of colloidal delivery systems [J] . Advances in Colloid and Interface Science, 2015, 219: 27-53.

[5] Bibi S, Kaur R, Henriksen-Lacey M, et al. Microscopy imaging of liposomes: From coverslips to environmental sem [J] . International Journal of Pharmaceutics, 2011, 417(1): 138-150.

[6] Liu W, Ye A, Liu C, et al. Structure and integrity of liposomes prepared from milk- or soybean-derived phospholipids during *in vitro* digestion [J] . Food Research International, 2012, 48(2): 499-506.

[7] Efimova A A, Kostenko S N, Orlov V N, et al. Effect of cholesterol on the phase state and permeability of mixed liposomes composed of anionic diphosphatidylglycerol and zwitterionic dipalmitoylphosphatidylcholine [J] . Mendeleev Communications, 2016, 26(2): 99-100.

[8] Kaddah S, Khreich N, Kaddah F, et al. Cholesterol modulates the liposome membrane fluidity and permeability for a hydrophilic molecule [J] . Food and Chemical Toxicology, 2018, 113: 40-48.

[9] Liu W, Wei F, Ye A, et al. Kinetic stability and membrane structure of liposomes during in vitro infant intestinal digestion: Effect of cholesterol and lactoferrin [J] . Food Chemistry, 2017, 230: 6-13.

[10] Didandeh M, Souderjani A H, Montazeri M, et al. Chapter 13 - Applications of liposomes in nanomedicine [M] //Nanomedicine. Cambridge: Woodhead Publishing, 2023: 381-395.

[11] Shah V M, Nguyen D X, Patel P, et al. Liposomes produced by microfluidics and extrusion: A comparison for scale-up purposes [J] . Nanomedicine: Nanotechnology, Biology and Medicine, 2019, 18: 146-156.

[12] 郜克东, 赵苏茂, 杨紫恒, 等. 高压均质对脂质体囊泡特性和稳定性的影响 [J] . 食品科学, 2019, 40(17): 169-177.

[13] Chaves M A, Pinho S C. Curcumin-loaded proliposomes produced by the coating of micronized sucrose: Influence of the type of phospholipid on the physicochemical characteristics of powders and on the liposomes obtained by hydration [J] . Food Chemistry, 2019, 291: 7-15.

[14] Bochicchio S, Barba A A, Grassi G, et al. Vitamin delivery: Carriers based on nanoliposomes produced via ultrasonic irradiation [J] . LWT - Food Science and Technology, 2016, 69: 9-16.

[15] Jaafar-Maalej C, Diab R, Andrieu V, et al. Ethanol injection method for hydrophilic and lipophilic drug-loaded liposome preparation [J] . Journal of Liposome Research, 2010, 20(3): 228-243.

[16] 王瑞玉, 金青, 林欢, 等. 逆向蒸发法制备葡萄多酚脂质体的工艺研究 [J] . 粮

食与油脂, 2019, 32(10): 93-96.

［17］Keller B C. Liposomes in nutrition［J］. Trends in Food Science & Technology, 2001, 12(1): 25-31.

［18］Sun W, Zou W, Huang G, et al. Pharmacokinetics and targeting property of tfu-loaded liposomes with different sizes after intravenous and oral administration［J］. Journal of Drug Targeting, 2008, 16(5): 357-365.

［19］Delma K L, Penoy N, Sakira A K, et al. Use of supercritical co2 for the sterilization of liposomes: Study of the influence of sterilization conditions on the chemical and physical stability of phospholipids and liposomes［J］. European Journal of Pharmaceutics and Biopharmaceutics, 2023, 183: 112-118.

［20］Liebler D C, Kling D S, Reed D J. Antioxidant protection of phospholipid bilayers by alpha-tocopherol. Control of alpha-tocopherol status and lipid peroxidation by ascorbic acid and glutathione［J］. Journal of Biological Chemistry, 1986, 261(26): 12114-12119.

［21］Alexander M, Lopez A A, Fang Y, et al. Incorporation of phytosterols in soy phospholipids nanoliposomes: Encapsulation efficiency and stability［J］. LWT - Food Science and Technology, 2012, 47(2): 427-436.

［22］Deng L, Wang Y, Jiang H, et al. Specific protection mechanism of oligosaccharides on liposomes during freeze-drying［J］. Food Research International, 2023, 166: 112608.

［23］Delma K L, Lechanteur A, Evrard B, et al. Sterilization methods of liposomes: Drawbacks of conventional methods and perspectives［J］. International Journal of Pharmaceutics, 2021, 597: 120271.

［24］Tardi C, Drechsler M, Bauer K H, et al. Steam sterilisation of vesicular phospholipid gels［J］. International Journal of Pharmaceutics, 2001, 217(1): 161-172.

［25］Thompson A K, Singh H. Preparation of liposomes from milk fat globule membrane phospholipids using a microfluidizer［J］. Journal of Dairy Science, 2006, 89(2): 410-419.

［26］Sahoo S K. Formulation and characterization of liposomes［M］//Liposomal Encapsulation in Food Science and Technology. Amsterdam: Academic Press, 2023: 39-63.

［27］Nasr G, Greige-Gerges H, Elaissari A, et al. Liposomal membrane permeability assessment by fluorescence techniques: Main permeabilizing agents, applications and challenges［J］. International Journal of Pharmaceutics, 2020, 580: 119198.

［28］Song F, Yang G, Wang Y, et al. Effect of phospholipids on membrane characteristics and storage stability of liposomes［J］. Innovative Food Science & Emerging Technologies, 2022, 81: 103155.

［29］Boostani S, Jafari S M. A comprehensive review on the controlled release of encapsulated food ingredients, fundamental concepts to design and applications [J] . Trends in Food Science & Technology, 2021, 109: 303-321.

[30] Song F, Chen J, Zheng A, et al. Effect of sterols on liposomes: Membrane characteristics and physicochemical changes during storage [J] . LWT - Food Science and Technology, 2022, 164: 113558.

[31] Hays L M, Crowe J H, Wolkers W, et al. Factors affecting leakage of trapped solutes from phospholipid vesicles during thermotropic phase transitions [J] . Cryobiology, 2001, 42(2): 88-102.

[32] Won D H, Kim S Y, Lim G N, et al. A study on the stability of dopc liposome [J] . Journal of the Society of Cosmetic Scientists of Korea, 2011, 37(1): 55-60.

[33] Zhou W, An X, Wang J, et al. Characteristics, phase behavior and control release for copolymer - liposome with both pH and temperature sensitivities [J] . Colloids and Surfaces A: Physicochemical and Engineering Aspects, 2012, 395: 225-232.

[34] Liu W, Ye A, Liu W, et al. Stability during in vitro digestion of lactoferrin-loaded liposomes prepared from milk fat globule membrane-derived phospholipids [J] . Journal of Dairy Science, 2013, 96(4): 2061-2070.

[35] Kokkona M, Kallinteri P, Fatouros D, et al. Stability of suv liposomes in the presence of cholate salts and pancreatic lipases: Effect of lipid composition [J] . European Journal of Pharmaceutical Sciences, 2000, 9(3): 245-252.

[36] Yi X, Gao X, Zhang X, et al. Preparation of liposomes by glycolipids/phospholipids as wall materials: Studies on stability and digestibility [J] . Food Chemistry, 2023, 402: 134328.

[37] Smith A M, Jaime-Fonseca M R, Grover L M, et al. Alginate-loaded liposomes can protect encapsulated alkaline phosphatase functionality when exposed to gastric pH [J] . Journal of Agricultural and Food Chemistry, 2010, 58(8): 4719-4724.

[38] Song F, Chen J, Zhang Z, et al. Preparation, characterization, and evaluation of flaxseed oil liposomes coated with chitosan and pea protein isolate hydrolysates [J] . Food Chemistry, 2023, 404: 134547.

[39] Tan C, Wang J, Sun, B. Biopolymer-liposome hybrid systems for controlled delivery of bioactive compounds: Recent advances [J] . Biotechnology Advances, 2021, 48: 107727.

[40] Dutta S, Moses J A, Anandharamakrishnan C. Biomedical and food applications of biopolymer-based liposome [M] //Biopolymer-Based Formulations. Amsterdam: Elsevier, 2020: 167-192.

[41] Kheadr E E, Vuillemard J C, El-Deeb S A. Acceleration of cheddar cheese lipolysis by using liposome-entrapped lipases [J] . Journal of Food Science, 2002, 67(2): 485-492.

[42] 徐冉, 王海峰, 李风亭. 溶菌酶脂质体的制备及其对生物膜的剥离作用 [J] . 同济大学学报(自然科学版), 2011, 39(1): 90-93.

［43］Lu Q, Lu P, Piao J, et al. Preparation and physicochemical characteristics of an allicin nanoliposome and its release behavior［J］. LWT – Food Science and Technology, 2014, 57(2): 686-695.

［44］Wen Z, You X, Jiang L, et al. Liposomal incorporation of rose essential oil by a supercritical process［J］. Flavour and Fragrance Journal, 2011, 26(1): 27-33.

［45］Hammoud Z, Gharib R, Fourmentin S, et al. New findings on the incorporation of essential oil components into liposomes composed of lipoid S100 and cholesterol［J］. International Journal of Pharmaceutics, 2019, 561: 161-170.

［46］阴婷婷. 叶酸纳米脂质体的制备及性质研究［D］. 南昌: 南昌大学, 2011.

［47］刘巧莲. 维生素a前体脂质体的制备及微胶囊性质研究［D］. 重庆: 重庆大学, 2009.

［48］Fan C, Feng T, Wang X, et al. Liposomes for encapsulation of liposoluble vitamins (A, D, E and K): Comparison of loading ability, storage stability and bilayer dynamics［J］. Food Research International, 2023, 163: 112264.

［49］Seguin J, Brullé L, Boyer R, et al. Liposomal encapsulation of the natural flavonoid fisetin improves bioavailability and antitumor efficacy［J］. International Journal of Pharmaceutics, 2013, 444(1): 146-154.

［50］邹立强. 多酚脂质体的物化稳定性及生理活性研究［D］. 南昌: 南昌大学, 2015.

［51］曹淑情. 纳米技术改善姜黄素口服吸收的研究［D］. 广州: 广州中医药大学, 2018.

［52］Chan K T, Song X, Shen L, et al. Nisin and its application in oral diseases［J］. Journal of Functional Foods, 2023, 105: 105559.

［53］Benech R O, Kheadr E E, Lacroix C, et al. Antibacterial activities of nisin Z encapsulated in liposomes or produced in situ by mixed culture during cheddar cheese ripening［J］. Applied and Environmental Microbiology, 2002, 68(11): 5607-5619.

［54］Benech R O, Kheadr E E, Lacroix C, et al. Impact of nisin producing culture and liposome-encapsulated nisin on ripening of lactobacillus added-cheddar cheese［J］. Journal of Dairy Science, 2003, 86(6): 1895-1909.

［55］卢裕铭, 戚穗坚, 陈海彬, 等. 维生素E脂质体对猪肉制品品质的影响［J］. 现代食品科技, 2012, 28(4): 402-404.

［56］Locatelli M, Travaglia F, Giovannelli L, et al. Clovamide and phenolics from cocoa beans (Theobroma cacao L.) inhibit lipid peroxidation in liposomal systems［J］. Food Research International, 2013, 50(1): 129-134.

［57］Park S, Oh S, Durst R A. Immunoliposomes sandwich fluorometric assay (ilsf) for detection of Escherichia coli O157: H7［J］. Journal of Food Science, 2004, 69(6): M151-M156.

［58］Himeno T, Konno Y, Naito Y. Liposomes for cosmetics［M］//Cosmetic Science and Technology. Amsterdam: Elsevier, 2017: 539-549.

► 第九章

食品微胶囊传递系统
及其应用

微胶囊技术起源于20世纪30年代，已广泛应用于医药、食品、饲料、化妆品等诸多领域。利用天然或合成聚合物，将分散的固体、液体或气体包埋在微型胶囊内形成半透性或密封性囊膜，由此制得的微胶囊是由壳层材料所包裹的微米级颗粒（粒径为1～1000μm）[1]。为了更好地定义微胶囊制备过程中所涉及的原材料，一般将被包埋的活性成分称作芯材，将包埋材料称为壁材[2]。典型的微胶囊模型是分散在微胶囊中的芯材嵌入连续的生物聚合物基质中，所形成的不同嵌入区域会使微胶囊呈现出形态各异的微观结构。

微胶囊技术在食品工业中已得到广泛应用。最初，该技术的应用主要集中在食品风味物质的包埋方面[3~5]，近年来转向于包埋各种食品功能因子和多不饱和脂肪酸[6, 7]。由于微胶囊芯材和壁材种类繁多，涉及领域较广，本章主要介绍食品工业中所涉及的壁材及其性质、微胶囊作用和影响芯材生物利用率的因素。

第一节
生物聚合物壁材

蛋白质、多糖及其共价或非共价复合物均是食品级微胶囊的主要壁材，壁材的选择对微胶囊的理化和功能特性发挥重要作用[8]。目前生物聚合物壁材主要包括明胶、乳清分离蛋白（WPI）、酪蛋白酸钠等蛋白质类壁材以及阿拉伯胶、海藻酸钠和淀粉衍生物等多糖类壁材。表9-1和表9-2列举了常用的蛋白质和多糖类壁材。作为微胶囊壁材，其理化特性随聚合物链长度、化学结构、链上基团性质的不同而存在显著差异。

表9-1　　　　　　　　　　　　常用蛋白质类微胶囊壁材

蛋白质种类	来源	等电点（pI）	主要功能
明胶A（酸提）	猪或牛皮	8～9	增稠、成膜
明胶B（碱提）	牛骨/兽皮	4.5～5.0	增稠、成膜
鱼明胶（酸提）	鱼鳞	7～9	增稠、成膜
乳清分离蛋白	牛乳	5.2	乳化、包埋
酪蛋白及其钠盐	牛乳	4.6	乳化、包埋
大豆分离蛋白（SPI）	豆粕	4.5～5.5	乳化、包埋
豌豆球蛋白	豌豆	4.4	乳化、包埋
大麦分离蛋白（BPI）	大麦粉	≈6.0	乳化、包埋
玉米醇溶蛋白	玉米粉	≈6.5	包衣、缓释

表9-2　　　　　　　　　　　　　　常用多糖类微胶囊壁材

多糖种类	来源	离子基团	主要功能
阿拉伯胶	树胶	羧基	乳化、包埋
果胶	柑橘/苹果/甜菜	羧基	凝胶
结冷胶	微生物	羧基	凝胶
黄原胶	微生物	羧基	增稠
卡拉胶	海藻	硫酸基	凝胶
海藻酸钠	海藻	羧基	凝胶
琼脂	海藻	羧基	凝胶
壳聚糖	蟹壳	氨基	与阴离子聚合
变性淀粉	玉米淀粉化学改性	辛烯基	乳化、包埋
β-环糊精	直链淀粉酸解	羟基	包埋、稳定
羟丙甲纤维素	棉纤维素醚化	—	增稠、成膜
羧甲基纤维素钠	纤维素化学改性	羧甲基	增稠、分散
甲基纤维素	纤维素化学改性	—	增稠、分散
乙基纤维素	纤维素化学改性	—	包衣、缓释
大豆多糖	豆粕	醛基、羧基	乳化、包埋
蔗糖	甜菜、甘蔗	—	填充
乳糖	乳清	—	填充
海藻糖	微生物	—	填充
麦芽糊精	玉米淀粉	—	填充

　　天然存在的蛋白质分子常以三维折叠结构形式存在，通过加热、剪切或改变溶剂性质（pH、离子强度、有机溶剂）可引起蛋白质分子结构展开，进而导致蛋白质变性。通常情况下，蛋白质变性后溶解度降低，因此需要在微胶囊制备过程中抑制蛋白质变性以保证其功能特性。蛋白质在pH小于其等电点的溶液中带正电，因此可与带负电荷的一种或多种多糖作用形成蛋白质-多糖复合物，用于制备理化特性稳定的微胶囊。Li等使用明胶-低聚木糖美拉德产物作为壁材制备酵母微胶囊，发现微胶囊化提高了酵母细胞对模拟胃肠消化液的抵抗力，显著增强胃肠消化后酵母细胞对Caco-2肠上皮细胞的黏附能力[9]。Dong等利用大豆分离蛋白-壳聚糖复凝聚物制备芦丁微胶囊，发现微胶囊中芦丁具有较高的包埋率、较好的热稳定性和贮藏稳定性[10]。

生物聚合物壁材主要来源于动植物，不同来源、不同生产工艺都会给生物聚合物的性质带来显著影响。研究者学者以不同来源的WPI和阿拉伯胶为研究对象，分别探究了壁材中钙离子和钠离子含量对其自身凝聚和包埋能力的影响。结果表明5种阿拉伯胶样品中钙离子和钠离子的含量均有显著差异，而部分WPI的离子含量和水不溶物含量存在差异[11]。这些差异导致最终的微胶囊产品性能差异显著。此外，还有研究发现甜菜果胶的理化性质和表面特性受酸提条件（pH、温度、时间）的影响[12]。

第二节
生物聚合物溶液性质

由于生物聚合物具有复杂的分子结构，其溶解性差异较大，对环境胁迫因素较为敏感，而生物聚合物的溶解性对微胶囊的制备和应用效果存在较大影响。因此，了解生物聚合物的溶液特性对构建完善的微胶囊生产工艺具有重要意义。表9-3列举了几种常用的水溶性生物聚合物。从牛皮和猪皮提取的明胶是复凝聚法制备微胶囊的主要原料，而鱼明胶则可以替代牛皮/猪皮明胶以符合某些特殊饮食人群要求。

表9-3　　　　　　　　　　　　微胶囊制备中常用的水溶性生物聚合物

生物聚合物种类	芯材种类	制备工艺	参考文献
糖基化大豆蛋白	β-胡萝卜素	高速剪切+高压均质	[13]
乳清蛋白、果胶	鼠李糖乳杆菌	复合凝聚法	[14]
普鲁兰多糖-谷蛋白美拉德产物	大黄酸	高压均质+喷雾干燥	[15]
乳清分离蛋白、OSA变性淀粉①、菊粉	甘油二酯	高压均质+喷雾干燥	[16]
明胶、果胶	β-紫罗兰酮	复凝聚+交联	[17]
豌豆/乳清分离蛋白	β-胡萝卜素	交联+高压均质+喷雾干燥	[18]
明胶、麦芽糊精	维生素D$_3$	高速剪切+冷冻干燥	[19]
β-环糊精	胡椒树脂	湿法研磨+喷雾干燥	[20]

注：①OSA变性淀粉：辛烯基琥珀酸酯淀粉。

鱼明胶的原料鱼可分为冷水鱼和温水鱼。与牛皮/猪皮明胶相比，冷水鱼明胶的凝胶能力较弱，融化温度和凝胶强度更低，一般在低于10℃的环境下可形成凝胶，主要是因为冷水鱼明胶中脯氨酸和羟脯氨酸含量低于牛皮/猪皮明胶。从温水鱼中分离得到的明胶中脯氨酸和羟脯氨酸含量较高，可在高于10℃环境中形成凝胶，而且与牛皮/猪皮明胶的凝胶强度接近，但融化温度和凝胶温度比动物源明胶低。有研究发现从阿拉斯加鳕鱼中获得的明胶溶液黏度是猪皮明胶溶液的两倍[21]。还有研究发现鱼皮明胶和猪皮明胶的性质受蛋白质分子构象和分子间化学键的影响[22]。因此，温水鱼鱼皮明胶是复凝聚法微胶囊工艺中替代牛皮/猪皮明胶的首选原料。

乳清蛋白在加工过程中会发生一定程度的变性，从而降低其溶解性，而变性程度不同直接影响其作为微胶囊壁材的性能。有效控制加工过程中蛋白质变性程度，可以获得不同性能的微胶囊壁材。因此，乳清蛋白因受热发生变性的特性反而提供了一种快速且低成本的微胶囊壁材分离方法。对于植物蛋白，提取方法和分子质量的不同可能使蛋白质具有不同的溶解特性。有研究发现，制备过程中环境因素（如加热和pH变化等）可以影响植物蛋白的界面活性，Wang等的研究结果表明热处理对大豆蛋白在玉米油/水界面的乳化稳定性具有明显改善作用[23]。

与蛋白质类似，多糖分子结构复杂，理化性质随来源和加工工艺不同而性能差异较大。为了得到理化性质一致，应用范围广的原料，可以进行多糖改性。例如改性后的OSA变性淀粉被广泛应用在喷雾干燥法制备微胶囊的工艺中[24, 25]。但目前有研究认为淀粉作为微胶囊壁材的许多潜在价值仍有待进一步开发，淀粉的溶解性和界面特性需要更加深入的研究。

除了生物聚合物自身性质的差异，微胶囊加工过程的环境因素也对其产生重要影响，特别是均质过程中高压或超高压剪切作用。有研究证实，均质处理对聚合物链的长度、在溶液中的构象和吸附行为产生影响[26]。在微射流加工过程中，超高压均质显著改变聚合物溶液的特性，进而改变微胶囊性能。例如，微射流处理的大麦蛋白微粒可以在体外形成微胶囊，在胃部稳定存在，在小肠中实现类胡萝卜素的缓慢释放[27]。

第三节
微胶囊作用

包埋食品营养成分的微胶囊产品在食品工业中应用广泛，从多酚等功能性成分到益生菌等微生物包埋均进行了深入的理论和应用研究，极大地推动了食品工业由低级初加工产业向高级深加工产业的转变[28]。目前，利用微胶囊技术已开发出了多种微胶囊化食品配料和添加剂，如粉末油脂、调味剂（风味油、香辛料、调味品）、天然色素、营养强化剂（维生素、氨基酸、矿物质）等，广泛应用于各类食品中。总的来说，微胶囊技术应用于食品工业可发挥以下作用。

一、提高芯材理化稳定性

大部分食品营养成分（维生素、益生元、ω-3脂肪酸和ω-6脂肪酸、精油、挥发性化合物等）在热、酸、氧和光等环境胁迫下均不稳定，从而限制了其商业化应用，因此需进行微胶囊化以增强其理化稳定性[29]。例如，Radun等使用麦芽糊精包埋罗勒精油和百里香精油，旨在提高精油的贮藏稳定性，使其在较长贮藏期内保持活性，实验结果显示，微胶囊化有效提高了精油的热稳定性和抗氧化活性[30]。Reyes等发现，由高直链玉米淀粉、麦芽糊精和阿拉伯胶包埋的嗜酸乳杆菌（*Lactobacillus acidophilus*）在4℃贮藏60d后，与未包埋的嗜酸乳杆菌相比细胞存活率明显提高（菌种存活率超过6 lgCFU/g），达到了对人体具有治疗作用的推荐水平[31]。

二、掩盖芯材不良风味

许多食品营养成分具有令人不愉悦的气味（如苦味、腥味、臭味、辛辣味等），通过微胶囊技术将营养成分进行包埋，可抑制这些物质在口腔内的释放，从而掩盖令人不愉悦的气味及味道。鱼油因其富含不饱和脂肪酸而被广泛研究，但鱼油基本不溶于水，并且具有难以让人接受的腥味[32]。Charles等研究了微胶囊化对鱼油抗氧化和风味掩蔽的效果，结果显示微胶囊化能够明显改善鱼油的口感并可延缓鱼油的氧化和酸败[33]。Wyspianska等使用麦芽糊精和菊粉作为微胶囊壁材，通过包埋成功消除了大豆异黄酮令人不愉悦的苦涩味，并掩盖其原有的棕黄色。这项技术可使大豆异黄酮作为功能成分直接应用于各种饮料中[34]。

三、提高食品品质

食品在加工、运输和销售过程中面临吸潮、变色和变味等品质问题，微胶囊技术是提升食品品质的方法之一。在生产过程中可以通过微胶囊化来减小环境因素对食品添加剂的影响，从而提高其稳定性。Kim等使用中链甘油三酯和麦芽糊精包埋焦糖香精，研究发现，未包埋的焦糖香精挥发性化合物的峰面积在贮藏过程中迅速下降，并在贮藏12d后完全消失，而经微胶囊化的焦糖香精峰面积在贮藏15d后仍能被检测到。这表明微胶囊化可以延长挥发性风味物质的保质期，从而提升食品品质[35, 36]。

四、提高芯材生物活性

许多食品营养成分在胃酸环境条件下性质不稳定，通过微胶囊技术能够有效保护这些物质的活性，改善芯材的释放性能。此外，一些生物活性物质常以结晶态形式存在，不能较好地转运至混合胶束中，导致结晶态营养成分不能被小肠上皮细胞有效吸收和利用[37]。经微胶囊加工后，营养成分的结晶度降低，大部分结晶态成分变为无定形态，无定形态成分具有较低的吉布斯自由能和较高的水溶性，可有效提高营养成分的生物利用率[39]。此外，由海藻酸钠和卡拉胶等亲水胶体作为壁材制备微胶囊时，可延长芯材在小肠中的停留时间，从而有利于芯材在小肠上皮细胞中的进一步吸收[39]。

第四节
影响微胶囊芯材生物利用率的因素

生物利用率指活性物质从食品体系中释放而进入消化液的比例，是评价微胶囊产品特性的一个重要指标。以脂溶性芯材为例，微胶囊中芯材在人体中的吸收过程主要包括以下4个步骤，如图9-1所示。①微胶囊在口腔中因咀嚼而结构破碎；②在胃中芯材得到释放，芯材与胃中的脂质相结合；③在小肠中芯材溶解并转移至混合胶束中；④最终芯材以混合胶束的形式被小肠上皮细胞吸收[40]。

图9-1　脂溶性芯材从微胶囊中释放和吸收示意图

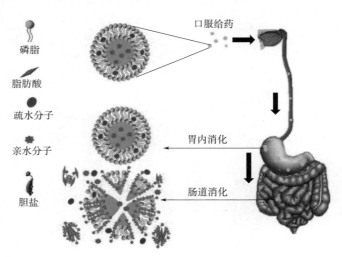

因此，脂溶性芯材只有在溶解后以分子形式转移到混合胶束中，才具有生物利

用率。混合胶束通常由多种成分构成，如游离脂肪酸、单甘酯、甘油二酯、胆盐、磷脂和外源表面活性剂等。混合胶束具有一个疏水的核和亲水的外部，内部可以容纳亲脂性化合物，外部与水相接触。以下总结了影响微胶囊芯材生物利用率的因素，主要包括微胶囊壁材的组成、芯材的存在状态、脂质的种类和存在形式。

一、微胶囊壁材的组成

微胶囊壁材通过静电斥力和空间位阻稳定乳化体系。研究表明乳化剂种类和浓度对微胶囊中芯材在模拟胃肠消化过程中生物利用率造成了显著影响。Chen等使用三种蛋白质类乳化剂（大豆分离蛋白、乳清分离蛋白和酪蛋白酸钠）制备负载β-胡萝卜素的乳液，发现由大豆分离蛋白稳定的乳液中β-胡萝卜素生物利用率最高，其次是乳清分离蛋白和酪蛋白酸钠，这归因于蛋白质在消化过程中不同的消化速率[41]。此外，额外添加表面活性剂也会提高微胶囊中芯材的生物利用率。Guo等使用豌豆分离蛋白-高甲氧基果胶-小分子乳化剂-姜黄素复合物稳定β-胡萝卜素乳液，发现添加小分子乳化剂（茶皂素和鼠李糖脂）显著增强了乳液的理化稳定性，减缓姜黄素和β-胡萝卜素在胃中的氧化降解，进而提高姜黄素和β-胡萝卜素的生物利用率（图9-2）[42]。

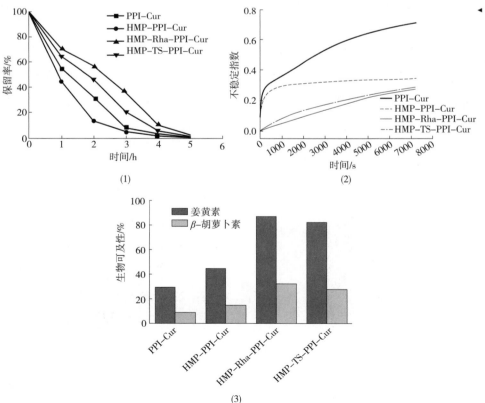

◄ 图9-2 由豌豆分离蛋白（PPI）-果胶（HMP）-鼠李糖脂（Rha）和茶皂素（TS）-姜黄素（Cur）复合物稳定的β-胡萝卜素乳液的光稳定性（1）、物理稳定性（2）和生物利用率（3）

二、芯材的存在状态

芯材的生物利用率高度依赖其在模拟消化液中的溶解度。对疏水性芯材而言，其溶解度主要受其存在状态（结晶态、无定形态）影响[43]。一般而言，微胶囊中无定形态芯材比其结晶态具有更高的生物利用率。Chen等制备了四种不同状态的 β-胡萝卜素微胶囊（即溶解于油相、晶体分散于油相、晶体、晶体与赋形剂乳液共存）（图9-3），并对微胶囊中 β-胡萝卜素的生物利用率进行了比较，结果发现将微胶囊中 β-胡萝卜素以晶体形式包埋，再添加赋形剂乳液时生物利用率最高，说明油相的存在可以加速混合胶束的形成，促进 β-胡萝卜素的溶解，进而提高其生物利用率[44]。

图9-3　由不同存 ▶
在状态 β-胡萝卜
素制备的微胶囊光
学显微镜图像

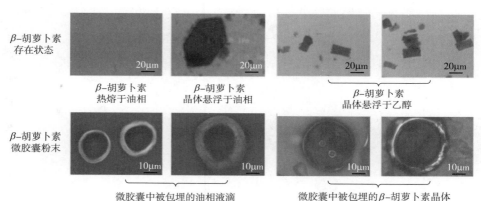

三、脂质的种类和存在形式

微胶囊脂质是指能够溶解脂溶性芯材的油相，这类脂质可分为甘油三酯类［如中链甘油三酯（MCT）、菜籽油、大豆油］和非甘油三酯类（如精油和磷脂）两大类[40]。对脂溶性芯材而言，脂质的存在可对芯材在消化过程中起到增溶效果，进而显著提高芯材的生物利用率。脂质的液滴大小、物理状态（液态或固态）、甘油三酯链长以及是否与芯材直接接触等因素均会对其生物利用率产生影响。Aditya等制备并比较了固态和液态脂质传递系统中槲皮素生物利用率差异，结果发现液态脂质消化速率显著高于固态脂质，这是由于液态脂质在界面与脂肪酶活性位点的结合能力更高，在此情况下促进了脂质的酶解和释放，进而增强了液滴中槲皮素生物利用率[45]。此外，甘油三酯链长也会影响食品体系中芯材生物利用率。Yao等比较了由不同链长甘油三酯制备的赋形剂乳液菠菜中 β-胡萝卜素的生物利用率，发现随着乳液中长链甘油三酯比例的增加，β-胡萝卜素生物利用率得到提高，这说明溶解态 β-胡萝卜素更易转运至由长链甘油三酯构成的具有较大疏水区域的混合胶束中[46]。

第五节
展望

食品微胶囊技术经过近几十年的快速发展，趋于成熟。尽管该技术在食品领域的应用较为广泛，但在有些领域仍处于起步阶段，如益生菌和微量元素（铁、锌和硒）等的微胶囊化。此外，开发和筛选新的食品级壁材同样是一个亟待解决的问题。这些壁材不仅要保证益生菌在恶劣环境下的存活率，而且要实现被包埋的益生菌在体内特定部位可实现靶向释放。在未来的研究过程中，可基于毒性、包埋能力、生物相容性、成本效益、黏附性能和刺激响应性等指标对壁材进行定向改性，使其更加符合实际生产需求。

参考文献

［1］Xiao Z, Xia J, Zhao Q, et al. Maltodextrin as wall material for microcapsules: A review [J]. Carbohydrate Polymers, 2022, 298: 120113.

［2］Yan C, Kim S R, Ruiz D R, et al. Microencapsulation for food applications: A Review [J]. ACS Applied Bio Materials, 2022, 5 (12): 5497-5512.

［3］Getachew A T, Chun B S. Optimization of coffee oil flavor encapsulation using response surface methodology [J]. LWT, 2016, 70: 126-134.

［4］Koupantsis T, Pavlidou E, Paraskevopoulou A. Glycerol and tannic acid as applied in the preparation of milk proteins-CMC complex coavervates for flavour encapsulation [J]. Food Hydrocolloids, 2016, 57: 62-71.

［5］Li R, Roos Y H, Miao S. Flavor release from spray-dried amorphous matrix: Effect of lactose content and water plasticization [J]. Food Research International, 2016, 86: 147-155.

［6］Premjit Y, Pandhi S, Kumar A, et al. Current trends in flavor encapsulation: A comprehensive review of emerging encapsulation techniques, flavour release, and mathematical modelling [J]. Food Research International, 2022, 151: 110879.

［7］Nguyen T T T, Le T V A, Dang N N, et al. Microencapsulation of essential oils by spray-drying and influencing factors [J]. Journal of Food Quality, 2021, 2021: 5525879.

［8］Muhoza B，Yuyang H，Uriho A，et al. Spray-and freeze-drying of microcapsules prepared by complex coacervation method: A review［J］. Food Hydrocolloids，2023，140: 108650.

［9］Li H，Peng F，Lin J X，et al. Preparation of probiotic microcapsules using gelatin-xylooligosaccharides conjugates by spray drying: Physicochemical properties，survival，digestion resistance and colonization［J］. Food Bioscience，2023，52: 102462.

［10］Dong S，Hu S M，Yu S J，et al. Soybean protein isolate/chitosan complexrutin microcapsules［J］. International Journal of Biological Macromolecules，2023，243: 125323.

［11］Zhang W，Yan C，May J，et al. Whey protein and gum arabic encapsulated *Omega*-3 lipids The effect of material properties on coacervation［J］. Agro Food Industry Hi-Tech，2009，20: 18-21.

［12］Yapo B M，Robert C，Etienne I，et al. Effect of extraction conditions on the yield，purity and surface properties of sugar beet pulp pectin extracts［J］. Food Chemistry，2007，100（4）: 1356-1364.

［13］Bu G，Zhao C，Wang M，et al. The development and properties of nanoemulsions stabilized with glycated soybean protein for carrying β-carotene［J］. Journal of Food Engineering，2023，345: 111411.

［14］Chen L，Qian W W，Zhou S，et al. Fabrication of whey protein/pectin double layer microcapsules for improving survival of *Lacticaseibacillus rhamnosus* ZFM231［J］. International Journal of Biological Macromolecules，2023，242: 125030.

［15］Jiang Y，Zang K，Sun J，et al. Characterization and stability investigation of rhein encapsulated microcapsules using different enteric biopolymers with pullulan and Jiuzao glutelin conjugates via Maillard reaction［J］. Food Research International，2023，172: 113135.

［16］Guo L，Fan L，Zhou Y，et al. Constitution and reconstitution of microcapsules with high diacylglycerol oil loading capacity based on whey protein isolate/octenyl succinic anhydride starch/inulin matrix［J］. International Journal of Biological Macromolecules，2023，242: 124667.

［17］Liu Y，Jiang J. Preparation of β-ionone microcapsules by gelatin/pectin complex coacervation［J］. Carbohydrate Polymers，2023，312: 120839.

［18］Kim W，Wang Y，Vongsvivut J，et al. On surface composition and stability of β-carotene microcapsules comprising pea/whey protein complexes by synchrotron-FTIR microspectroscopy［J］. Food Chemistry，2023，426: 136565.

［19］Nami B，Tofighi M，Molaveisi M，et al. Gelatin-maltodextrin microcapsules as carriers of vitamin D_3 improve textural properties of synbiotic yogurt and extend its probiotics survival［J］. Food Bioscience，2023，53: 102524.

［20］Li J，Hou X，Jiang L，et al. Optimization and characterization of Sichuan pepper (*Zanthoxylum bungeanum* Maxim) resin microcapsule encapsulated with *β*-cyclodextrin [J] . LWT, 2022, 171: 114120.

[21] Zhou P, Mulvaney S J, Regenstein J M. Properties of alaska pollock skin gelatin: a comparison with tilapia and pork skin gelatins [J] . Journal of Food Science, 2006, 71 (6): C313-C321.

[22] Liu R, Zhao S M, Xie B J, et al. Contribution of protein conformation and intermolecular bonds to fish and pork gelation properties [J] . Food Hydrocolloids, 2011, 25: 898-906.

[23] Wang C, Tian Z, Chen L, et al. Functionality of barley proteins extracted and fractionated by alkaline and alcohol methods [J] . Cereal Chemistry, 2010, 87 (6): 597-606.

[24] Zhang L, Liao W, Wang Y, et al. Hindering interparticle agglomeration of *β*-carotene by wall material complexation at the solid-liquid interface [J] . Journal of Food Engineering, 2023, 335: 111569.

[25] Xie X, Jin X, Huang J, et al. High resveratrol-loaded microcapsules with trehalose and OSA starch as the wall materials: Fabrication, characterization, and evaluation [J] . International Journal of Biological Macromolecules, 2023, 242: 124825.

[26] Fayaz G, Plazzotta S, Calligaris S, et al. Impact of high pressure homogenization on physical properties, extraction yield and biopolymer structure of soybean okara [J] . LWT, 2019, 113: 108324.

[27] Wang R, Tian Z, Chen L. Nano-encapsulations liberated from barley protein microparticles for oral delivery of bioactive compounds [J] . International Journal of Pharmaceutics, 2011, 406 (1): 153-162.

[28] Nazzaro F, Orlando P, Fratianni F, et al. Microencapsulation in food science and biotechnology [J]. Current Opinion in Biotechnology, 2012, 23 (2): 182-186.

[29] Özdemir N, Bayrak A, Tat T, et al. Microencapsulation of basil essential oil: utilization of gum arabic/ whey protein isolate/maltodextrin combinations for encapsulation efficiency and *in vitro* release [J] . Journal of Food Measurement and Characterization, 2021.

[30] Radünz M, Hackbart H, Camargo T, et al. Antimicrobial potential of spray drying encapsulated thyme (*Thymus vulgaris*) essential oil on the conservation of hamburger-like meat products [J] . International Journal of Food Microbiology, 2020, 330: 108696.

[31] Reyes V, Chotiko A, Chouljenko A, et al. Viability of *Lactobacillus acidophilus* NRRL B-4495 encapsulated with high maize starch, maltodextrin, and gum arabic [J] . LWT, 2018, 96: 642-647.

[32] Vaucher A, Dias P, Coimbra P, et al. Microencapsulation of fish oil by casein-pectin complexes and gum arabic microparticles: oxidative stabilization [J] . Journal of Microencapsulation, 2019, 36: 1-32.

［33］Charles A L，Abdillah A A，Saraswati Y R，et al. Characterization of freeze-dried microencapsulation tuna fish oil with arrowroot starch and maltodextrin［J］. Food Hydrocolloids，2021，112：106281.

［34］Wyspiańska D，Kucharska A Z，Sokół-łętowska A，et al. Effect of microencapsulation on concentration of isoflavones during simulated *in vitro* digestion of isotonic drink［J］. Food Science & Nutrition，2019，7（2）：805-816.

［35］Kim G -Y，Lee J，Lim S，et al. Microencapsulation of Caramel Flavor and Properties of Ready-to-drink Milk Beverages Supplemented with Coffee Containing These Microcapsules［J］. Food Science of Animal Resources，2019，39（5）：780-791.

［36］Meena S，Prasad W，Khamrui K，et al. Preparation of spray-dried curcumin microcapsules using a blend of whey protein with maltodextrin and gum arabica and its *in vitro* digestibility evaluation［J］. Food Bioscience，2021，41：100990.

［37］Huang Q，Yu H，Ru Q. Bioavailability and Delivery of Nutraceuticals Using Nanotechnology［J］. Journal of Food Science，2010，75：50-57.

［38］Zhang L，Liao W，Tong Z，et al. Impact of biopolymer-surfactant interactions on the particle aggregation inhibition of β-carotene in high loaded microcapsules：Spontaneous dispersibility and *in vitro* digestion［J］. Food Hydrocolloids，2023，134：108043.

［39］Krasaekoopt W. Microencapsulation of probiotics in hydrocolloid gel matrices：A review［J］. Agro Food Industry Hi-Tech，2013，24：76-83.

［40］Lin Q，Liang R，Williams P A，et al. Factors affecting the bioaccessibility of β-carotene in lipid-based microcapsules：Digestive conditions，the composition，structure and physical state of microcapsules［J］. Food Hydrocolloids，2018，77：187-203.

［41］Chen L，Liang R，Yokoyama W，et al. Effect of the co-existing and excipient oil on the bioaccessibility of β-carotene loaded oil-free nanoparticles［J］. Food Hydrocolloids，2020，106：105847.

［42］Guo Q，Bayram I，Shu X，et al. Improvement of stability and bioaccessibility of β-carotene by curcumin in pea protein isolate-based complexes-stabilized emulsions：Effect of protein complexation by pectin and small molecular surfactants［J］. Food Chemistry，2022，367：130726.

［43］Zhang L，Liao W，Wei Y，et al. Fabrication，characterization and *in vitro* digestion of food-grade β-carotene high loaded microcapsules：A wet-milling and spray drying coupling approach［J］. LWT，2021，151：112176.

［44］Chen X，Liang R，Zhong F，et al. Effect of beta-carotene status in microcapsules on its *in vivo* bioefficacy and *in vitro* bioaccessibility［J］. Food Hydrocolloids，2020，106：105848.

［45］Aditya N P，Macedo A S，Doktorovova S，et al. Development and evaluation of lipid nanocarriers for quercetin delivery：A comparative study of solid lipid nanoparticles（SLN）, nanostructured lipid carriers（NLC）, and lipid nanoemul-sions（LNE）[J]. LWT-Food Science and Technology, 2014, 59（1）: 115-121.

[46] Yao K, McClements D J, Xiang J, et al. Improvement of carotenoid bioaccessibility from spinach by co-ingesting with excipient nanoemulsions: im-pact of the oil phase composition [J]. Food & Function, 2019, 10（9）: 5302-5311.

► 第十章

食品纳米颗粒传递系统及其应用

纳米颗粒作为一种新型传递系统，能够有效解决食品营养成分稳定性差和生物利用率低等问题，在功能物质稳态化领域具有良好的发展前景。本章对纳米颗粒传递系统进行了分类，重点阐述纳米颗粒的基质材料、制备技术、包埋方式、修饰方法以及纳米颗粒在食品营养成分传递中的潜在应用。

第一节

纳米颗粒概述

纳米技术是指在纳米尺度范围内研究物质运动规律和特性的高新科学技术。纳米科学已成为21世纪三大支柱科学之一。纳米的内涵不仅仅是指空间尺度，更重要的是建立了一种全新的思维方式，即利用越来越精确的技术，操纵分子组装成具有特定功能的产品，从而极大地改变人类的生产和生活方式[1]。纳米载体（Nano-carriers）是目前食品与医药等领域研究的热点，通过利用天然或合成生物大分子对活性物质、药物分子、多肽、核酸等进行包载，实现其可持续释放和靶向递送。

一、纳米颗粒传递系统分类

纳米颗粒传递系统按照基质材料不同，可分为多聚物纳米颗粒（壳聚糖、聚乳酸等）、类脂类纳米颗粒（纳米脂质体、固体脂质纳米颗粒和纳米结构脂载体）、无机纳米颗粒、树枝状大分子、纳米管等，如图10-1所示。

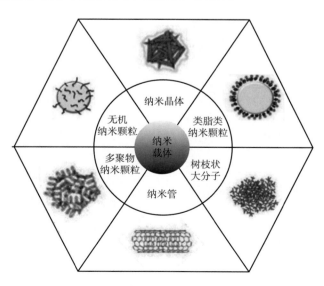

◀ 图10-1 纳米颗粒载体分类

二、纳米颗粒

纳米颗粒（Nanoparticles）是指粒径在纳米尺度的一种结构状态，如图10-2所示。对于金属与其他无机物，纳米颗粒的粒径通常在1～100nm；对于有机物和聚合物，纳米颗粒的粒径通常小于1000nm。纳米颗粒作为一种亚微粒运载体系，可以将被载物质包埋于颗粒内部，或者吸附在其表面，具有靶向性、缓释性、控释性、高效、低毒等诸多优点[2]。

图10-2 蛋白纳 ▶
米颗粒扫描电镜图

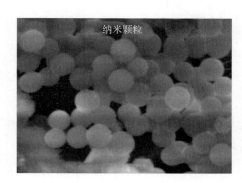

纳米颗粒

第二节
纳米颗粒基质材料

纳米颗粒的基质材料以生物降解性良好的生物大分子为主，包括天然生物大分子（脂类、蛋白质、多糖）和人工合成生物大分子，这些大分子在体内可以被水解或者酶解，降解产物对人体无毒、无害，如表10-1所示。

表10-1　　　　　　　　　　　　　纳米颗粒的不同基质材料

类别	常用材料	典型纳米颗粒载体
脂质	磷脂	纳米脂质体（NL）
	固态脂质	固体脂质纳米颗粒（SLN）
	固态/液态脂质	纳米结构脂质体（NSL）
蛋白质	牛血清蛋白	牛血清蛋白纳米颗粒（BSA-NP）
	玉米醇溶蛋白	玉米醇溶蛋白纳米颗粒（ZNP）
多糖	壳聚糖及其衍生物	壳聚糖纳米颗粒（CS-NP）
聚合物	聚乳酸羟基乙酸	聚乳酸羟基乙酸纳米颗粒（PLGA-NP）

一、天然生物大分子

（一）脂质

纳米颗粒脂类基质材料主要包括磷脂、固态脂质和液态脂质等。由于脂质具有良好的生物相容性、生物可降解性、生物利用率高等优点，其作为脂溶性食品营养成分的递送载体得到普遍认同。目前由脂质材料制备的纳米载体主要有纳米脂质体、固体脂质纳米颗粒和纳米结构脂质载体。

1. 纳米脂质体（Nano-liposomes，NL）

纳米脂质体主要是由磷脂分子自组装形成，一般为粒径10～100nm的小单室脂质体，结构如图10-3所示。脂质体是应用最广泛的脂类基质载体，可以同时包埋水溶性和脂溶性食品营养成分，如核酸、蛋白质、疏水性和双亲性小分子物质等。作为递送载体，脂质体具有很多优点，如保护食品营养成分不被降解、靶向递送和减少毒副作用等。例如，阿霉素纳米脂质体是第一个获得美国食品药品监督管理局批准使用的纳米脂质体药物制剂，已成功应用于卵巢肿瘤和骨髓瘤的临床治疗中。但是脂质体在实际应用中也存在一些问题，如包埋率低、水溶性成分释放过快、贮藏稳定性差等。

◀ 图10-3　纳米脂质体结构

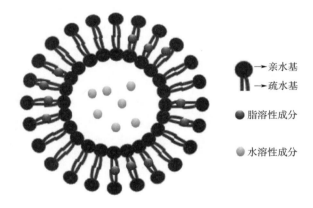

→ 亲水基
→ 疏水基
● 脂溶性成分
● 水溶性成分

2. 固体脂质纳米颗粒（Solid lipid nanoparticles，SLN）

固体脂质纳米颗粒是20世纪90年代初发展起来的一种新型脂质传递系统，它是以室温条件下天然或人工合成的固态脂质（如饱和脂肪酸甘油酯、硬脂酸、混合脂质等）为基质材料，通过表面活性剂将食品营养成分吸附或包埋在脂质核中形成纳米乳液，再经过室温或低温重结晶而形成，如图10-4所示。

固体脂质纳米颗粒制备以毒性低、生物相容性好的脂质为载体材料，固体脂质纳米颗粒传递系统主要由以下三类物质组成：①脂质，如脂肪酸甘油酯类（包括三硬脂酸甘油酯、三棕榈酸甘油酯、三肉豆蔻酸甘油酯、三月桂酸甘油酯、单硬脂酸甘油

图10-4 不同脂▶
肪含量SLN结构
示意图

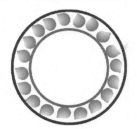含10%（质量分数）脂肪的SLN

负载营养成分的壳结构

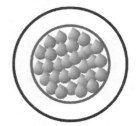含20%（质量分数）脂肪的SLN

负载营养成分的核结构

酯等）和脂肪酸类（如硬脂酸、棕榈酸等）；②乳化剂和助乳剂，如磷脂（包括大豆卵磷脂、蛋黄卵磷脂、磷脂酰胆碱等）、聚山梨醇、胆酸盐等；③被包埋物质，包括亲脂性和亲水性药物或食品营养成分等。与传统胶体体系相比，固体脂质纳米颗粒的稳定性更强，可以实现更高的包埋率和载量[3]。同时，固体脂质纳米颗粒的水分散体系可以进行高压灭菌或γ辐射灭菌，使产品维持理化稳定性的周期更长，还可以通过冷冻干燥或喷雾干燥制备成固体粉末。

3. 纳米结构脂质载体（Nanostructured lipid carriers，NLC）

纳米结构脂质载体是在SLN基础上发展起来的新型递送载体。与固体脂质纳米颗粒不同，纳米结构脂质载体是以固液混合脂质作为食品营养成分的基质，经加热后结晶所形成的。由于固态和液态脂质存在一定的结构差异，在冷却重结晶过程中不能很好的契合，因此形成大量无序晶格。由于无序晶格中存在较多空隙，纳米结构脂质载体具有更多的空间来容纳食品营养成分，从而提高了食品营养成分的包埋率和载量[4]。

目前，国内外对纳米结构脂质载体的研究主要集中在化妆品和医药领域，在食品领域的研究报道相对较少。纳米结构脂质载体作为新型脂质载体，其在包埋食品营养成分方面优势显著，使得国内外研究者意识到其在食品，尤其是在功能食品领域具有巨大的应用潜力和发展前景。

（二）蛋白质

蛋白质分子结构丰富，拥有较多活性基团，可以通过改性制备具有特殊功能的纳米载体。蛋白质纳米载体结构稳定，对内部食品营养成分的影响小，免疫活性低，已成为"公认安全"（GRAS）的传递系统。

蛋白质纳米载体基质材料通常分为两类：一是动物蛋白（如明胶、牛血清白蛋白、牛乳蛋白、丝蛋白及弹性蛋白等）；二是植物蛋白（如玉米醇溶蛋白、小麦醇溶蛋白、大豆蛋白、豌豆蛋白等）。在动物蛋白中，牛血清白蛋白纳米颗粒（Bovine serum albumin nanoparticles，BSA-NP）是被研究得最多的一种蛋白质载体，具有载体表面积大、吸附能力强、易于表面修饰、无生物毒性等优点。与亲水性的动物蛋白相比，疏水性植物蛋白具有持续释放食品营养成分的能力。

玉米醇溶蛋白（Zein）作为一种天然蛋白质，在体内具有良好的生物降解性，被美国食品药品监督管理局认证为GRAS食品级原料。玉米醇溶蛋白含有约75%的疏水氨基酸和约25%的亲水氨基酸，因而同时具有疏水性和亲水性。玉米醇溶蛋白可溶于60%～90%（体积分数）的乙醇水溶液中，在低浓度乙醇水溶液中以颗粒形式存在，直径为150～550nm。玉米醇溶蛋白分子具有螺旋结构，在反溶剂过程中一部分螺旋结构会转变为折叠结构，自组装形成纳米颗粒，自组装过程中可将食品营养成分包埋于颗粒内部。基于玉米醇溶蛋白的纳米颗粒传递系统是近年来的研究热点之一。Zhong等分别采用液-液分散法、喷雾干燥法和超临界反溶剂法制备玉米醇溶蛋白纳米颗粒，并发现玉米醇溶蛋白纳米颗粒对溶菌酶的体外释放具有调控作用[5~7]。Luo 等制备了玉米醇溶蛋白/壳聚糖复合纳米颗粒用于运载维生素E，并具有缓释功能[8]。Chen等采用玉米醇溶蛋白/乳球蛋白复合物制备负载橘皮素的蛋白质纳米颗粒，其物理稳定性较好，能够提高橘皮素在高温、离子强度和pH变化等环境条件下的稳定性[9]。

（三）多糖

多糖由于含有羟基（—OH）、羧基（—COOH）和氨基（—NH_3）等亲水基团，很容易被修饰和改性形成多种衍生物，具有良好的生物相容性和降解性，因此被广泛用于纳米载体的研究。

常用于制备纳米载体的多糖有：植物多糖（果胶、瓜尔豆胶、纤维素、树胶、果聚糖等）、动物多糖（壳聚糖、硫酸软骨素、肝素、透明质酸等）、微生物多糖（普鲁兰多糖、可得然胶、酵母葡聚糖等）。其中壳聚糖是天然多糖中唯一的阳离子多糖和碱性多糖，一般不溶于水和有机溶剂，可溶于稀酸溶液。由于其分子链上的游离氨基在较温和条件下易发生化学反应，故通过化学改性，可以赋予壳聚糖衍生物新的理化特性和生物活性，用于制备壳聚糖纳米载体[10]。

壳聚糖纳米颗粒作为一种新型递送载体，主要有三大特点：①良好的生物相容性和生物可降解性，所形成的纳米粒子能够黏附于小肠，延长消化停留时间，从而提高活性成分的生物利用率；②其亲水性表面能减少蛋白质吸附和巨噬细胞吞噬，延长纳米颗粒在体内的循环时间；③壳聚糖分子内和分子间的疏水区可以提高食品营养成分的包埋率和载量[11]。

二、人工合成生物大分子

除了上述天然生物大分子，对一些人工合成生物大分子在纳米载体领域的应用研究也越来越广泛。目前所应用的人工合成聚合物材料有聚乳酸、聚羟基乙酸、聚乳酸羟基乙酸复合物、乳酸-羟基乙酸共聚物、聚乙二醇、聚己内酯、聚氧乙烯、聚氧丙烯、聚苯乙烯、聚氨基酸等。需要指出的是，聚合物的分子质量、分子组成和立体化学构型对于制备合适的纳米颗粒十分重要，因为这些因素不仅影响聚合物的结晶度，同时也影响聚合物在不同有机溶剂中溶解度。例如，由聚乳酸（PLA）单体和聚羟基乙酸（PGA）单体按不同比例共聚而成的聚乳酸羟基乙酸（PLGA）是理想材料之一[12]。

PLGA目前已经通过了美国食品药品监督管理局和欧洲药品管理局（EMA）的认可，作为一种生物安全性非常高的可降解聚合物使用。PLGA纳米载体可通过各种修饰、包载和改性制备成具有不同特性的递送载体，包括微米级和纳米级载体，目前已广泛应用于生物活性物质缓释等方面。

第三节
纳米颗粒的制备及包埋方法
___

一、纳米颗粒的制备方法

纳米颗粒的制备方法较多，可以分为非机械法和机械法两大类，也可以分为低能量法和高能量法，如表10-2所示。

表10-2		纳米颗粒常用制备方法
方法	常用方法	优点
非机械法 （低能量法）	蛋白质热变性法	制备条件温和，避免使用有机溶剂
	聚合分散法	制备条件温和，避免使用有机溶剂
	凝聚法	通过静电作用实现对带电亲水物质的有效包埋
	自组装法	通过静电作用实现对带电亲水物质的有效包埋
	去溶剂化法	直接以水为介质制备混悬体系，无须去除油相
机械法 （高能量法）	高压均质法	制备SLN经典方法，可用于大规模生产
	超声乳化法	设备常见、操作简单，中小规模试验中广泛应用
	微射流法	制备的纳米颗粒粒径小且均一，分散性好

（一）非机械法

1. 蛋白质热变性法

通常条件下，热处理（高于60℃）能够诱导蛋白质分子结构展开，暴露更多的侧链基团，进而在疏水作用或氢键的引导下形成纳米颗粒[13]。例如，Li等通过70℃的热处理，成功制备了牛血清白蛋白的纳米颗粒[14]。

2. 聚合分散法

聚合分散法通常是将聚合物溶于有机溶剂中，然后将有机溶剂分散到含有乳化剂的水相体系中，形成O/W型乳液，再通过加热、减压或连续搅拌等方式将有机溶剂除去，即可形成含有聚合物纳米颗粒的水分散体系[15]。Asadi-Zaki等采用聚合分散法制备了负载香豆素的纳米颗粒，并通过功能化聚合物修饰使纳米颗粒具有pH刺激响应作用[15]。

3. 凝聚法

凝聚法又称相分离法，适用于亲水性材料，可分为简单凝聚法和复合凝聚法两类。简单凝聚法只采用一种高分子聚合物，在其水溶液中添加无机盐电解质、有机溶剂（一般不溶解上述高分子聚合物）并调节溶剂比例，或通过调节溶液pH，使高分子聚合物溶液发生相分离，即可形成纳米颗粒[16]。复合凝聚法是指由两种或多种带相反电荷的聚合物材料互相混合，在适当条件下，二者发生相互作用，进而形成纳米颗粒。复合凝聚法制备条件温和，使用生物相容的聚合物，避免有机溶剂使用，易于生产，可控制颗粒尺寸，并且食品营养成分的包埋率一般较高[17]。Sang等利用复合凝聚法制备了壳聚糖纳米颗粒，并对比了三聚磷酸、植酸和六偏磷酸钠对壳聚糖纳米颗粒的影响，研究发现植酸交联的壳聚糖纳米颗粒对杨梅素的包埋率较高[17]。

4. 自组装法

两亲性高分子物质在水溶液中由于熵的驱动，其疏水基团自发聚集向内收缩，亲水基团迁移至表面，从而自组装形成纳米或微米颗粒[18]。自组装纳米颗粒在食品营养成分传递领域具有较多优势，主要包括：①粒径小，一般仅为几十纳米，粒径分布范围窄；②表面水合的亲水性链段可以有效阻止蛋白质吸附，避免网状内皮系统的吞噬，延长在人体内循环时间；③颗粒表面隔离了疏水内核与外部介质，既提高了营养成分的稳定性，又降低了其毒副作用；④制备方法简单且样品可以冻干保存，将冻干粉重新分散在水中后，粒径大小及分布、理化特性等变化较小；⑤提高疏水性物质在水中的溶解度；⑥能够通过静电作用实现对带电亲水物质、蛋白质的有效包埋[19]。

5. 去溶剂化法

这种方法是通过电荷或pH变化，加入去溶剂化试剂（乙醇、丙酮等）引起共凝聚效应，使高分子聚合物表面的水化膜被除去，从而发生凝聚或沉淀。例如，在制备明胶纳米颗粒时，可以选择醇类或无机盐作为去溶剂化试剂，在纳米颗粒形成后用水洗脱，并根据被包埋食品营养成分性质的不同，改变温度和pH，阻止纳米颗粒聚集，最后用戊二醛等交联剂使其硬化[20]。体系中的中性盐（如NaCl）和表面活性剂对纳米颗粒的形成具有重要影响。NaCl可以提高纳米颗粒的得率，而非离子型表面活性剂可以防止颗粒的聚集，有利于颗粒分散液保持稳定。大豆球蛋白和豌豆球蛋白都具有一定的水溶性，溶解度与pH和离子强度有关，当溶液pH偏离等电点时，其水溶性增加。因此，可以通过调节溶液pH使其接近等电点，球蛋白的表面净电荷减少，从而促进相分离和形成纳米颗粒[21]。去溶剂化技术不仅在蛋白质类高分子纳米颗粒制备中广泛应用，也同时应用于制备乙基纤维素或甲基纤维素等纳米颗粒[22]。此方法最大优势是直接以水为介质制备纳米颗粒混悬体系，无须除去油相。此外，这种纳米颗粒对亲水性食品营养成分的包埋非常有效。然而，去溶剂化法最大的缺点是需要在体系中引入去溶剂化试剂和戊二醛这类具有潜在毒性的物质，因此仍需要纯化操作。

（二）机械法

1.高压均质法

高压均质法（High pressure homogenisation，HPH）（图10-5）是制备SLN的经典方法。其工作原理是利用高压（10～200MPa）推动由水相、有机相和乳化剂组成的液体通过一个狭窄且距离很短的通路，从而获得很高的速度，产生的高剪切力和空穴效应使颗粒破碎分裂成纳米级颗粒，进而形成纳米级粒径的乳液。HPH技术需要考虑温度、均质压力和均质循环次数对乳液粒径和分散性的影响[23]。研究表明，随着均质循环次数的增加，纳米乳液中颗粒的粒径逐渐减小，体系稳定性提高[24]。然而，HPH在处理敏感型食品营养成分（如酶）时易导致活性物质失活或降解。

图10-5 HPH工▶
作原理示意图

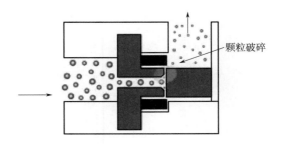

颗粒破碎

2.超声乳化法

超声乳化（Ultrasonication）（图10-6）制备纳米载体的机制是气泡涡旋，超声波引起气泡的连续形成、增大和破碎，气泡破碎产生的能量作用于液滴的表面区域，实现对物料的破碎效果。超声乳化法制备纳米载体与HPH相似，只是以超声破碎代替高压均质对粗分散液进行均质处理。Zhang等以大米肽为原料，采用超声乳化法制备出具有抗氧化功能的纳米颗粒[25]。

超声乳化法的主要优点是设备常见、操作简单，可以在学校及科研院所中广泛用于中小规模试验。然而，超声乳化法也存在一定的局限性，如颗粒分散性差、需要高浓度表面活性剂以及残留金属探头碎屑等。

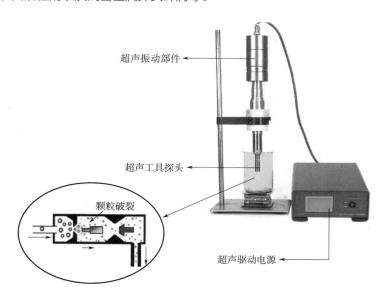

◀ 图10-6 超声乳化工作原理示意图

3.微射流法

微射流化（Microfluidization）（图10-7）是在高压作用下，使液体经过微小孔径阀芯，产生高速流体碰撞，实现对物料分散和均质的效果，其工作机制是空化效应和机械剪切。微射流和高压均质的压力和循环次数均对纳米颗粒的粒径和分散性产生很大影响。研究发现，采用微射流法制备纳米悬浮液，粒径更小且均一，分散性更好[26]。

微射流法制备纳米载体的优势在于：操作简单、便于控温；所制备的纳米颗粒较小（一般为10～100nm）、分散效果和稳定性好；可适用于大规模工业化生产。

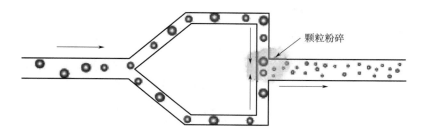

◀ 图10-7 微射流化工作原理示意图

二、纳米颗粒包埋方法

（一）物理嵌合

物理嵌合是指在纳米载体制备完成后，在较温和的条件下将被包埋的食品营养成分通过"空间俘获"效应载入纳米颗粒中。这种方法能够将较大分子质量的活性分子有效包埋，但对纳米颗粒的合成方法有所限制，在实际操作过程中必须严格控制反应条件，以避免被载物质的失活和降解[27]。

（二）非共价键作用

被包埋的食品营养成分可以通过各种非共价键与纳米载体基质相互作用，从而实现对营养成分的包载。例如，以玉米醇溶蛋白为基质的纳米颗粒，常通过疏水效应和氢键作用与疏水食品营养成分相结合。Chen等利用疏水效应和氢键作用实现了槲皮万寿菊素在玉米醇溶蛋白-壳聚糖纳米颗粒中的包埋[28]。静电相互作用同样也是一种纳米载体包载的非共价键驱动力。例如，聚二醇-聚乙烯亚胺（PEG-cl-PEI）聚合物载体，由于这种阳离子载体带有正电荷且具有较大的运载空间，可以通过静电相互作用将三磷酸腺苷（5′-Adenosine triphosphate, 5′-ATPs）包埋在纳米载体中[29]。

（三）共价键作用

将食品营养成分分子通过共价键连接的方法结合到纳米载体上也是包埋的方式之一。Standiey等将甲基丙烯酸酯修饰的非甲基化的胞嘧啶鸟嘌呤二核苷酸（CPG）寡聚核苷酸连接到纳米载体中，可促进抗原特异性的细胞免疫，但这种方法由于经过了化学修饰，食品营养成分的活性也可能会受到影响[30]。

第四节
纳米颗粒的主要优势

纳米颗粒的主要优势如下。

（1）改善食品营养成分水分散性，提高活性物质的生物利用率。疏水性的食品营养成分通过包埋、共价键连接或者吸附等作用与纳米颗粒相结合，可增加其水分散性。例如，构建玉米蛋白/乳铁蛋白复合纳米颗粒将难溶于水的7,8-二羟基黄酮进行包埋，既能解决其水溶性低的难题，又可以增强7,8-二羟基黄酮在水相中的稳定性[31]。

纳米颗粒可以提高活性物质的生物利用率，这是由于纳米颗粒可以增加活性物质的溶解性、溶解速率以及活性物质与生物分子的亲和力。通过纳米技术，活性物质的细胞吞噬率、细胞内活性物质浓度以及活性物质在体内的吸收率均得以提高。此外，纳米颗粒还能延长活性物质在体内循环的时间，降低活性物质的清除速率，从而提高活性物质的生物利用率。

（2）利用尺寸效应克服生物学屏障，具有良好靶向性。人体中存在着多种生物学屏障，其功能是保护生命体不受外来颗粒伤害，包括人体免疫细胞、体液以及人体黏膜系统，都能够有效地起到屏蔽保护作用。如果需要将负载食品营养成分的纳米传递系统送达靶向部位，就必须克服上述生物学屏障。纳米颗粒具有较小的尺寸，其表面官能团的性质又是可调控的，因此具备穿越这些生物学屏障的潜力。纳米颗粒可递送活性分子穿过组织间隙并被细胞吸收，通过人体最小的毛细血管，甚至可通过血脑屏障，在人体环境中顺利地传输，防止活性分子在到达靶点以前被完全代谢[32]。

纳米颗粒由于尺寸效应，易被巨噬细胞作为异物吞噬，并到达网状内皮系统集中的肝、肺、脾、骨髓、淋巴等部位，实现针对这些部位的被动靶向递送。同时还可以将一些具有靶向作用的配体通过化学键合的方式结合到纳米颗粒表面，增强靶细胞对纳米颗粒的摄取能力，从而显著提高被载物质的活性。被载活性物质的靶向性与载体的粒径密切相关，不同粒径的载体在生物体内具有不同的穿透能力，在体内可以到达的部位也不尽相同[33]。

（3）实现对食品营养成分的控释，改善其安全性。纳米颗粒可以作为有效的控制释放载体，根据活性物质的需要，通过调节纳米颗粒的组成、结构和表面修饰，实现活性物质的缓释、定时释放或触发释放。纳米颗粒可以调控食品营养成分的释放速率，使其在体内达到稳定的浓度水平，从而避免浓度过高引起中毒。因此，纳米颗粒可以降低食品营养成分的毒性、副作用，提高其安全性。另外，纳米颗粒可以减少食品营养成分与非靶向细胞的接触，减轻对正常组织细胞的损伤。例如，在抗癌药物研究中，纳米颗粒可以将药物有效地递送到肿瘤细胞，而减少对正常细胞的毒性[34]。

第五节

纳米颗粒修饰及其应用

一、纳米颗粒修饰方法

纳米颗粒修饰是通过物理与化学方法对颗粒表面进行处理，针对性地改变颗粒表面物理化学性质，如表面分子结构和官能团、表面疏水/亲水性、电荷和反应特性等，实现对纳米颗粒表面性质的调控（图10-8）。纳米颗粒修饰在生物医学领域同样具有重要作用，如纳米颗粒可作为抗肿瘤药物分子载体用于化疗，也可应用于蛋白质、多肽类药物和疫苗递送等方面。目前，特殊功能用途的纳米颗粒已成为研究的热门方向之一，如增强药效、降低毒性、改变药物分子的体内长循环和主动靶向等[35]。

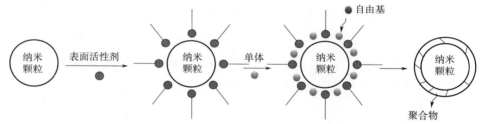

图10-8　纳米颗粒改性修饰原理示意图

（一）物理修饰法

物理修饰法即通过吸附、涂敷、包覆等物理手段对颗粒表面进行改性，如表面吸附法和表面沉积法等。

1. 表面吸附法

通过范德华力将其他物质分子吸附在纳米颗粒的表面，防止纳米颗粒的团聚[36]。如用表面活性剂修饰纳米颗粒，降低颗粒间的相互接触，增大颗粒间的距离，避免聚集体的形成。表面活性剂还可以降低表面张力，减少毛细管的吸附力。加入高分子表面活性剂还可以起到一定的空间位阻作用[37]。

2. 表面沉积法

将一种物质沉积到颗粒表面，形成与颗粒表面无化学结合的包覆层。利用溶胶可实现对无机颗粒的包覆，改善颗粒性能。例如，Ag沉积的ZnO-Cu纳米颗粒在形貌、光学性能等方面具有优势，因此表现出优异的光催化活性[38]。

（二）化学修饰法

化学修饰法是颗粒表面原子与修饰剂分子发生化学反应，改变其表面结构和状态的方法。

1. 偶联剂法

偶联剂是一种可以与无机物和有机物分别发生反应的化合物，其分子质量较小。偶联剂分子一般具备两种基团，一种能与无机纳米颗粒表面进行化学反应，另一种能与有机物反应或相容。将无机纳米颗粒表面经偶联剂处理，可使纳米颗粒与有机物分子具有良好的相容性。硅烷偶联剂是常用的偶联剂之一，修饰表面具有羟基的无机纳米颗粒非常有效[39]。

2. 酯化反应法

酯化试剂与纳米颗粒表面的分子或原子进行反应，可使原本亲水疏油的表面变成亲油疏水的表面，应用于表面为弱酸性或中性的纳米颗粒，如SiO_2、Fe_2O_3、TiO_2等[40]。

3. 表面接枝改性法

表面接枝改性法有：①偶联接枝法，纳米颗粒表面官能团与高分子直接反应实现接枝；②聚合生长接枝法，有机物单体在纳米颗粒表面聚合生长并形成颗粒包覆层；③聚合与接枝同步法，有机物单体在聚合的同时被纳米颗粒表面的强自由基捕获，形成高分子链与纳米颗粒表面的结合连接[40]。

二、修饰纳米颗粒的应用

（一）在生物医学领域中的应用

尽管纳米颗粒经修饰后可以更好地实现对食品营养成分的包埋和释放，提高颗粒与生物表面相互作用的敏感性，改善表面黏附性。经特殊修饰后还可以赋予纳米颗粒的pH、热或磁场响应性等。通过修饰还能改变纳米颗粒经静脉注射给药后的体内运输过程，使其具有长循环性和靶向性，增强药效和降低不良反应[36]。

表面修饰可以改变纳米颗粒的空间特性。例如，使用具有柔韧性的修饰分子能够使纳米颗粒的空间结构发生动态变化，从而使免疫系统难以对其产生有效识别，减少体内调节蛋白对纳米颗粒的吸附。修饰分子的链长影响纳米颗粒的稳定性和空间位阻，链越长则柔韧性越好。但是，长链也有一定的弊端，长链会相互缠结，阻碍颗粒的活动。人体的调节蛋白粒径多为6～8nm，更小的只有2nm左右，表面修饰的长链之间的距离一般为1～1.5nm[41]。

纳米颗粒表面修饰可以采用物理吸附或共价键偶联的方式进行。亲水性聚合物聚乙二醇（PEG）应用广泛，并且得到美国食品药品监督管理局批准，是可用于人体的材料。通过将PEG与聚乳酸（或乳酸-乙醇酸共聚物）、聚氨基酸等化学偶联，形成含有PEG嵌段的共聚物，再利用乳化-溶剂蒸发或胶束化等方法可以制备纳米颗粒。

1. 多糖的修饰及其应用

多糖广泛参与细胞的各种生命活动而产生多种生物学功能，如增强免疫特性、抗肿瘤、抗病毒、抗凝血、延缓衰老等功能。但是研究发现，并不是所有的天然多糖都具有生物活性，因此，采取一定的方法对多糖结构进行适当修饰是解决这一问题的根本途径。目前用于修饰多糖结构的方法有物理修饰、化学修饰和生物修饰[42]。

物理修饰主要有超声波法。Stahmann等报道，一种具有 β-1,3-D-葡聚糖结构的真菌多糖（Cineran）经过长时间的超声处理后，相对分子质量从25万降至5万左右，经小角X光衍射分析，这种真菌多糖超声降解产物的空间结构与具有免疫调节活性的裂褶多糖相似[43]。

化学修饰主要包括硫酸化、磷酸化和乙酰化。香菇多糖本身具有激活细胞免疫功能和产生肿瘤坏死因子，具有抗肿瘤作用。研究表明其经过硫酸化修饰和超滤分级后，对肝癌HepG2细胞有明显的生长抑制作用[44]。红枣多糖经过硫酸化修饰可以显著增强其对超氧阴离子的清除活性，提高羟自由基和1,1-二苯基-2-三硝基苯肼（DPPH）自由基的清除作用[45]。Takano等报道了另一种多糖硫酸化方法，即单甲基硫酸酯化法，采用该方法可避免使用有毒的有机试剂，且反应条件较温和，但与其他多糖硫酸化修饰方法一样，依然存在硫酸取代度较低、多糖主链降解较严重等问题[46]。

生物方法有基因工程法和酶法。Colquhoun等通过控制糖苷转移酶基因（*dcPP*）在*Acetobacterium xylinum*体内的表达，使得该微生物多糖在结构上与黄原胶相似。通过引入外源基因使酵母胞内多糖结构发生变化，支链糖基取代度由0.2提高至0.5，且空间构象变得更为舒展，单螺旋结构的比例提高，多糖体外抗肿瘤活性比修饰前提高近35倍[47]。

2. 蛋白质修饰及其应用

修饰颗粒可作为蛋白质的递送载体，应用于生物医药等领域。乳铁蛋白（Lactoferrin，Lf）是一种存在于哺乳动物体内的阳离子糖蛋白，已有研究证实Lf可以通过受体介导的胞吞转运入脑，且其入脑量显著高于转铁蛋白。胡凯莉构建了两种新型的生物可降解脑内递药体系：乳铁蛋白修饰聚乳酸聚羟基乙酸纳米粒载药系统（Lf-NP$_{PLGA}$）和乳铁蛋白修饰聚乳酸纳米粒载药体系（Lf-NP$_{PLA}$），发现Lf-NP$_{PLGA}$和Lf-NP$_{PLA}$可借助表面Lf以受体介导胞吞转运方式增加其脑内转运[48]。Kang等先用熔融缩聚法将赖氨酸和丝氨酸混合制成类蛋白，再将具有光敏性的环氧丙氧基香豆素共价交联到类蛋白上，然后再通过静电相互作用吸附到海藻酸钠颗粒上[49,50]。由此形成的修饰颗粒具有光敏性，在紫外照射（$\lambda < 260nm$）下，颗粒结构发生变化，颗粒上的荧光染料的释放率得到提高。因此这种颗粒可以作为光敏性药物载体[51]。

3. Fe_3O_4 纳米颗粒修饰及其应用

Fe_3O_4纳米颗粒因具有超顺磁性和良好的生物相容性，可以用作细胞标记物、磁共振造影剂、靶向药物载体或热疗介质。羧甲基壳聚糖是甲壳素的一种重要化工合成衍生物，能在中性、碱性及微酸性水中溶解，性质较为稳定，在医药、化工、环保、保健品等领域具有广泛的应用前景。Sun等用Fe_3O_4修饰羧甲基壳聚糖制成具有磁性的纳米颗粒，研究发现修饰后的磁性纳米颗粒具有更大的比表面积，对磷酸肽的吸附率较高。此外，解吸后的磁性纳米颗粒还可以重复利用，这种高效低耗技术在食品和药品行业具有广阔的应用前景[52]。Ma等采用反溶剂共沉淀法制备Fe_3O_4纳米颗粒修饰的石墨薄片，得到比表面积较大、磁性强、热稳定性好的修饰颗粒，可以用来运载和固定糖化酶，且固定的糖化酶具有更高的生物活性和可重复使用性[53]。陶可制备了葡聚糖修饰的Fe_3O_4纳米颗粒，并利用修饰后的磁性纳米颗粒进行了骨髓基质干细胞转染，发现当Fe_3O_4浓度小于32mg/L时，对细胞生长几乎不产生抑制作用[54]。Mani等将10000多个抗体修饰在超顺磁颗粒表面，在平面上让其与蛋白质抗原结合，利用表面等离子体共振技术发现修饰颗粒与抗原的结合率是游离抗体结合率的100倍[55]。

（二）在生物特性改善中的应用

纳米颗粒也可用于改善生物特性。陶运明以二羟基铁作为交联剂，采用层层自组装技术将二羟基铁和肝素构建一种新型的二羟基铁/肝素复合物，可长时间缓慢释放肝素[56]。Bayramoglu等将聚甲基丙烯酸缩水甘油酯通过表面引发原子转移自由基聚合方法进行修饰，得到聚甲基丙烯酸羟乙酯/乙二醇二甲基丙烯酸酯修饰颗粒，该修饰颗粒具有较大的比表面积和环氧官能团，可以通过共价法固定木瓜蛋白酶，其固载量可达到18.7mg/g，且木瓜蛋白酶的可重复使用性高[57]。Bayramoglu等也通过表面引发原子转移自由基聚合法将甲基丙烯酸缩水甘油酯修饰在甲基丙烯酸羟基丙基酯/乙二醇二甲基丙烯酸酯聚合颗粒表面上。研究发现，修饰后的颗粒能从稀释的人体乳清中选择性吸附人体免疫球蛋白，对人体疾病的检测诊断具有非常重要的意义[58]。

（三）在材料化学中的应用

纳米复合材料可以用来改善传统材料的强度、耐磨性、耐刮伤性，赋予材料新的功能特性，如光、电、磁等。在复合材料方面，改性纳米颗粒涂料有抗菌防污、紫外线防护、吸波隐身等各种各样的功能用途。在润滑油中，可以通过修饰颗粒来降低摩擦系数。陈少峰等用蛋白质修饰纳米银，测定其在海水中的理化特性，蛋白质分子可以通过其中的氮原子与纳米银表面紧密结合，蛋白质的长链可以产生空间排斥作用。因此，用蛋白质制备的纳米银颗粒具有较强的稳定性和环境友好性[59]。

第六节
展望

纳米传递系统具有诸多优势，如制备方法简单，包埋率较高，生物相容性良好，有较长的体内循环和释放时间以及控释和靶向等。然而，由于纳米传递系统的尺寸小，在细胞、亚细胞和蛋白质水平上可能影响人体的生理活动和新陈代谢，进入身体循环系统的纳米颗粒可能会蓄积在某些靶器官，也可能跨越不同生物膜屏障，重新转运分布到身体的其他组织器官，产生负面生物学效应。针对这些潜在毒理效应的研究目前还较少。因此，在关注纳米传递系统有益生物效应的同时，必须考虑其可能的安全风险。只有在细胞、动物及临床层面对纳米食品的长期安全和健康益处进行充分且深入的研究，纳米传递系统才可能在商业化的食品生产中实现应用。

参考文献

［1］Nile S H，Baskar V，Selvaraj D，et al. Nanotechnologies in food science：applications，recent trends，and future perspectives［J］. Nano-micro Letters，2020，12（1）：45.

［2］Anwar M，Muhammad F，Akhtar B. Biodegradable nanoparticles as drug delivery devices［J］. Journal of Drug Delivery Science and Technology，2021，64：102638.

［3］Tang C，Chen H，Dong J. Solid lipid nanoparticles（SLNs）and nano-structured lipid carriers（NLCs）as food-grade nanovehicles for hydrophobic nutraceuticals or bioactives［J］. Applied Sciences，2023，13（3）：1726.

［4］马梦超，乔文梅，王鹤樵，等. 纳米结构脂质载体肺部给药研究进展［J］. 中国

医院药学杂志，2021，41（20）：2146-2149.

[5] Zhong Q, Jin M. Zein nanoparticles produced by liquid-liquid dispersion [J]. Food Hydrocolloids, 2009, 23（8）: 2380-2387.

[6] Zhong Q, Jin M. Nanoscalar structures of spray-dried zein microcapsules and *in vitro* release kinetics of the encapsulated lysozyme as affected by formulations [J]. Journal of Agricultural and Food Chemistry, 2009, 57（9）: 3886-3894.

[7] Zhong Q, Jin M, Davidson P M, et al. Sustained release of lysozyme from zein microcapsules produced by a supercritical anti-solvent process [J]. Food Chemistry, 2009, 115（2）: 697-700.

[8] Luo Y, Zhang B, Whent M, et al. Preparation and characterization of zein/chitosan complex for encapsulation of α-tocopherol, and its *in vitro* controlled release study [J]. Colloids and Surfaces B: Biointerfaces, 2011, 85（2）: 145-152.

[9] Chen J, Zhang J, Mcclements D J, et al. Tangeretin-loaded protein nanoparticles fabricated from zein/β-lactoglobulin: Preparation, characterization, and functional performance [J]. Food Chemistry, 2014, 158: 466-472.

[10] Piekarska K, Sikora M, Owczarek M, et al. Chitin and chitosan as polymers of the future-obtaining, modification, life cycle assessment and main directions of application [J]. Polymers, 2023, 15（4）: 793.

[11] Ashrafizadeh M, Hushmandi K, Mirzaei S, et al. Chitosan-based nanoscale systems for doxorubicin delivery: Exploring biomedical application in cancer therapy [J]. Bioengineering & Translational Medicine, 2023, 8（1）e10325.

[12] 黄华婷，吴念，蔡梦如，等. 共载姜黄素和IR780的聚乳酸-羟基乙酸共聚物纳米粒的制备及其体外抗肿瘤评价 [J]. 中草药，2023，54（2）：498-508.

[13] 姚磊，杨秋萍. 大豆蛋白纳米粒子的制备及其在食品领域的应用进展 [J]. 大豆科技，2019（3）：32-37.

[14] Li F, Yen S, Shi Q, et al. A novel thermal-driven self-assembly method to prepare albumin nanoparticles: Formation kinetics, degradation behavior and formation mechanism [J]. American Association of Pharmaceutical Scientists PharmScitech, 2022, 23（7）: 250.

[15] Asadi-Zaki N, Mardani H, Roghani-Mamaqani H, et al. Interparticle cycloaddition reactions for morphology transition of coumarin-functionalized stimuli-responsive polymer nanoparticles prepared by surfactant-free dispersion polymerization [J]. Polymer, 2021, 228: 123899.

[16] Indiarto R, Indrianal P A, Andoyo R, et al. Bottom-up nanoparticle synthesis: a review of techniques, polyphenol-based core materials, and their properties [J]. European Food Research and Technology, 2022, 248（1）: 1-24.

[17] Sang Z, Qian J, Han J, et al. Comparison of three water-soluble polyphosphate tripolyphosphate, phytic acid, and sodium hexametaphosphate as crosslinking agents in chitosan nanoparticle formulation [J]. Carbohydrate Poly-

mers，2020，230：115577.

［18］Hong S，Choi D W，Kim H N，et al. Protein-based nanoparticles as drug delivery systems［J］. Pharmaceutics，2020，12（7）：604.

［19］Indoria S，Singh V，Hsieh M. Recent advances in theranostic polymeric nanoparticles for cancer treatment：A review［J］. International Journal of Pharmaceutics，2020，582：119314.

［20］Vinjamuri B P，Papachrisanthou K，Haware R V，et al. Gelatin solution pH and incubation time influences the size of the nanoparticles engineered by desolvation［J］. Journal of Drug Delivery Science and Technology，2021，63：102423.

［21］Zhang X，Wang C，Qi Z，et al. Pea protein based nanocarriers for lipophilic polyphenols：Spectroscopic analysis，characterization，chemical stability，antioxidant and molecular docking［J］. Food Research International，2022，160：111713.

［22］Kibbelaar H，Dekker R I，Morcy A K，et al. Ethyl cellulose nanoparticles as stabilizers for Pickering emulsions［J］. Colloids and Surfaces A-physicochemical and Engineering Aspects，2022，641：128512.

［23］吴长玲，聂鑫，史志玲，等. 大豆蛋白-磷脂酰胆碱纳米乳液高压均质工艺研究［J］. 中国食品学报，2019，19（9）：93-102.

［24］Ren Z，Chen Z，Zhang Y，et al. Characteristics and rheological behavior of Pickering emulsions stabilized by tea water-insoluble protein nanoparticles via high-pressure homogenization［J］. International Journal of Biological Macromolecules，2020，151：10.

［25］Zhang X，Zuo Z，Yu P，et al. Rice peptide nanoparticle as a bifunctional food-grade Pickering stabilizer prepared by ultrasonication：Structural characteristics，antioxidant activity，and emulsifying properties［J］. Food Chemistry，2021，343：128545.

［26］Zhang H，Wang T，He F，et al. Fabrication of pea protein-curcumin nanocomplexes via microfluidization for improved solubility，nano-dispersibility and heat stability of curcumin：Insight on interaction mechanisms［J］. International Journal of Biological Macromolecules，2021，168：686-694.

［27］Blackburn W H，Dickerson E B，Smith M H，et al. Peptide-functionalized nanogels for targeted siRNA delivery［J］. Bioconjugate Chemistry，2009，20（5）：960-968.

［28］Chen S，Ma X，Han Y，et al. Effect of chitosan molecular weight on zein-chitosan nanocomplexes：Formation，characterization，and the delivery of quercetagetin［J］. International Journal of Biological Macromolecules，2020，164：2215-2223.

［29］Kabanov A V，Batrakova E V. New technologies for drug delivery across the blood brain barrier［J］. Current Pharmaceutical Design，2004，10（12）：1355-1363.

［30］Standley S M, Mende I, Goh S L, et al. Incorporation of cpg oligonucle-otide ligand into protein-loaded particle vaccines promotes antigen-specific CD8 T-cell immunity［J］. Bioconjugate Chemistry, 2007, 18（1）: 77-83.

［31］Chen Y, Zhao Z, Xia G, et al. Fabrication and characterization of zein/lactoferrin composite nanoparticles for encapsulating 7,8-dihydroxyflavone: Enhancement of stability, water solubility and bioaccessibility［J］. International Journal of Biological Macromolecules, 2020, 146: 179-192.

［32］Zhang W, Mehta A, Tong Z, et al. Development of polymeric nanoparticles for blood-brain barrier transfer—strategies and challenges［J］. Advanced Science, 2021, 8（10）: 2003937.

［33］Li X, Montague E C, Pollinzi A, et al. Design of smart size-, surface-, and shape-switching nanoparticles to improve therapeutic efficacy［J］. Small, 2022, 18（6）: 2104632.

［34］Raj S, Khurana S, Choudhari R, et al. Specific targeting cancer cells with nanoparticles and drug delivery in cancer therapy［J］. Seminars in Cancer Biology, 2021, 69: 166-177.

［35］Osman N, Devnarain N, Omolo C A, et al. Surface modification of nano-drug delivery systems for enhancing antibiotic delivery and activity［J］. Wires Nanomedicine and Nanobiotechnology, 2022, 14（1）: e1758.

［36］Ahmed A, Sarwar S, Hu Y, et al. Surface-modified polymeric nanoparticles for drug delivery to cancer cells［J］. Expert Opinion on Drug Delivery, 2021, 18（1）: 1-24.

［37］Miyazama T, Itaya M, Burdeos G C, et al. A critical review of the use of surfactant-coated nanoparticles in nanomedicine and food nanotechnology［J］. International Journal of Nanomedicine, 2021, 16: 3937-3999.

［38］罗凯怡, 袁欢, 刘禹彤, 等. Ag沉积的ZnO: Cu纳米颗粒的制备及高效光催化研究［J］. 材料导报, 2020, 34（4）: 4013-4019.

［39］Ahangaran F, Navarchian A H. Recent advances in chemical surface modification of metal oxide nanoparticles with silane coupling agents: A review［J］. Advances in Colloid Interface Science, 2020, 286: 102298.

［40］Ngouangna E N, Jaafar M Z, Norddin M, et al. Surface modification of nanoparticles to improve oil recovery Mechanisms: A critical review of the methods, influencing Parameters, advances and prospects［J］. Journal of Molecular Liquids, 2022, 360: 119502.

［41］高萍, 张向荣, 徐晖, 等. 纳米颗粒的修饰及其在医药领域的应用［J］. 中国药剂学杂志（网络版）, 2004, 2（6）: 147-155.

［42］黄小倩, 李佳琪, 孙家会, 等. 多糖的修饰及其改善乳化性能的研究进展［J］. 食品工业科技, 2023, 44（9）: 437-445.

［43］Stahmann K P, Monschau N, Sahm H, et al. Structural properties of native and sonicated cinerean, α β-（1→3）（1→6）-D-glucan produced by Botrytis cinerea［J］. Carbohydrate Research, 1995, 266（1）: 115-128.

［44］麻兵继，冯雅岚，申进文，等. 硫酸化香菇分级多糖抗肿瘤活性的研究［J］. 中国药师，2010，13（4）：451-453.

［45］焦中高，刘杰超，周红平，等. 硫酸化修饰对红枣多糖自由基和亚硝基清除活性的影响［J］. 中国食品学报，2007，7（2）：17-22.

［46］Takano R，Nagai T，Wu X，et al. Sulfation of polysaccharides using monomethyl sulfate［J］. Journal of Carbohydrate Chemistry，2000，19（9）：1185-1190.

［47］Colquhoun I J，Jay A J，Eagles J，et al. Structure and conformation of a novel genetically engineered polysaccharide P2［J］. Carbohydrate Research，2001，330（3）：325-333.

［48］胡凯莉. 乳铁蛋白修饰生物可降解纳米粒的脑内递药研究［D］. 上海：复旦大学，2009.

［49］Kang M K，Kim J. UV-triggerable alginate beads decorated with basic proteinoid-coumarin conjugates［J］. Journal of Biomaterials Science，Polymer Edition，2014，25（8）：843-854.

［50］He J，Zhao Y. Light-responsive polymer micelles，nano-and microgels based on the reversible photodimerization of coumarin［J］. Dyes and Pigments，2011，89（3）：278-283.

［51］Huguet M L，Neufeld R J，Dellacherie E. Calcium-alginate beads coated with polycationic polymers：Comparison of chitosan and DEAE-dextran［J］. Process Biochemistry，1996，31（4）：347-353.

［52］Sun J，Liu Y，Su Y，et al. Highly efficient enrichment of phosvitin phosphopeptides by novel magnetic carboxymethyl chitosan nanoparticles decorated with Fe（Ⅲ）ions［J］. Journal of Chromatography B，2013，915-916：33-38.

［53］Ma Y，LI Y，Zhao G，et al. Preparation and characterization of graphite nanosheets decorated with Fe_3O_4 nanoparticles used in the immobilization of glucoamylase［J］. Carbon，2012，50（8）：2976-2986.

［54］陶可. Fe_3O_4纳米颗粒的制备、修饰与细胞转染研究［D］. 上海：上海交通大学，2008.

［55］Mani V，Wasalathanthri D P，Joshi A A，et al. Highly efficient binding of paramagnetic beads bioconjugated with 100000 or more antibodies to protein-coated surfaces［J］. Analytical Chemistry，2012，84（23）：10485-10491.

［56］陶运明. 二羟基铁/肝素纳米颗粒-VEGF修饰促进去细胞血管基质的生物相容性和内皮化的研究［D］. 长沙：中南大学，2013.

［57］Bayramoglu G，Senkal B F，Yilmaz M，et al. Immobilization and stabilization of papain on poly（hydroxyethyl methacrylate-ethylenglycol dimethacrylate）beads grafted with epoxy functional polymer chains via surface-initiated-atom transfer radical polymerization（SI-ATRP）［J］. Bioresource Technology，2011，102（21）：9833-9837.

［58］Bayramoglu G，Ozalp V C，Arica M Y. Adsorption and separation of immunoglobulins by novel affinity core-shell beads decorated with Protein L and *l*-histidine [J] . Journal of Chromatography B，2013，936：1-9.

[59] 陈少峰，张红印，侯兰凤，等. 蛋白质修饰的纳米银在海水中的物理化学特性 [J] . 化学研究与应用，2013，25（6）: 880-884.

第三篇

传递系统及其应用

类胡萝卜素作为一类功能性食品原料，具有抗氧化、抗癌、增强免疫力等多种生理活性功能，在食品、医药工业应用广泛。但是，大部分类胡萝卜素水溶性差，且易受光、热、氧等因素影响而发生降解、异构化等行为，进而降低其生理活性。通过构建传递系统可以增强类胡萝卜素的溶解性、稳定性以及实现靶向递送，进而提高其生物活性。本章介绍主要类胡萝卜素，包括番茄红素、β-胡萝卜素和叶黄素的传递系统的研究进展。

第一节
番茄红素传递系统及其应用

番茄红素属于类胡萝卜素家族，是典型的异戊二烯类化合物[1]。番茄红素占番茄中类胡萝卜素总含量的80%～90%[2]，在红色、黄色、橙色等蔬菜（如胡萝卜、番茄）、水果（如番石榴、木瓜、西瓜）、花卉中含量十分丰富[3]。

番茄红素具有很强的生物活性。然而，番茄红素中不饱和双键的存在使其很容易因光、氧、酸、热或其他外界环境的变化而发生氧化降解和异构化反应，从而影响番茄红素的生物利用率。同时，番茄红素水溶性差，在胃肠道消化条件下不稳定，导致其生物利用率低，进一步限制了它在功能食品中的应用。

许多研究表明，构建番茄红素传递系统能显著提高番茄红素的生物利用率[4]。常见的递送体系有乳液、水凝胶、脂质体、生物聚合物颗粒等。传递系统可以调节番茄红素在人体胃肠道内的消化吸收，提高其化学稳定性和生物利用率，从而增强其生物活性[5]。图11-1列出了不同类型的番茄红素传递系统[6]。

◀ 图11-1　番茄红素传递系统类型示意图

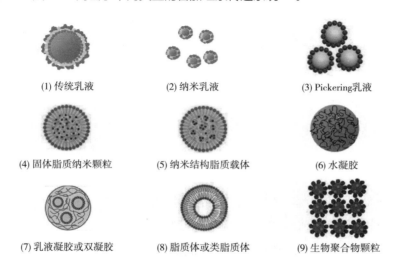

(1) 传统乳液　　　(2) 纳米乳液　　　(3) Pickering乳液

(4) 固体脂质纳米颗粒　　　(5) 纳米结构脂质载体　　　(6) 水凝胶

(7) 乳液凝胶或双凝胶　　　(8) 脂质体或类脂质体　　　(9) 生物聚合物颗粒

一、番茄红素乳液

乳液由互不相容的两相组成，其中一相以小液滴形式分散在另一相中，主要分为水包油型（O/W型）和油包水型（W/O型）两大类型[7]。乳液是最常见的番茄红素传递系统，乳液类型、组成和结构显著影响番茄红素的理化稳定性和生物利用率。以下主要介绍传统乳液、纳米乳液和Pickering乳液等番茄红素乳液传递系统。

（一）传统乳液

传统乳液的结构如图11-1（1）所示。油相类型是影响乳液中番茄红素化学稳定性和生物利用率的重要因素之一。将番茄红素包埋在O/W型乳液的油相中，能够提高其在水中的溶解度，使其易于分散在饮料、果汁和食品等水基食品体系中。Meroni等研究了橙油（在油相中占比100%）、三丁酸甘油酯和橙油组成的混合油脂[各占50%（质量分数）]、玉米油和橙油组成的混合油脂[各占50%（质量分数）]三种类型油脂对O/W型乳液中番茄红素化学稳定性、抗氧化性、生物利用率的影响。橙油和玉米油为长链甘油三酯，三丁酸甘油酯为短链甘油三酯。研究表明，由橙油和玉米油组成的混合油脂所制备的番茄红素乳液物理稳定性最好；番茄红素在富含不饱和长链甘油三酯的油脂中更易降解，在不同油脂中的保留率由高到低为：橙油（87.94%）＞橙油和三丁酸甘油酯组成的混合油脂（64.41%）＞橙油和玉米油组成的混合油脂（57.39%）[8]。Raikos等采用不同混合比例的玉米油和三丁酸甘油酯制备番茄红素O/W型乳液，研究发现，当玉米油与三丁酸甘油酯的比例较低时（质量比25∶75），乳液在饮料中出现严重的奥氏熟化现象；当玉米油与三丁酸甘油酯的比例较高时（质量比75∶25），番茄红素的生物利用率显著增加。番茄红素溶于长链甘油三酯后具有较高的生物利用率，这可能与甘油三酯消化后形成的混合胶束能够更好地溶解番茄红素有关[9]。Liang等研究了不同油脂（橄榄油或玉米油）、乳清分离蛋白和海藻酸钠对番茄果肉中番茄红素生物利用率的协同影响，结果表明这些物质的添加增加了番茄红素从果肉中的释放量；乳清分离蛋白的存在可以减小番茄果肉中油滴的粒径，而海藻酸钠的存在可以增加番茄果肉的黏度。但是，在番茄果肉中，添加8%（质量分数）玉米油和1%（质量分数）乳清分离蛋白，可以使番茄红素具有最高的贮藏稳定性；而添加6%（质量分数）橄榄油和1%（质量分数）海藻酸钠，则可以使番茄红素具有最高的体外生物利用率（61.5%）[10]。

乳化剂类型是影响乳液中番茄红素化学稳定性和生物利用率的另一个重要因素。Jain等使用改性大米淀粉制备O/W型乳液，显著提高了番茄红素的化学稳定性和生物利用率。改性大米淀粉在油水界面具有良好的吸附能力，在胃肠道环境下对番茄红素具有较强的保护作用[11]。Verkempinck等用吐温-80和蔗糖酯作为乳化剂制备了负载番茄红素的O/W型乳液，结果表明，在模拟胃肠道条件下，吐温-80包埋的番茄红素生物利用率更高[12]。Báo等以山梨醇单硬脂酸酯、椰子油和吐温-80构建了番茄红素自乳化系统，结果表明，番茄红素乳液具有较高的物理稳定性、抗氧化能力和防止DNA降解的能力。与游离番茄红素相比，番茄红素乳液对参与皮肤衰老过程的酪氨酸酶和弹性蛋白酶表现出更强的抑制作用，进而有效保障皮肤健康[13]。Wang等通过添加红茶多糖制备了一种新型的辅料乳液，结果表明，红茶多糖的添加显著提高了辅料乳液的抗氧化活性、物理稳定性和脂质消化速率。特别是，当红茶多糖的添加量为0.1%（质量分数）时，番茄红素的生物利用率从16.95%显著提高到了26.21%[14]。

（二）纳米乳液

与传统乳液相比，纳米乳液具有更小的粒径，一般为1～100nm，而且分布更为均匀［图11-1（2）］。较小的乳液粒径赋予了液滴更大的表面积，增加了液滴与人体内消化酶、胆汁酸盐、胆固醇和磷脂等之间的相互作用[15]。因此，其所运载的活性成分具有较高的生物利用率[16]。

纳米乳液能够显著提高番茄红素的生物利用率，且随着粒径的减小，生物利用率进一步增加。Ha等研究发现，番茄粗提取物和液滴平均粒径为150nm的纳米乳液中，番茄红素生物利用率分别为1%和53%；而平均粒径为69nm的纳米乳液，番茄红素的生物利用率高达77%[4]。Zhao等认为，番茄红素在芝麻油纳米乳中的生物利用率约为25%，显著高于其在番茄汁中的生物利用率（0.1～3%）[17]。Sotomayor-Gerding等利用高压均质制备了番茄红素乳液，相比于5MPa的均质压力，由100MPa均质压力制备的番茄红素纳米乳液稳定性更好，且生物利用率高达93%[18]。Guo等利用大鼠模型中研究番茄红素纳米乳液的药物代谢动力学，结果表明，纳米乳液中番茄红素的生物利用率表现优异，且番茄红素优先脑靶向递送和分布[19]。Baghabrishami和Goli评价了番茄籽油的不同形式（散装油、传统乳液和纳米乳液）对番茄红素生物利用率的影响，结果表明，添加番茄籽油能够提高番茄红素的生物利用率，且以纳米乳液形式添加的最高（44.85%），其次是传统乳液（33.90%）和散装油（27.11%）[20]。

最近，一些学者提出了"辅料"食品的概念：这些食品含有的成分或结构本身可能不具有生物活性，但可以促进与其共同摄入功能成分的生物利用率[21]。Salvia-Trujillo等研究了使用乳液作为"辅料"食品对番茄红素生物利用率的影响。在没有乳液的情况下，番茄红素主要以晶体形式被"束缚"在色质体内，番茄红素的生物利用率相对较低（<8%）；当乳液存在时，乳液在小肠阶段被完全消化，番茄红素的生物利用率可以高达12.5%。因此，纳米乳液作为"辅料"食品可以增加番茄汁中番茄红素的生物利用率[22]。

Salvia-Trujillo等利用吐温-80制备了传统乳液和纳米乳液，比较了它们在小肠内的脂质消化动力学、胶束形成和类胡萝卜素生物利用率，结果表明，传统乳液形成的混合胶束仅有较少的脂质消化产物，番茄红素生物利用率较低；纳米乳液的粒径较小，在胃肠道内更稳定，脂质消化后形成较多胶束，因此番茄红素的生物利用率相对较高[23]。

乳化剂类型也会对番茄红素纳米乳液的理化性质产生直接影响。Shariffa等利用吐温-80、卵磷脂、酪蛋白酸钠和阿拉伯胶等不同乳化剂制备番茄红素纳米乳液，结果发现：吐温-80基番茄红素纳米分散体的粒径最小（77nm），透射率最高（约90%）。卵磷脂基番茄红素纳米分散体最稳定，表现出最低的多分散性值（PDI=0.191）、窄的单峰分布和高Zeta电位（约-63mV）。酪蛋白酸钠基番茄红素纳米分散体所负载的番茄红素浓度最高（25.1mg/L）[24]。

（三）Pickering乳液

Pickering乳液是一种通过固体颗粒在油-水界面形成界面膜，以维持体系动力学稳定性的乳液［图11-1（3）][25]。Sun等比较了由大豆亲脂性蛋白稳定的三种乳液（粗乳液、纳米乳液和Pickering乳液）对番茄红素的包埋效果，结果表明，所有新鲜乳液均无分层现象。在25℃下储存14d后，粗乳液中液滴粒径变大，出现明显的相分离，番茄红素的含量显著降低；纳米乳液略有分层，液滴粒径增大；Pickering乳液最为稳定，外观无明显变化，番茄红素的生物利用率最高（64.23%±30.56%）[26]。

Lv等基于高静水压制备了乳清分离蛋白-壳聚糖复合物颗粒并用于稳定Pickering乳液，番茄红素表现出优异的储藏稳定性（25℃储藏7d，番茄红素保留率高达80%）和光稳定性（光照8h，番茄红素保留率高达80%）[27]。Zhang等使用玉米醇溶蛋白-果胶复合物稳定Pickering乳液，发现吐温-20稳定的乳液中番茄红素在保存5周后便完全降解，而Pickering乳液中番茄红素保留率超过40%[28]。Wang等制备了一种W/O/W型Pickering乳液，同时递送番茄红素和表没食子儿茶素-3-没食子酸酯（EGCG），研究发现：在1~14d的储存期内，负载EGCG的乳液和共负载EGCG和番茄红素的乳液的体积平均粒径（$D_{4,3}$）始终小于空白乳液和负载番茄红素的乳液（第14天负载EGCG的乳液、共负载EGCG和番茄红素的乳液、负载番茄红素的乳液和空白乳液的$D_{4,3}$分别为17.17μm、23.55μm、32.94μm和

43.82μm），显然EGCG的加入提高了乳液的物理稳定性，但番茄红素降低了物理稳定性。EGCG和番茄红素的共递送阻止了EGCG在胃酸中的降解，促进了番茄红素胶束的形成，从而提高了EGCG和番茄红素在小肠中的吸收效率。同时，Pickering乳液改变了EGCG在消化道中的吸收位点，增强了番茄红素的生物利用率，使体系表现出优异的降血脂功能（共负载EGCG和番茄红素的乳液中血清总胆固醇含量显著低于负载EGCG的乳液和负载番茄红素的乳液）[29]。此外，Gao等以柚子皮纳米纤维素所稳定的Pickering乳液包埋番茄红素，实现番茄红素的缓释[30]。Guo等使用转谷氨酰胺酶制备的酶交联α-乳清蛋白纳米颗粒稳定高内相Pickering乳液，该乳液有效提高了番茄红素的负载能力（＞95%；非酶交联α-乳清蛋白颗粒稳定的高内相Pickering乳液的负载能力为89.8%）和光稳定性（光照10h后，番茄红素保留率高达70%；非酶交联α-乳清蛋白颗粒稳定的高内相Pickering乳液中番茄红素仅保留59.1%）[31]。

二、番茄红素脂质载体

（一）固体脂质纳米颗粒

固体脂质纳米颗粒（Solid lipid nanoparticles，SLNs）是具有亚微米尺寸（50～1000nm）的固态纳米颗粒，由固体脂质（如蜡、类固醇、脂肪酸、单甘酯、甘油二酯和甘油三酯）和表面活性剂组成［图11-1（4）］[32]。固体脂质能够在室温或人体内保持其晶体构型，合适比例的脂质和表面活性剂是制备SLNs的关键[33]。由于番茄红素在固体脂质中的流动性远低于液体油脂（如乳液），因此，使用SLNs能够为番茄红素提供更高的包埋率、更灵活的释放特性。Nazemiyeh等通过热均质化方法制备SLNs，显著增加了番茄红素的溶解度和稳定性[34]。然而，利用SLNs递送番茄红素也存在一些局限性：① 体系易于凝胶化，结构变差；② 颗粒间存在不利的相互作用/膨胀；③ 由于脂肪结晶度的转变而导致番茄红素溶解性变差，负载能力降低。

（二）纳米结构脂质载体

纳米结构脂质载体（Nanostructured lipid carriers，NLCs）是在SLNs的基础上发展起来的一种具有部分结晶脂质颗粒的传递系统［图11-1（5）］。通常情况下，食品营养成分在液体脂质中的溶解度大于固体脂质[35]。固体和液体脂质的差异导致较无序的晶体排列，赋予NLCs较高的负载能力和稳定性[36]。同时，NLCs可以改善生物活性分子的黏附性、稳定性和药代动力学[37]。已有研究证明，NLCs能够增强食品营养成分的溶解性、化学稳定性和生物利用率[38]。Pornthida和Siriporn通过使用不同的表面活性剂评估了NLCs包埋番茄红素的物理性质和化学稳定性，发现与游离番茄红素相比，NLCs可以增强番茄红素化学稳定性[39]。Okonogi和Riangjanapatee使用高压均质法将番茄红素包埋于由硬脂酰谷氨酸钠、橙蜡和米糠油组成的NLCs中，显著延缓了番茄红素的化学降解[40]。Singh等制备了一种番茄红素NLCs，并评价了口服给药后的吸收情况，结果表明，番茄红素在4～9h内快速释放并在之后的48h内持续释放。与游离的番茄红素相比，番茄红素NLCs表现出更高的渗透性和生物利用率。这主要是因为番茄红素是一种活性成分，NLCs脂质核心可以刺激乳糜微粒携带番茄红素实现跨膜转运，而且NLCs在胃肠壁中吸附可延长番茄红素与肠上皮细胞的接触时间[41]。Ma等评价了番茄红素NLCs的体内外稳定性和抗氧化活性，结果表明，与游离番茄红素相比，番茄红素NLCs具有更好的抗氧化性能，DPPH自由基清除率、羟自由基清除能力和铁还原能力分别提高了90.47%、47.43%和45.12%；此外，动物实验表明，肾脏过氧化氢酶、心脏超氧化物歧化酶和肝脏谷胱甘肽过氧化物酶的活性分别提高了31.48%、42.50%和21.47%，血清丙二醛含量下降14.13%[42]。

三、番茄红素凝胶

凝胶是具有三维网络结构的半固体物质，由生物聚合物通过物理或化学相互作用形成。目前，一些凝胶体系已被用于包埋和递送番茄红素。

（一）水凝胶

水凝胶（Hydrogel）是以水为介质的三维结构亲水网络体系［图11-1（6）］。食品级水凝胶可以包埋番茄红素等脂溶性营养素，以实现靶向释放[43]。Hernández-Espinoza等制备了负载番茄红素的阿拉伯木聚糖水凝胶，发现随着多糖浓度的增加，番茄红素的扩散系数降低，说明通过调节阿拉伯木聚糖水凝胶的结构可以有效控制番茄红素的释放行为[44]。Aguirre Calvo和Santagapita利用海藻糖、β-环糊精和阿拉伯树胶构建的水凝胶显著提高了番茄红素的运载能力[45]。Aguirre Calvo和Santagapita比较了连续冷冻（-18℃，30d）、冷冻/解冻循环，以及真空脱水和冷冻干燥等条件下海藻酸钠水凝胶珠对番茄红素的保护作用，研究发现，番茄红素在仅含有海藻酸钠的水凝胶珠中降解严重，而在含有海藻糖、β-环糊精和阿拉伯胶的复合水凝胶珠中具有更高的保留率（>80%）[46]。Sampaio等分别使用海藻酸钠和果胶制备水凝胶珠运载番茄红素，研究发现，两种水凝胶珠均对番茄红素具有高度的保护作用，经过8周的冷藏储存，番茄红素的保留率分别为29%和21%[47]。Jain等将番茄红素包埋在海藻酸钠水凝胶珠和O/W型乳液中，发现在O/W型乳液中的番茄红素具有更高的生物利用率（20.2%），在海藻酸钠水凝胶珠中的番茄红素具有更高的化学稳定性（35.6%）[11]。

（二）乳液凝胶

乳液凝胶（Emulsion gels）作为一种软固体材料，包含乳液和水凝胶的结构特点［图11-1（7）］，具有优异的物理稳定性，能够同时包埋水溶性和脂溶性营养素。Liu等制备了含有不同界面结构油滴的番茄红素乳液，然后使用谷氨酰胺转氨酶和钙离子交联构建乳液凝胶，研究发现，包埋在乳液凝胶中的番茄红素的光稳定性和胃肠道稳定性显著高于游离番茄红素，并且负载番茄红素的乳液凝胶对Caco-2细胞表现出更强的抗炎活性[48]。Shu等研究比较了内外凝胶化对负载番茄红素海藻酸钠乳液凝胶结构和功能特性的影响，研究表明，使用内部凝胶化方法制备的乳液凝胶具有比外部凝胶化方法更高的硬度、保水能力和冻融稳定性，内部凝胶化方法制备的乳液凝胶中的番茄红素具有更高的生物利用率（36.1%），外部凝胶化方法制备的乳液凝胶中的番茄红素生物利用率为33.4%[49]。

（三）双凝胶

双凝胶（Bigels）结合了有机凝胶和水凝胶的特征，是递送脂溶性和水溶性营养素的理想载体。双凝胶的结构与乳液凝胶类似［图11-1（7）］，但其两相凝胶化特性为其提供了更高的稳定性。双凝胶制备工艺简单，只需在低剪切搅拌下直接混合油凝胶和水凝胶就可以。Zhu等利用单硬脂酸甘油酯-蜂蜡油凝胶和高酰基结冷胶水凝胶制备双凝胶，并应用于包埋番茄红素，研究发现，双凝胶在3个月内未出现相分离，而且包埋的番茄红素也具有很好的化学稳定性[50]。

四、番茄红素脂质体

（一）脂质体

脂质体（Liposomes）是具有双层脂质分子的封闭式微型囊泡［图11-1（8）］，可以降低被包埋物质的毒性，提高食品营养成分的稳定性。脂质体中，脂质和水分子的存在可以实现水溶性及两亲性化合物的包埋，并控制其在胃肠道环境下的递送和释放[51]。Tan等研究了番茄红素在脂质体中的载量、抑制脂质过氧化能力、抗氧化能力，结果表明，在模拟胃肠道消化时，番茄红素释放速率比其他类胡萝卜素快且释放量更大[52]。Zhu等利用薄膜水化法制备了负载番茄红素的脂质体，研究表明，脂质体的负载率为1.02%，包埋率为81.85%，脂质体能够在改善番茄红素稳定性、水溶性的同时提高番茄红素的生物利用率；与单独使用阿霉素治疗相比，番茄红素脂质体能减轻阿霉素对小鼠心脏的毒性，增强阿霉素对B16黑色素瘤小鼠的抗肿瘤作用[53]。Zhao等证明了与番茄红素直接作用于机体相比，负载番茄红素的纳米脂质体能显著提高番茄红素对缺血性脑损伤的保护作用[54]。Najafi等评估了负载番茄红素的脂质体对公鸡精子冷冻保存的影响，发现添加0.2mmol/L番茄红素改善了冷冻和解冻后精子的质量[55]。

（二）类脂质体

类脂质体（Niosomal vesicles）的结构与脂质体相似［图11-1（8）］，是由非离子表面活性剂、胆固醇和极性天然生物分子构成的一种封闭双层囊泡结构，具有特殊的中空几何形状，能够同时运载水溶性和脂溶性营养素。相比于脂质体，类脂质体能够为番茄红素提供更高的化学稳定性和储存稳定性。Sharma等证明，通过吸附-水合方法制备的类脂质体有效提高了番茄红素的生物活性和生物利用率，负载番茄红素的类脂质体血浆水平相比于市售制剂增加了297.19%（高出3倍）[56]。Mashal等通过反相蒸发法将番茄红素包埋于由阳离子脂质（DOTMA）和聚氧乙烯（20）山梨醇酐单硬脂酸酯（又称吐温-60）构建的类脂质体中，结果表明，这种类脂质体能够有效浓缩、释放和保护DNA，在不影响细胞活力的情况下，转染细胞的占比约为35%。对大鼠视网膜下和玻璃体内给药均表明，该类脂质体能够有效转染视网膜外层，为治疗许多遗传性视网膜疾病提供了新方法[57]。Sharma等设计的类脂质体对番茄红素具有高包埋率（约62.8%），并促进其抗糖尿病功效。与糖尿病对照组相比，使用该类脂质体第7天和第14天，治疗组的血糖、总胆固醇、低密度脂蛋白和极低密度脂蛋白水平等生化参数显著降低[58]。

五、番茄红素生物聚合物

许多生物聚合物，如多糖、蛋白质等，都能与番茄红素通过自组装、冷冻干燥、喷雾干燥、静电纺丝等技术形成不同尺度的颗粒［图11-1（9）］，进而提高番茄红素的生物利用率。

Jain等制备了包埋番茄红素的乳清分离蛋白纳米颗粒，可以有效保护番茄红素免受不利生物环境的影响，并通过促进其淋巴吸收来提高番茄红素的生物利用率[59]。Horuz和Belibağlı通过静电纺丝将番茄红素包埋到玉米醇溶蛋白纳米纤维中，包埋率超过90%，与纯番茄红素相比，其在储存14d后仍具有较高的保留率和抗氧化活性[60]。Komijani、Mohebbi和Ghorani制备了含有番茄红素的玉米醇溶蛋白多层纳米纤维，包埋率为81.7%～92.26%，番茄红素在小肠中的生物利用率为16.18%[61]。Chang等制备α-乳白蛋白自组装纳米管用于递送番茄红素，该纳米体系显著提高了番茄红素的稳定性和抗氧化性能[62]。Zhao等研究了鲇鱼肌球蛋白与番茄红素的相互作用，发现番茄红素能够与鲇鱼肌球蛋白通过疏水相互作用形成复合物；低浓度的番茄红素能够抑制肌球蛋白的聚集，而高浓度的番茄红素则促进肌球蛋白的聚集[63]。

环糊精是一种中空圆柱形环状分子，具有疏水性内腔和亲水性表面[64]。Wang等制备了番茄红素与β-环糊精的包合物，结果显示，包合物能显著提高番茄红素的热稳定性和光稳定性[65]。Ma等开发了番茄红素-环糊精-聚乙二醇6000三元复合物，其在水中的溶解度（897.6mg/L）是番茄红素二元包合物（27.1mg/L±3.2mg/L）的33倍；与游离态番茄红素相比，番茄红素在三元体系中的溶出速率明显加快；药物动力学研究表明，番茄红素三元体系的相对生物利用率高达313%[66]。Rocha、Fávaro-Trindade和Grosso使用改性淀粉作为壁材，通过喷雾干燥法包埋番茄红素，研究表明，与游离番茄红素相比，微胶囊等更有效地保护了番茄红素[67]。

蛋白质和多糖的非共价或共价复合物往往比单一组分更能高效包埋和递送番茄红素。Jain等将番茄红素包埋在酪蛋白-黄芪胶复凝聚物中，显著增强了其在大鼠体内的口服吸收率。6h时观察到血浆最大番茄红素水平为107.71mg/L±1.48mg/L；口服普通番茄红素的血浆最大番茄红素水平仅为48.27mg/L±0.89mg/L[68]。Souza等比较了麦芽糊精、乳清分离蛋白和辛烯基琥珀酸改性淀粉对微胶囊中番茄红素稳定性的影响，研究表明，番茄红素微胶囊的抗自由基活性比自由态番茄红素提高了2.0～2.4倍；相比于乳清分离蛋白，麦芽糊精和辛烯基琥珀酸改性淀粉对番茄红素的保护作用更强[69]。Jia等利用美拉德反应制备了乳清分离蛋白-低聚木糖共价复合物，并用于包埋番茄红素，研究表明，乳清分离蛋白-低聚木糖共价复合物对番茄红素的保护作用显著高于单独的乳清分离蛋白，番茄红素的生物利用率从16%提高至60%[70]。Charpashlo、Ghorani和Mohebbi等通过静电纺丝技术将含有番茄红素的明胶层夹在两层玉米醇溶蛋白之间，番茄红素的包埋率为83.97%～90.51%，其在小肠中能够快速高效释放，生物利用率最高达16.44%[71]。Gheonea等使用乳清分离蛋白-阿拉伯胶非共价复合物作为壁材制备番茄红素微胶囊，该微胶囊表现出相当于27.34mg±0.18mg番茄红素/g干重和2.15mmol Trolox[1]/g±0.02mmol

---

1） Trolox：水溶性维生素E类似物。

Trolox/g 干重的抗氧化活性。在4℃的黑暗中储存14d后，番茄红素的保留率为63%。对 α -淀粉酶的抑制作用为79%[72]。Chen等通过静电纺丝技术将乳清分离蛋白-口蘑多糖非共价复合物稳定的O/W型乳液转变成纳米纤维，并成功包埋番茄红素，番茄红素表现出增强的光稳定性（番茄红素保留率提高了17%~20%）、热稳定性和生物利用率，并实现了小肠靶向特异性释放[73]。

第二节
β - 胡萝卜素传递系统及其应用

　　β -胡萝卜素已在食品和药品中得到广泛应用，既可作为着色剂，又可作为膳食补充剂。膳食类胡萝卜素是维生素A的主要来源，维生素A对于保持皮肤和黏液膜的健康、良好的免疫体系和眼睛非常重要[74]。此外，β -胡萝卜素是一种强抗氧化剂，对许多癌症和心血管疾病具有预防作用[75]。

　　β -胡萝卜素具有高度不饱和的结构，易氧化，从而丧失原有的色泽和生物活性。此外，在食品加工和存储过程中暴露于酸、光、热等条件下，β -胡萝卜素也很容易发生异构化[76]，这些反应导致 β -胡萝卜素进一步分解，并生成低分子质量的化合物，其中的醛、醇、酮和其他芳香族化合物有助于加工食品风味的形成，但是也可能产生一些不良风味[77, 78]。为了提高 β -胡萝卜素的水溶性、稳定性以及生物利用率，在过去的几十年里，研究人员已经进行了大量的研究来设计不同的传递系统，主要包括乳液、乳液凝胶和纳米颗粒[79]。

一、β - 胡萝卜素乳液

（一）多层乳液

　　多层乳液（Multilayer emulsions）的特征是覆盖油滴的界面膜是由两层或两层以上的乳化剂或生物聚合物通过层层吸附技术形成的。由于多层界面的形成受静电力的驱动，乳液的pH和离子强度对多层界面的结构和性能影响显著。通过选择合适的界面成分、调整体系的pH或盐浓度，可以设计具有理想界面结构的多层乳液，从而实现对环境应力变化的不同响应能力。

　　Hou等制备了由大豆多糖或大豆多糖-壳聚糖稳定的载有 β -胡萝卜素的单层或

双层乳液，研究发现，大豆多糖-壳聚糖双层乳液可以显著抑制不同温度贮藏过程中 β-胡萝卜素的降解；贮藏后 β-胡萝卜素的保留率与壳聚糖的浓度和分子质量有关，由中分子质量壳聚糖稳定的乳液中 β-胡萝卜素稳定性最好[80, 81]。Liu等探究了甜菜果胶或大豆可溶性多糖（外层）和乳铁蛋白-多酚（儿茶素或绿原酸）复合物（内层）对载有 β-胡萝卜素的乳液的稳定性的影响，研究发现，在8h紫外线暴露下，多层乳液中的 β-胡萝卜素损失率很低（22%～24%），而由乳铁蛋白-多酚复合物（＞70%）或单独的乳铁蛋白（100%）稳定的单层乳液中 β-胡萝卜素损失率较高。同样，在温度贮藏实验中（55℃，12d），多层乳液中的 β-胡萝卜素也具有更高的稳定性。此外，多层乳液体系中的乳铁蛋白-儿茶素复合物比乳铁蛋白-绿原酸复合物更能有效地抑制 β-胡萝卜素的降解，当乳铁蛋白-多酚复合物位于多层界面的外层时，也能有效地稳定乳液体系中的 β-胡萝卜素[82~84]。

Wei等通过复合胶体颗粒和乳铁蛋白（Lactoferrin，Lf）或鼠李糖脂（Rhamnolipid，Rha）共同稳定负载 β-胡萝卜素的多层乳液[85]。研究发现，胶体颗粒与Lf或Rha共稳定的 β-胡萝卜素多层乳液在不同的环境应力（光、热、pH 和离子强度）下保持稳定，并且在55℃下可贮藏28d。与Rha相比，Lf以较低的浓度（≤5g/L）与颗粒形成的复合界面在稳定乳液方面更优。此外，由颗粒和乳化剂组成的致密界面层有效地抑制了多层乳液的游离脂肪酸释放，但同时降低了 β-胡萝卜素的生物利用率，这主要归因于界面上颗粒间乳化剂的填充和吸附抑制了油滴的暴露以及胆汁盐和脂肪酶的吸附。在此基础上，Wei等进一步利用玉米醇溶蛋白胶体颗粒、藻酸丙二醇酯和鼠李糖脂构成的复合界面稳定 β-胡萝卜素多层乳液，这是首次使用三种不同类型（颗粒、聚合物和表面活性剂）的乳化剂来协同稳定多层乳液并包埋食品功能因子[86, 87]。研究表明，颗粒-生物聚合物-表面活性剂复合界面稳定的多层乳液增强了乳液理化稳定性并延迟了脂质消化。在8h的紫外线辐射后，多层乳液中的 β-胡萝卜素的保留率提高了2倍。

（二）多重乳液

多重乳液（Multiple emulsions）包括水包油包水型（W/O/W型）乳液和油包水包油型（O/W/O型）乳液，其特征是分散相液滴中包含更小粒径的分散相。多重乳液在一个体系中同时具有油-水界面和水-油界面，需要亲水性乳化剂和亲脂性乳化剂共同稳定。多重乳液在递送功能性成分方面具有优势，因为其在一个体系中有两个油相（或水相）间隔开，这有助于减缓溶解在内相中的成分的扩散。此外，多重乳液能够同时包埋水溶性和油溶性营养成分。Rodriguez-Huezo等制备了含有 β-胡萝卜素的W/O/W型多重乳液，并将其喷雾干燥成粉末，研究发现，当初级乳液中含有较多的生物聚合物时，包埋效果更好，但若需减缓类胡萝卜素的降解，应降低生物聚合物的比例[88]。Huang等利用聚甘油蓖麻醇酯、乳清分离蛋白和海藻酸钠制备了W/O/W型多重乳液实现原花青素和β-胡萝卜素的共同包埋，研究发现，多重乳液中原花青素和β-胡萝卜素的生物利用率分别为32.4%和46.3%，向油相中添加米糠蜡使得油相胶凝后，原花青素的生物利用率显著提高至52.7%～61.3%而β-胡萝卜素的生物利用率提高至69.0%～77.5%。在另一项研究中，Dai等探究了盐溶性蛋白制备的W/O/W型乳液稳定性对共包埋维生素C和β-胡萝卜素的影响，研究发现，维生素C和β-胡萝卜素的包埋率分别在87%和99%以上，并且在4℃下贮藏28d后仍能保持50%左右的抗氧化能力。

（三）微乳液

1943年，Hoar与Schulm首次提出了微乳液的概念：互不相容的两种液体，在表面活性剂作用下混合形成热力学稳定、均一透明体系[89]。微乳液（Microemulsion）是由水相、表面活性剂、油相及助表面活性剂等组分混合，自发形成的热力学稳定体系。微乳液粒径一般为10～100nm，是一种热力学稳定体系，不易发生破乳。

颜秀花等制备了β-胡萝卜素的吐温-80/乙醇/丁酸乙酯/H_2O的O/W型微乳液，结果表明，β-胡萝卜素在微乳液中的光热稳定性比在丁酸乙酯溶液中更好[90]。Chen和Zhong用卵磷脂和吐温-20的混合物稳定了β-胡萝卜素微乳液（1g/L β-胡萝卜素，粒径<10nm），结果表明，微乳液体系（30g/L卵磷脂、200g/L吐温-20）中的β-胡萝卜素在15d的室温贮藏条件下能保留约75%，而溶解在乙酸乙酯中的β-胡萝卜素几乎完全降解。贮藏65d后，仍有约20%的β-胡萝卜素保留在含有卵磷脂的体系中。由此可见，微乳液体系中的卵磷脂在减缓β-胡萝卜素降解方面发挥了重要作用[91]。在另一项研究中，Roohinejad等用辛葵酸甘油酯（Capmul MCM）、非离子表面活性剂（吐温-80）和磷酸盐缓冲液制备了β-胡萝卜素微乳液，研究发现，当微乳液浓度大于0.313g/L（吐温-80浓度为0.06g/L）时，微乳液的细胞毒性增加可能是吐温-80沉淀在细胞培养单层上的结果，而微乳液中负载的β-胡萝卜素似乎没有保护细胞免受吐温-80的相关损伤[92]。浓度为0.313g/L的β-胡萝卜素微乳液对H_2O_2引起的氧化损伤细胞具有一定保护作用。这些结果显示了β-胡萝卜素微乳液在吐温-80安全水平下的传递系统在制药和食品方面的应用潜力。研究人员制备了一种含有β-胡萝卜素和柠檬油的微乳液的模型饮料在20℃的光照强度增加到6000Lx的情况下进行稳定性测试。透明微乳液在贮存过程中物理性质稳定，未发生聚结现象。但是由于柠檬烯和β-胡萝卜素的氧化，微乳液的颜色和味道都发

生了降解[93]。

目前，微乳液作为传递系统在食品工业中的应用十分有限，主要是因为适合生产微乳剂的食品级乳化剂（以及助表面活性剂）和油脂的种类有限。其次，微乳液的制备通常需要大量乳化剂，乳化剂的浓度可能会超过允许的最大限度。

（四）Pickering 乳液

在Pickering乳液中，液滴由固体颗粒稳定，无需添加乳化剂即可形成体系，因此Pickering乳液在无乳化剂食品中特别受欢迎。形成Pickering乳液的固体颗粒不一定是两亲性的，水相和油相对颗粒的局部润湿作用使得颗粒在油水界面具有较强的固定作用。Pickering乳液由于界面粒子产生的强烈空间斥力，一般具有良好的物理稳定性，在递送功能性食品配料方面具有优势。

Liu和Tang设计了一种由大豆甘氨酸颗粒稳定的O/W型乳液作为β-胡萝卜素的传递系统，并在模拟肠道条件下测试了β-胡萝卜素的释放行为[94]。结果表明，Pickering乳液中β-胡萝卜素的释放速率远低于常规乳液，且在消化过程中β-胡萝卜素相当稳定。该团队还用豌豆分离蛋白制备了Pickering乳液，结果表明，通过改变乳液中油相的体积分数，可以调节β-胡萝卜素的释放速率。随着油浓度的增加，乳液逐渐呈凝胶状，β-胡萝卜素的释放速度明显减慢。许多使用Pickering乳液作为传递系统的研究都表明，功能因子的释放程度与固体颗粒的结构有关，通过调整其结构或使用合适的触发条件（如pH、酶、热）可以有效地控制其释放。

多种营养素的复配利用具有多种优势，并已经广泛应用于功能食品中。多种营养素共传递载体的发展受限于对营养素的低负载能力或不混溶性。利用Pickering乳液实现不同极性食品功能因子的同时包埋与递送是相关领域的研究热点之一。姜黄素具有较低的相对分子质量（368.13u），具有许多酚羟基，而β-胡萝卜素是相对分子质量较大的化合物（536.44u），含有较长的类异戊二烯侧链。因此，β-胡萝卜素（lg P=14.734）显示出比姜黄素（lg P=1.945）强得多的疏水性。负载姜黄素的纳米颗粒可以提高乳液的界面抗氧化能力，从而抑制β-胡萝卜素在光、热和氧环境中的降解。Wei等设计了负载姜黄素的玉米醇溶蛋白-藻酸丙二醇酯-茶皂素复合纳米颗粒以稳定负载β-胡萝卜素的Pickering乳液，并探讨了不同界面颗粒浓度（5~30g/L）、微射流压力（0~150MPa）和加热温度（30~70℃）对由负载了姜黄素的复合纳米颗粒稳定的β-胡萝卜素Pickering乳液的理化稳定性、微观结构和体外消化行为的影响[95]。研究结果发现，制备稳定的负载β-胡萝卜素Pickering乳液的最佳参数是颗粒浓度为20g/L，均质压力为100MPa，加热温度为60℃。紧密堆积的颗粒层在液滴间提供了足够排斥力从而防止乳液聚集且保护了功能因子。姜黄

素和 β-胡萝卜素的共包埋体现出协同作用，提高了它们在光热处理下的稳定性。较高的颗粒浓度（≥20g/L）和加热温度（≥50℃）阻碍了乳液消化，并降低了姜黄素和 β-胡萝卜素的生物利用率。然而，较低的均质压力（≤100MPa）促进了脂肪水解并改善了功能因子的生物利用率。

最近一些研究中探究了利用不同胶体颗粒协同稳定Pickering乳液的潜力。Wei等使用球形疏水性玉米醇溶蛋白胶体颗粒（ZCPs，粒径517.3nm）和棒状亲水性纤维素纳米晶体（CNCs，粒径115.2nm）来稳定负载 β-胡萝卜素的Pickering乳液[96]。当ZCPs与CNCs的质量比为1∶4时，Pickering乳液中的 β-胡萝卜素具有最佳的光热稳定性。与单一ZCPs稳定的Pickering乳液相比，ZCPs和CNCs共稳定的Pickering乳液在55℃下保存28d的 β-胡萝卜素保留率从9.29%提高到60.23%。通过调节界面上不同颗粒的质量比和添加顺序， β-胡萝卜素的生物利用率为9.14%～27.25%。在另一项研究中，Wei等使用较大的、刚性的、亲水的玉米醇溶蛋白-藻酸丙二醇酯复合颗粒（Zein-propylene glycol alginate composite particles，ZPCPs）和较小的、柔软的、疏水性的乳清蛋白微凝胶颗粒（Whey protein microgel，WPM）来协同稳定Pickering乳液以包埋 β-胡萝卜素[97]。结果显示，不同颗粒联合使用可提高 β-胡萝卜素的光热稳定性和贮藏稳定性。以ZPCPs为内层，WPM为外层，且ZPCPs与WPM的质量比为4∶1时，Pickering乳液的稳定性和 β-胡萝卜素的生物利用率最好。

二、β-胡萝卜素乳液凝胶

乳液凝胶一般含有凝胶剂，凝胶剂在乳液中形成凝胶网络，将液体乳液转化为软固体。在凝胶乳液中，油滴在凝胶网络中固定，导致所含化合物的传质和扩散速度减慢。乳液凝胶能有效保护营养物质不受外界影响，已广泛应用于食品香精、鱼油、调味油等的包埋中。

Mun等设计了由蛋白质稳定油滴（填充水凝胶）的大米淀粉凝胶，用于在模拟消化条件下递送 β-胡萝卜素。研究表明，乳液凝胶中的 β-胡萝卜素比未凝胶或无脂肪滴的水凝胶中的 β-胡萝卜素具有更高的生物利用率，主要是因为凝胶网络中的脂肪滴具有更高的聚集稳定性。后续研究报告称，乳化剂类型（WPI或吐温-20）或淀粉类型（大米淀粉或绿豆淀粉）不影响 β-胡萝卜素在乳液凝胶中的生物利用率[98, 99]。Lu等使用天然乳清蛋白作为乳化剂和热变性乳清蛋白作为胶凝剂，通过改变变性蛋白和天然蛋白的含量，制备了负载 β-胡萝卜素的乳液凝胶[100]。结果发现，凝胶强度越高、结构越致密的乳液凝胶对 β-胡萝卜素抗逆境的

保护作用越强。变性蛋白含量较高的乳液凝胶对包埋的β-胡萝卜素有较好的保护作用，这表明乳液凝胶中的凝胶结构比界面对β-胡萝卜素提供了更强的保护。

三、β-胡萝卜素纳米颗粒

（一）生物聚合物纳米颗粒

纳米颗粒传递系统是指利用纳米颗粒对生物活性成分进行包埋和递送，从而实现对活性成分释放的传递系统[101]。Yin等以酪蛋白酸钠（Sodium caseinate，SC）、吐温-20、单月桂酸十甘油酯和蔗糖脂肪酸酯为不同乳化剂，通过溶剂-蒸发法制备了不同β-胡萝卜素纳米颗粒[102]。研究发现，根据所用乳化剂的不同，β-胡萝卜素纳米颗粒的平均粒径为30～206nm。SC制备的纳米颗粒粒径最大，吐温-20制备的纳米颗粒粒径最小。经过4℃贮藏8周后，纳米颗粒的平均粒径和粒径分布基本保持不变，但β-胡萝卜素含量随时间的推移而降低。在所有样品中，SC制备的纳米颗粒中的β-胡萝卜素抗氧化性能最稳定，这很可能是由于颗粒较小的比表面积、SC的物理屏障保护被包埋的β-胡萝卜素免受自由基的侵害以及SC的抗氧化活性。Yi等用三种水溶性蛋白质（酪蛋白酸钠、乳清分离蛋白和大豆分离蛋白）包埋β-胡萝卜素，分别得到了直径分别为78，90和370nm的纳米颗粒[103]。此外，经过不同蛋白质包埋后，β-胡萝卜素纳米颗粒与游离β-胡萝卜素相比抗氧化性显著提高，而乳清分离蛋白纳米颗粒在体外消化过程中展现出了最佳的β-胡萝卜素释放特性。Wei等采用乳化-蒸发法代替传统的反溶剂沉淀法制备了负载β-胡萝卜素的玉米醇溶蛋白-藻酸丙二醇酯（Propylene glycol alginate，PGA）复合纳米颗粒[104]。结果表明，在pH4.0下，Zein和PGA能够通过静电相互作用，氢键和疏水作用形成稳定的Zein-PGA复合纳米颗粒并且β-胡萝卜素包埋率达69.37%。Zein-PGA复合纳米颗粒呈现出均一致密的球形结构，并能够减缓β-胡萝卜素在不同环境条件下的降解。研究人员发现，负载β-胡萝卜素的Zein-PGA复合纳米颗粒的理化稳定性取决于PGA水平，并且复合纳米颗粒能够抑制β-胡萝卜素在胃相中的释放从而使其缓释在小肠相中。

（二）脂质纳米颗粒

固体脂质颗粒能抑制所含成分的传质和扩散，起到遮蔽作用，保护所含成分不受外界应力的干扰。特别地，固体颗粒可以被设计成在理想的温度下融化，从而通过热控制来释放所含成分。

研究人员开发了不同类型的固体脂质颗粒来递送 β -胡萝卜素，并证明其可以减缓 β -胡萝卜素氧化并提高其生物可接受率。Trombino等以硬脂酰阿魏酸固体脂质纳米颗粒制备的微乳液作为 β -胡萝卜素的载体。室温（28～30℃）、光照条件下贮藏3个月后，脂质纳米颗粒的粒径变化很小（从169.8nm到188.4nm），β -胡萝卜素的包埋率几乎没有变化（从49.2%到48.4%）[105]。对以乳脂为基础的纳米乳体系的研究也报道了相似的结果，使用相转化温度技术并通过稀释-透析-稳定制备的脂质纳米颗粒，在90d的贮藏期内能够保持颗粒粒径（25nm）稳定以及 β -胡萝卜素的稳定性。脂质颗粒对 β -胡萝卜素的保护作用受乳化剂影响显著。Helgason等研究发现，卵磷脂比吐温系列乳化剂更能抑制 β -胡萝卜素在固体颗粒体系中的降解。在模拟消化条件下，固体脂质颗粒也能保持其结构，并减缓脂肪分解和 β -胡萝卜素向水相的转移[106]。钟芳等制备了不同蛋白稳定的固体脂质纳米颗粒，发现固体脂质颗粒包埋的 β -胡萝卜素的吸收效果明显好于游离的 β -胡萝卜素，纳米颗粒可以直接穿过上皮细胞层从而促进 β -胡萝卜素的吸收。由于颗粒进入细胞（带负电荷）受其表面电荷的影响，因此使用不同种类的乳化剂可以调节 β -胡萝卜素的吸收水平[107，108]。

第三节
叶黄素传递系统及其应用

　　叶黄素（Lutein）是一种广泛存在于蔬菜、水果、花卉中，呈黄红色或黄橙色结晶粉末状的类胡萝卜素，其分子式为 $C_{40}H_{56}O_2$（图11-2）[109，110]。叶黄素溶于乙醇、甲醇、乙酸乙酯、正己烷、四氢呋喃、二氯甲烷等有机试剂，但几乎不溶于水[109]。

图11-2 叶黄素 ▶
的化学结构

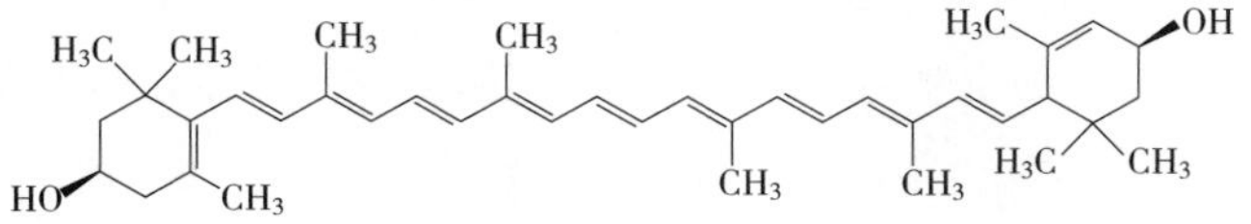

　　叶黄素作为一种食品营养成分，可在黄斑处积聚、吸收蓝光，保护视网膜免受光化学损伤[111]。此外，叶黄素还具有良好的抗氧化效果，可以中和单线态氧和活性氧，防止紫外线诱导的过氧化，减少脂褐素的形成和相关的氧化应激诱导的损伤[112]。叶黄素还被报道在大脑和认知功能的发育中发挥关键作用[108，110]。但由于人体无法自身合成叶黄素，并且日常饮食中的摄入量无法保证使其充分发挥健康功效，因此通

常需要进行额外的膳食补充[113, 114]。由于叶黄素的多烯链中存在8个共轭双键，其在氧气、热处理、光照等条件下易发生降解[109]。同时叶黄素也存在水溶性差、生物利用率低等问题，其作为活性物质在功能食品中的应用受到限制[115]。通过构建合适的传递系统对叶黄素进行包埋、递送或控释，能有效克服叶黄素在食品体系中应用的难点。根据组成成分和结构的不同，可将叶黄素传递系统进一步分为乳液、纳米颗粒、凝胶、胶束和脂质体等[113]。

一、叶黄素乳液

对于脂溶性的食品营养成分叶黄素而言，含有油相的乳液传递系统对其展现出了较好的相容性和递送效果，因此其在叶黄素的包埋递送中获得了广泛的研究与应用。根据液滴粒径和组成结构的差异，乳液基传递系统又可分为乳液与纳米乳液、脂质纳米颗粒、Pickering乳液、高内相乳液等类型。

（一）乳液与纳米乳液

乳液和纳米乳液均可作为叶黄素的有效食品传递系统。蛋白质、多糖、小分子表面活性剂等食品乳化剂均可用于构建合适的叶黄素乳液体系[116~118]。根据制备获得的乳液液滴大小不同，可将乳液进一步划分为纳米乳液（Nanoemulsion，粒径为50～100nm）和乳液（Emulsion，粒径为100nm～100μm），乳液液滴大小的不同也造成体系相关理化和功能性质的差异[119]。Teo等采用乳化-溶剂蒸发法制备获得由乳清分离蛋白稳定的乳液（147.3nm±0.6nm）和纳米乳液（68.8nm±0.3nm），Caco-2细胞对纳米乳液中叶黄素的摄取（872.9pmol/mg蛋白质±88.3pmol/mg蛋白质）高于乳液（329.5pmol/mg蛋白质±214.6pmol/mg蛋白质）[120]。受蛋白质等电点的影响，由酪蛋白稳定的乳液液滴在pH 4～5附近由于静电斥力的降低易导致体系失稳，而采用酪蛋白-葡聚糖美拉德偶联物为乳化剂制备O/W型乳液时，该体系不仅具有更好的pH稳定性，同时能提高乳液液滴在模拟胃肠道消化过程中的稳定性，包埋在乳液中叶黄素的稳定性得到显著提高[121]。研究表明，乳液中叶黄素的稳定性和生物利用率也可能受到分散相载体油性质的影响。以中链甘油三酯（Medium chain triglycerides，MCT）作为油相时制备获得的乳液比使用长链甘油三酯（Long chain triglycerides，LCT）时获得的乳液具有更好的抗聚集和抗乳析稳定性[122]。然而，当类胡萝卜素溶解在MCT油中时，其油相经消化后形成的脂肪酸链较短，其形成的混合胶束疏水结构域较小，进而导致叶黄素的生物利用率低于油相由LCT构成的乳液[123]。因此为获得具有良好稳定性和理想叶黄素稳态化递送效果的乳液体系，乳液组成成分和制备参数的选择优化尤为关键。表11-1总结了食品乳液与纳米乳液在叶黄素包埋递送中的应用。

表11-1 乳液体系在叶黄素包埋递送中的应用

乳化剂	油相组成	尺寸/nm	应用效果	参考文献
酪蛋白	玉米油	206.44±2.66	叶黄素在25℃时的贮藏稳定性得到提升	[124]
玉米纤维胶	玉米油	172±2.3	乳液中叶黄素的生物利用率从油相中的13.8%提高至32.4%	[125]
乳清分离蛋白	MCT	211±8.6	纳米乳液在4℃下表现出良好的理化稳定性。在4℃贮藏4周后，体系中叶黄素含量仅下降4%	[126]
吐温-80	MCT	197±4	乳液在20℃下贮藏一个月后尺寸无显著变化，体系保持稳定	[122]
水解乳清蛋白-卵磷脂	MCT	260	使叶黄素的细胞摄取量显著提高	[118]
皂树皂苷	玉米油	220	与乳清蛋白、酪蛋白酸盐等其他类型乳化剂相比，由皂树皂苷稳定的乳液具有良好的物理和化学稳定性。抗坏血酸的加入能有效抑制叶黄素的降解	[127]
乳铁蛋白-乳清分离蛋白	二十二碳六烯酸（DHA）、MCT	317.5	提高了叶黄素的抗氧化稳定性	[128]

（二）脂质纳米颗粒

除传统乳液/纳米乳液被广泛用于叶黄素的递送外，复杂结构乳液的设计搭建也取得了进展，乳液的性能得到改进，对脂溶性的叶黄素也展现出优异的包埋递送效果。

固体脂质纳米颗粒（Solid lipid nanoparticles，SLNs）是一种自20世纪90年代初发展起来的新型乳液基传递体系，其在纳米乳液的基础上，以高熔点脂质或混合物取代液体脂质，脂相在常温下呈固态[129]。被SLNs固体脂质基质包裹的食品营养成分具有更低的迁移速率和更持久的释放效果[130]。此外，固体脂质还能有效克服乳液液滴间的聚集、凝结现象，使体系具有更好的稳定性[131]。Tan等采用超声辅助乳液蒸发-低温固化法，通过优化制备配方，在叶黄素、单硬脂酸甘油酯、大豆卵磷脂和帕洛沙姆-188质量比为1：3.75：1.78：2.58的条件下获得了粒径为118.50nm±1.02nm、多分散指数（PDI）为0.136±0.017、Zeta电位为-25.84mV±2.45mV的SLN。SLN对叶黄素的包埋率达94.43%±1.08%，与游离叶黄素相比，SLNs中叶黄素的热、光和氧稳定性分别提高了4.42倍、3.41倍和3.21倍[132]。

然而，SLNs中的脂质在储存过程中易形成高度有序的晶体结构，进而造成包埋的食品营养成分排出，加速其释放与降解[133]。为了克服这些应用缺陷，新一代的纳米结构脂质载体（Nanostructured lipid carriers，NLCs）应运而生。NLCs由一定量的固态油脂和液态油脂组成，混合油脂能使NCLs的脂质核心在保持固体状态的同时具有无定型/不完全晶体结构，为活性物质提供了更多的存储空间，并最大限度地减少了贮存过程中活性物质的排出[119]。Liu等采用响应面中心组合设计法对NLCs颗粒中乳化剂浓度及配比进行优化，发现NLCs在模拟胃液下为叶黄素提供了更好的保护[134]。Shu等研究表明，选择合适的乳化剂类型，能对NLCs颗粒性质和结晶行为起到更有效的调控作用，使NLCs颗粒在保持更无序的脂质结晶状态和更高稳定性的同时，对叶黄素起到更好的保护[135]。叶黄素经光照10h后的保留率可达80.1%±1.7%，在模拟体外消化中叶黄素的生物利用率可以从游离态的5.29%±0.70%提升至41.25%±2.30%。

（三）Pickering乳液

由表面活性剂或两亲性生物大分子（如蛋白质和多糖）稳定的常规乳液属于热力学不稳定体系，随着贮藏时间的推移，乳液体系容易因聚结、絮凝和奥氏熟化而失稳分解[136]。Pickering乳液是采用固体颗粒稳定的乳液体系，与常规乳液相比，固体颗粒在界面上的吸附被认为是不可逆的，其在界面处能形成物理屏障，通过空间位阻阻止界面相互作用和液滴间的接触，进而使Pickering乳液表现出更好的抗聚结和抗奥氏熟化稳定性[137]。在叶黄素递送应用中，Liang等尝试采用热处理制备获得了茶粕蛋白颗粒，并将其用作Pickering乳液的稳定剂，实验结果表明，茶粕蛋白颗粒基Pickering乳液对叶黄素的包埋率（96.6%±1.0%）和生物利用率（56.0%±1.1%）提升效果均优于常规乳剂[138]。Su等采用β-乳球蛋白纳米颗粒和（-）-表没食子儿茶素-3-没食子酸酯为原料制备了具有良好抗氧化性的复合纳米颗粒，并将其作为Pickering乳液稳定剂用于提高叶黄素的稳定性，结果表明采用复合颗粒稳定的Pickering乳液在30d贮藏结束后，仍有87.2%的叶黄素保留，说明叶黄素的贮藏稳定性得到显著提升[139]。

（四）高内相乳液

高内相乳液（High internal phase emulsions，HIPEs）中的内相体积分数高于74%[140]。由于内相的体积分数已经超过刚性紧密堆积球体的最高几何极限，HIPEs中的液滴总是高度堆积并呈成多面体几何形状排列[141]。在食品体系中，HIPEs也具有提高脂溶性活性物载量的应用优势[142]。此外，HIPEs还具有黏弹性可调的优点，与常规乳液相比，较低的水分活度也有助于提高其生物稳定性[143]。Liu等报道以葵花籽油为分散相，用β-环糊精（β-CD）作为稳定制，在油相体积分数为75%、β-CD浓度为0.5～25g/L的条件下制备获得了O/W型HIPEs。对HIPEs的微观结构观察表明，β-CD不仅在油水界面上起到乳化作用，而且其在水相中形成的三维网络结构有效阻止了油滴的聚结。此外，HIPEs对叶黄素也展现出了优秀的保护效果，在光照60h后，HIPEs中叶黄素的保留率比分散在油相中的对照组叶黄素保留率提高了一倍[144]。此外有研究表明，在酸性条件下对豌豆蛋白进行热处理，可以诱导蛋白质水解和重新组装形成具有较高多态性的淀粉样原纤维[145]。采用豌豆蛋白淀粉样原纤维可以制备获得内相体积分数高达90%的HIPEs，该体系对叶黄素的载量可高达0.2%（质量分数）。同时受界面淀粉样纤维膜和致密排列油滴的影响，HIPEs可对促氧化因子起到较好的屏蔽效果，因此叶黄素的光照、热与金属氧化稳定性得到了显著提升[145]。在一项针对蛋黄-变性淀粉复合稳定高内相乳液对叶黄素稳态化及递送效果的对比研究中，研究人员发现，与由蛋黄-辛烯基丁二酸酐淀粉稳定的HIPE相比，蛋黄-羟丙基二淀粉磷酸稳定获得的HIPE在37℃贮藏期间表现出更好的物理稳定性、更低的脂质氧化和更高的叶黄素保留率。这与蛋黄-羟丙基二淀粉磷酸形成HIPE较小的液滴尺寸、更紧密的结构和体系中更低的水/油质子迁移程度相关[115]。与单独用蛋黄稳定的HIPE相比，蛋黄-羟丙基二淀粉磷酸基HIPE中叶黄素在经过模拟体外消化后的生物利用率也从12.32%提升至27.45%，表明该体系在改善叶黄素稳定性、提高叶黄素生物利用率的应用中具有一定的应用前景。

二、叶黄素纳米颗粒

以蛋白质和多糖等生物大分子物质为原料，采用挤出法、凝聚法、注入-凝胶法、反溶剂法等方法可制备获得用于递送活性物质的生物聚合物纳米颗粒[146]。Xiao等利用生物大分子带电性的差异，采用复凝聚法获得海藻酸钠-壳聚糖复合纳米颗粒并将其用于提高叶黄素的光热稳定性。结果表明，海藻酸钠-壳聚糖复合物内部空隙为叶黄素的负载提供了疏水环境，海藻酸钠-壳聚糖复合物对叶黄素的稳态作用是通过净电荷中和引起的疏水环境和三者间形成的分子间氢键实现的[147]。Wang等采用脉冲电场（PEF）结合pH处理（10kV/cm，pH 11）对大豆分离蛋白（SPI）进行修饰，成功获得了负载有叶黄素的SPI纳米颗粒（PSPI11）。结果表明，当SPI与叶黄素的质量比为25：1时，PSPI11中叶黄素的包埋率由未处理的SPI颗粒中的

54%提高至77%。经脉冲电场和pH处理后获得的SPI-叶黄素复合纳米颗粒具有更小、更均匀的尺寸和更大的负电荷。联合处理也有助于SPI结构的展开，使其内部疏水性基团充分暴露并与叶黄素结合，叶黄素的溶解度和稳定性均显著提升[148]。Yu等采用热诱导法制备获得了短花杉种子白蛋白（SBSA）-阿拉伯胶（GA）-羧甲基纤维素（CMC）复合纳米颗粒，并用其包埋叶黄素。SBSA-GA-CMC复合纳米颗粒有良好的贮藏、pH和离子稳定性。氢键、疏水相互作用和静电相互作用被证明是纳米颗粒形成的原因。纳米颗粒中叶黄素载量可达0.92%±0.01%，包埋效率为83.95%±0.98%，经包埋后叶黄素的热稳定性和贮存稳定性均显著提高，其生物利用率由游离态的17.50%±2.60%显著提高至46.80%±4.70%[149]。

三、叶黄素凝胶

水凝胶是一系列由天然/合成聚合物交联形成的具有三维网络结构的材料[150]。Luo等将载荷有叶黄素的鹰嘴豆蛋白基纳米颗粒与海藻酸钠溶液混合，采用Ca^{2+}和GDL共诱导形成水凝胶，并探究了交联离子浓度对水凝胶中叶黄素的释放量及生物利用率的影响。结果表明，水凝胶在模拟胃液消化过程中展现了良好的结构稳定性和对叶黄素的保护效果，适当浓度的Ca^{2+}交联（7.5mmol/L）水凝胶使叶黄素的生物利用率提高至30%，而Ca^{2+}浓度高于7.5mmol/L的水凝胶体系阻碍了叶黄素混合胶束的形成，叶黄素的生物利用率有所降低[151]。由于水凝胶具有较高的亲水特性，目前采用该体系对叶黄素进行包埋递送的研究较少，相关研究还有待进一步展开。

四、叶黄素胶束和脂质体

表面活性剂是具有两亲性的表面活性分子，通常由亲水头部和亲脂尾链组成。表面活性剂的亲疏水效应则驱动其自组装形成了表面活性剂基传递体系[152]。胶束（Micelle）和微乳液（Microemulsion）都属于热力学稳定的体系，具有高度动态的结构，表面活性分子不断进入/离开单个胶体颗粒，亲脂活性成分主要存在于疏水核内部。通常胶束的尺寸为2~10nm，微乳液的尺寸为10~100nm，实际大小取决于它们的组成和环境条件（如pH、离子组成、温度等）[153]。脂质体（Liposomes）由表面活性分子的双膜层组成，双分子层之间的非极性区是承载疏水食品营养成分的主要场所，而位于脂质体内部的极性区域则可用于负载亲水性活性物质。脂质体双分子层可以由磷脂、胆固醇、磷脂酰胆碱等天然或合成表面活性剂如吐温等物质组成，并通过溶剂蒸发、反溶剂沉淀或微流化等方法制备获得具有不同规格成分和性质的脂质体[154, 155]。

Muhoza等采用糖基化酪蛋白胶束作为载体，控制叶黄素在模拟胃肠道中的释放行为，使叶黄素的生物利用率从14.63%提高至了62.45%[156]。焦岩等以吐温-80、胆固醇、蛋黄卵磷脂为原料，采用乙醇注入法制备获得叶黄素纳米脂质体，经脂质体包覆的叶黄素光、热、pH稳定性均有显著提高[157]。而后经三聚磷酸钠修饰的纳米脂质体可使叶黄素的包埋率提高了4.4%，同时叶黄素的体外释放量提高了40.16%，释放性能明显提高[158]。此外，研究表明壳聚糖、多聚赖氨酸等生物聚合物修饰可用于提高叶黄素脂质体的稳定性[155, 159]。

第四节
展望
——

大量研究表明，各类型（乳液基、生物聚合物基、表面活性剂基）食品传递系统均可应用于递送类胡萝卜素，并显著提高其溶解性、稳定性和生物利用率。针对不同应用场景，不同的传递系统具有各自的优缺点。但是，类胡萝卜素传递系统的广泛应用还存在诸多挑战。首先是传递系统的工业化应用。目前类胡萝卜素传递系统的构建主要基于实验室研究；然而，实验室条件下的加工过程与工业化生产存在差异。遵循真实的大规模工业化加工、包装和贮存条件，研究温度、湿度和光照等因素对不同传递系统中类胡萝卜素的理化稳定性以及功能性的影响，选择最佳的生产加工方法，具有重要的现实应用价值。其次是传递系统与食品基质的相互作用。真实食品中，类胡萝卜素通常与多种食品配料混合存在，因此，传递系统的结构和功能也会受到食品基质不同程度的影响，但目前对该领域的研究非常少。目前对类胡萝卜传递系统安全性的评价主要在模型动物中进行，但鉴于动物和人体存在代谢差异，其临床安全性还需深入研究。

参考文献

[1] Vertzoni M, Valsami G, Reppas C. Plasma profiles of lycopene after single oral and intravenous administrations in dogs [J]. The Journal of Pharmacy and Pharmacology, 2006, 58(9): 1211-1217.

[2] Nobre B P, Palavra A F, Pessoa F L P, et al. Supercritical CO_2 extraction

of trans-lycopene from Portuguese tomato industrial waste [J] . Food Chemistry, 2009, 116 (3): 680-685.

[3] Gonzalvez A G, Martin D, Slowing K, et al. Insights into the β-carotene distribution in carrot roots [J] . Food Structure, 2014, 2 (1-2): 61-65.

[4] Ha T V A, Kim S, Choi Y, et al. Antioxidant activity and bioaccessibility of size-different nanoemulsions for lycopene-enriched tomato extract [J] . Food Chemistry, 2015, 178: 115-121.

[5] McClements D J, Xiao H. Designing food structure and composition to enhance nutraceutical bioactivity to support cancer inhibition [J] . Seminars in Cancer Biology, 2017, 46: 215-226.

[6] McClements D J. Design of nano-laminated coatings to control bioavailability of lipophilic food components [J] . Journal of Food Science, 2010, 75 (1): R30-R42.

[7] McClements D J. Enhanced delivery of lipophilic bioactives using emulsions: A review of major factors affecting vitamin, nutraceutical, and lipid bioaccessibility [J] . Food & Function, 2018, 9(1): 22-41.

[8] Meroni E, Raikos V. Formulating orange oil-in-water beverage emulsions for effective delivery of bioactives: Improvements in chemical stability, antioxidant activity and gastrointestinal fate of lycopene using carrier oils [J] . Food Research International, 2018, 106: 439-445.

[9] Raikos V, N Hayward, H Hayes, et al. Optimizing the ratio of long- to short-chain triglycerides of the lipid phase to enhance physical stability and bioaccessibility of lycopene-loaded beverage emulsions [J] . International Journal of Food Science & Technology, 2019, 54(4): 1355-1362.

[10] Liang X, J Yan, S Guo, et al. Enhancing lycopene stability and bioaccessibility in homogenized tomato pulp using emulsion design principles [J] . Innovative Food Science & Emerging Technologies, 2021, 67: 102525.

[11] Jain S, Winuprasith T, Suphantharika M. Encapsulation of lycopene in emulsions and hydrogel beads using dual modified rice starch: Characterization, stability analysis and release behaviour during in vitro digestion [J] . Food Hydrocolloids, 2020, 104: 105730.

[12] Verkempinck S H E, Salvia-Trujillo L, Moens L G, et al.Emulsion stability during gastrointestinal conditions effects lipid digestion kinetics [J] . Food Chemistry, 2018, 246: 179-191.

[13] Báo S N, Machado M, Da Silva A L, et al.Potential biological properties of lycopene in a self-emulsifying drug delivery system [J] . Molecules, 2013, 28 (3): 1219.

[14] Wang C, Fu Y X, Cao Y, et al. Enhancement of lycopene bioaccessibility in tomatoes using excipient emulsions: Effect of dark tea polysaccharides [J] . Food Research International, 2023, 163: 112123.

[15] Adriany A, Jéssica S, Ana O, et al. Anti-inflammatory and antioxidant

activity improvement of lycopene from guava on nanoemulsifying system [J] . Journal of Dispersion Science and Technology, 2021, 42(5): 760-770.

[16] McClements D J. Nanoemulsions versus microemulsions: Terminology, differences, and similarities [J] . Soft Matter, 2012, 8 (6): 1719-1729.

[17] Zhao C, Wei L, Yin B, et al. Encapsulation of lycopene within oil-in-water nanoemulsions using lactoferrin: Impact of carrier oils on physicochemical stability and bioaccessibility [J] . International Journal of Biological Macromolecules, 2020, 153: 912-920.

[18] Sotomayor-Gerding D, Oomah B D, Acevedo F, et al. High carotenoid bioaccessibility through linseed oil nanoemulsions with enhanced physical and oxidative stability [J] . Food Chemistry, 2016, 199: 463-470.

[19] Guo Y, Mao X, Zhang J, et al. Oral delivery of lycopene-loaded microemulsion for brain-targeting: preparation, characterization, pharmacokinetic evaluation and tissue distribution [J] . Drug Delivery, 2019, 26: 1191-1205.

[20] Baghabrishami R G, Goli S A H. Tomato seed oil-enriched tomato juice: Effect of oil addition type and heat treatment on lycopene bioaccessibility and oxidative stability [J] . Food Chemistry, 2023, 402: 134217.

[21] McClements D J, Xiao H. Excipient foods: designing food matrices that improve the oral bioavailability of pharmaceuticals and nutraceuticals [J] . Food & Function, 2014, 5 (7): 1320-1333.

[22] Salvia-Trujillo L, Mcclements D J. Enhancement of lycopene bioaccessibility from tomato juice using excipient emulsions: Influence of lipid droplet size. Food Chemistry, 2016, 210: 295-304.

[23] Salvia-Trujillo L, Verkempinck S H E, Zhang X, et al. Comparative study on lipid digestion and carotenoid bioaccessibility of emulsions, nanoemulsions and vegetable-based in situ emulsions [J] . Food Hydrocolloids, 2018, 87: 119-128.

[24] Shariffa Y N, Tan T B, Abas F, et al. Producing a lycopene nanodispersion: The effects of emulsifiers [J] . Food & Bioproducts Processing, 2016, 98: 210-216.

[25] Jiao B, Shi A M, Wang Q, et al. High internal phase Pickering emulsions stabilized solely by peanut protein microgel particles with multiple potential applications [J] . Angewandte Chemie International Edition, 2018, 54 (23): 8749-8755.

[26] Sun Y, Zhong M, Sun Y, et al. Stability and digestibility of encapsulated lycopene in different emulsion systems stabilized by acid-modified soybean lipophilic protein [J] . Journal of the Science of Food and Agriculture, 2022, 102 (13): 6146-6155.

[27] Lv P, Wang D, Chen Y, et al. Pickering emulsion gels stabilized by novel complex particles of high-pressure-induced WPI gel and chitosan: Fabrication, characterization and encapsulation [J] . Food Hydrocolloids, 2020, 108:

105992.

[28] Zhang W, Gu X, Liu X, et al. Fabrication of Pickering emulsion based on particles combining pectin and zein: Effects of pectin methylation [J]. Carbohydrate Polymers, 2021, 256: 117515.

[29] Wang Q, Wang L, Tian W, et al. Co-delivery of EGCG and lycopene via a Pickering double emulsion induced synergistic hypolipidemic effect [J]. Food & Function, 2022, 13: 3419-3430.

[30] Gao J B, Qiu Y H, Chen F, et al. Pomelo peel derived nanocellulose as Pickering stabilizers: Fabrication of Pickering emulsions and their potential as sustained-release delivery systems for lycopene [J]. Food Chemistry, 2023, 415: 135742.

[31] Guo S Q, Guo Q, Zhang Y F, et al. Preparation of enzymatically cross-linked α-lactalbumin nanoparticles and their application for encapsulating lycopene [J]. Food Chemistry, 2023, 2023: 136394.

[32] Elbrink K, Van Hees S, Chamanza R, et al. Application of solid lipid nanoparticles as a long-term drug delivery platform for intramuscular and subcutaneous administration: *In vitro* and *in vivo* evaluation [J]. European Journal of Pharmaceutics and Biopharmaceutics, 2021, 163: 158-170.

[33] Agrawal M, Saraf S, Saraf S, et al. Recent strategies and advances in the fabrication of nano lipid carriers and their application towards brain targeting [J]. Journal of Controlled Release, 2020, 321: 372-415.

[34] Nazemiyeh E, Eskandani M, Sheikhloie H, et al. Formulation and physicochemical characterization of lycopene-loaded solid lipid nanoparticles [J]. Advanced Pharmaceutical Bulletin, 2016, 6: 235.

[35] Uner M, Wissing S G, Muller R H. Solid lipid nanoparticles (SLN) and nanostructured lipid carriers (NLC) for application of ascorbyl palmitate [J]. Advanced Drug Delivery Reviews, 2005, 36 (27): S131-S155.

[36] Ashraf W, Latif A, Lianfu Z, et al. Technological advancement in the processing of lycopene: a review [J]. Food Reviews International, 2022, 38: 857-883.

[37] Nabi B, Rehman S, Baboota S, et al. Insights on oral drug delivery of lipid nanocarriers: a win-win solution for augmenting bioavailability of antiretroviral drugs [J]. AAPS PharmSciTech, 2019, 20 (2): 1-11.

[38] Fathi M, Varshosaz J, Mohebbi M, et al. Hesperetin-loaded solid lipid nanoparticles and nanostructure lipid carriers for food fortification: Preparation, characterization, and modeling [J]. Food & Bioprocess Technology, 2013, 6 (6): 1464-1475.

[39] Pornthida R, Siriporn O. Effect of surfactant on lycopene-loaded nanostructured lipid carriers [J]. Drug Discoveries & Therapeutics, 2012, 6 (3): 163-168.

[40] Okonogi S, Riangjanapatee P. Physicochemical characterization of ly-

copene-loaded nanostructured lipid carrier formulations for topical administration [J] . International Journal of Pharmaceutics, 2015, 478: 726-735.

[41] Singh A, Neupane Y R, Panda B P, et al. Lipid based nanoformulation of lycopene improves oral delivery: Formulation optimization, *ex vivo* assessment and its efficacy against breast cancer [J] . Journal of Microencapsulation, 2017, 34 (4): 416-429.

[42] Ma Y, Li C C, Xiu W Y, et al. *In vivo* and *in vitro* evaluation of stability and antioxidant activity of lycopene-nanostructured lipid carriers [J] . Food Science and Biotechnology, 2023, 32 (6): 833-845.

[43] Zhang Z, Zhang R, Long C, et al. Designing hydrogel particles for controlled or targeted release of lipophilic bioactive agents in the gastrointestinal tract [J] . European Polymer Journal, 2015, 72: 698-716.

[44] Hernández-Espinoza A B, Piñón-Muñiz M I, Agustín R C, et al. Lycopene/arabinoxylan gels: rheological and controlled release characteristics [J] . Molecules, 2012, 17 (3): 2428-2436.

[45] Aguirre Calvo T R, Santagapita P R. Encapsulation of a free-solvent extract of lycopene in alginate-Ca (Ⅱ) beads containing sugars and biopolymers [J] . Chemical and Biological Technologies in Agriculture, 2017, 4: 16.

[46] Aguirre Calvo T R, P R Santagapita. Pink grapefruit lycopene encapsulated in alginate-based beads: Stability towards freezing and drying [J] . International Journal of Food Science & Technology, 2019, 54 (2): 368-75.

[47] Sampaio G L A, S Pacheco, A P O Ribeiro, et al. Encapsulation of a lycopene-rich watermelon concentrate in alginate and pectin beads: Characterization and stability [J] . LWT, 2019, 116: 108589.

[48] Liu F, Liang X, Yan J, et al. Tailoring the properties of double-cross-linked emulsion gels using structural design principles: Physical characteristics, stability, and delivery of lycopene [J] . Biomaterials, 2022, 280: 121265.

[49] Shu J, McClements D J, Luo S, et al. Effect of internal and external gelation on the physical properties, water distribution, and lycopene encapsulation properties of alginate-based emulsion gels [J] . Food Hydrocolloids, 2023, 108499.

[50] Zhu Q, Gao J, Han L, et al. Development and characterization of novel bigels based on monoglyceride-beeswax oleogel and high acyl gellan gum hydrogel for lycopene delivery [J] . Food Chemistry, 2021, 365: 130419.

[51] Fanga J Y, Liu C H, Su Y H. Lipid nanoparticles as vehicles for topical psoralen delivery: Solid lipid nanoparticles (SLN) versus nanostructured lipid carriers (NLC) [J] . European Journal of Pharmaceutics & Biopharmaceutics, 2008, 70 (2): 633-640.

[52] Tan C, Zhang Y, Abbas S, et al. Modulation of the carotenoid bioaccessibility through liposomal encapsulation [J] . Colloids & Surfaces B: Biointerfaces, 2014, 123 (35): 692-700.

［53］Zhu J，Hu Q，Shen S. Enhanced antitumor efficacy and attenuated cardiotoxicity of doxorubicin in combination with lycopene liposomes［J］. Journal of Liposome Research，2019：1-24.

［54］Zhao Y，Xin Z，Li N，et al. Nano-liposomes of lycopene reduces ischemic brain damage in rodents by regulating iron metabolism［J］. Free Radical Biology and Medicine，2018，124：1-11.

［55］Najafi A，Taheri R A，Mehdipour M，et al. Lycopene-loaded nanoliposomes improve the performance of a modified Beltsville extender broiler breeder roosters［J］. Animal Reproduction Science，2018，195：168-175.

［56］Sharma P K S P，Saxena P，Jaswanth A，et al. Novel encapsulation of lycopene in niosomes and assessment of its anticancer activity［J］. Journal of Bioequivalence & Bioavailability，2016b，8（5）：224-232.

［57］Mashal M，Attia N，Puras G，et al. Retinal gene delivery enhancement by lycopene incorporation into cationic niosomes based on DOTMA and polysorbate 60. Journal of Controlled Release，2017，254：55-64.

［58］Sharma P K，Saxena P，Jaswanth A，et al. Anti-diabetic activity of lycopene niosomes：Experimental observation. Pharm. Drug Dev，2017，4：103.

［59］Jain A，Sharma G，Ghoshal G，et al. Lycopene loaded whey protein isolate nanoparticles：An innovative endeavor for enhanced bioavailability of lycopene and anti-cancer activity［J］. International Journal of Pharmaceutics，2018，546（1）：97-105.

［60］Horuz T İ，Belibağlı K B. Nanoencapsulation of carotenoids extracted from tomato peels into zein fibers by electrospinning［J］. Journal of the Science of Food and Agriculture，2019，99：759-766.

［61］Komijani M，Mohebbi M，Ghorani B. Assembly of electrospun trilayered nanofibrous structure of zein/basil seed gum/zein for increasing the bioaccessibility of lycopene［J］. LWT，2022，161：113328.

［62］Chang R，Liu B，Wang Q，et al. The encapsulation of lycopene with α-lactalbumin nanotubes to enhance their anti-oxidant activity，viscosity and colloidal stability in dairy drink［J］. Food Hydrocolloids，2022，131：107792.

［63］Zhao Y C，Li G W，Xu D X，et al. Protective effect of pangasius myosin on thermal stability of lycopene and their interaction mechanism［J］. LWT，2023，173：114386.

［64］Arora D，A Saneja，S Jaglan. Cyclodextrin-based delivery systems for dietary pharmaceuticals［J］. Environmental Chemistry Letters，2019，17（3）：1263-1270.

［65］Wang H，S Wang，H Zhu，et al. Inclusion complexes of lycopene and β-cyclodextrin：Preparation，characterization，stability and antioxidant activity. Antioxidants，2019，8（8）：314.

［66］Ma Y，Zhong L，Peng Z，et al. Development of a highly water-soluble lycopene cyclodextrin ternary formulation by the integrated experimental and modeling techniques [J] . AAPS PharmSciTech, 2021, 22 (1): 5.

[67] Rocha G A, Fávaro-Trindade C S, Grosso C R F. Microencapsulation of lycopene by spray drying: Characterization, stability and application of micro-capsules [J] . Food and Bioproducts Processing, 2012, 90 (1): 37-42.

[68] Jain A, Thakur D, Ghoshal G, et al. Formation and functional attributes of electrostatic complexes involving casein and anionic polysaccharides: An approach to enhance oral absorption of lycopene in rats in vivo [J] . International Journal of Biological Macromolecules, 2016, 93: 746-756.

[69] Souza A L, Hidalgo-Chávez D W, Pontes S M, et al. Microencapsulation by spray drying of a lycopene-rich tomato concentrate: Characterization and stability [J] . LWT, 2018, 91: 286-292.

[70] Jia C, Cao D, Ji S, et al. Whey protein isolate conjugated with xylo-oligosaccharides via Maillard reaction: Characterization, antioxidant capacity, and application for lycopene microencapsulation [J] . LebensmittelWissenschaft & Technologie, 2020, 118: 108837.

[71] Charpashlo E, Ghorani B, Mohebbi M. Multilayered electrospinning strategy for increasing the bioaccessibility of lycopene in gelatin-based sub-micron fiber structures [J] . Food Hydrocolloids, 2021, 113: 106411.

[72] Gheonea I, Aprodu A, Cîrciumaru G, et al. Microencapsulation of lycopene from tomatoes peels by complex coacervation and freeze-drying: Evidences on phytochemical profile, stability and food applications [J] . Journal of Food Engineering, 2021, 288: 110166.

[73] Chen L, Xiang M, Wu F, et al. Encapsulation of lycopene into electro-spun nanofibers from whey protein isolate-Tricholoma lobayense polysaccharide complex stabilized emulsions: Structural characterization, storage stability, in vitro release, and cellular evaluation [J] . International Journal of Biological Macromolecules, 2023, 238: 123993.

[74] Johnson E J. The Role of Carotenoids in Human Health [J] . Nutrition in Clinical Care, 2002, 5 (2): 56-65.

[75] Krinsky N I, Johnson E J. Carotenoid Actions and Their Relation to Health and Disease [J] . Molecular Aspects of Medicine, 2005, 26 (6): 459-516.

[76] Bilek S E, Ozkan G. Effect of food processing and storage on carotenoids [J] . Akademik Gida 2012, 10 (2), 84-88.

[77] B R -A D. Food carotenoids: chemistry, biology and technology [M] . University of Campinas: Universidade Federal da Fronteira Sul Brazil, 2016.

[78] Boon C S, McClements D J, Weiss J, et al. Factors influencing the chemical stability of carotenoids in foods [J] . Critical Reviews in Food Science and Nutrition, 2010, 50 (6), 515-532.

[79] Chuacharoen T, Sabliov C M. The Potential of Zein nanoparticles to protect entrapped β -carotene in the presence of milk under simulated gastro-

intestinal（GI）Conditions［J］. LWT-Food Science and Technology，2016，72，302-309.

［80］Hou Z，Gao Y，Yuan F，et al. Investigation into the physicochemical stability and rheological properties of β-carotene emulsion stabilized by soybean soluble polysaccharides and chitosan［J］. Journal of Agricultural and Food Chemistry，2010，58（15）：8604-8611.

［81］Hou Z，Zhang M，Liu B，et al. Effect of chitosan molecular weight on the stability and rheological properties of β-carotene emulsions stabilized by soybean soluble polysaccharides［J］. Food Hydrocolloids，2012，26（1）：205-211.

［82］Liu F，Wang D，Xu H，et al. Physicochemical properties of β-carotene emulsions stabilized by chlorogenic acid-lactoferrin-glucose/polydextrose conjugates［J］. Food Chemistry，2016，196：338-346.

［83］Liu F，Wang D，Sun C，et al. Influence of polysaccharides on the physicochemical properties of lactoferrin-polyphenol conjugates coated β-carotene emulsions［J］. Food Hydrocolloids，2016，52：661-669.

［84］Liu F，Ma C，McClements D J，et al. Development of polyphenol-protein-polysaccharide ternary complexes as emulsifiers for nutraceutical emulsions：impact on formation，stability，and bioaccessibility of β-carotene emulsions［J］. Food Hydrocolloids，2016，61：578-588.

［85］Wei Y，Tong Z，Dai L，et al. Influence of interfacial compositions on the microstructure，physiochemical stability，lipid digestion and β-carotene bioaccessibility of pickering emulsions［J］. Food Hydrocolloids，2020，104（17）：105738.

［86］Wei Y，Zhou D，Mackie A，et al. Stability，interfacial structure，and gastrointestinal digestion of β-carotene-loaded pickering emulsions co-stabilized by particles，a biopolymer，and a surfactant［J］. Journal of Agricultural and Food Chemistry，2021，69（5）：1619-1636.

［87］Wei Y，Zhou D，Yang S，et al. Development of β-carotene loaded oil-in-water emulsions using mixed biopolymer-particle-surfactant interfaces［J］. Food and Function，2021，12（7）：3246-3265.

［88］Rodriguez-Huezo M E，Pedroza-Islas R，Prado-Barragan L A，et al. Microencapsulation by spray drying of multiple emulsions containing carotenoids［J］. Journal of Food Science，2004，69（7）：E351-E359.

［89］Hoar T P，Schulman J H. Transparent water-in-oil dispersions the oleopathic hydro-micelle［J］. Nature，1943，152：102-103.

［90］颜秀花，王正武，王建磊，等. β-胡萝卜素微乳液的制备及其稳定性研究［J］. 化学通报，2007（1）：67-72.

［91］Chen H，Zhong Q. Thermal and UV stability of beta-carotene dissolved in peppermint oil microemulsified by sunflower lecithin and tween 20 blend［J］. Food Chemistry，2015，174：630-636.

［92］Roohinejad S，Middendorf D，Burritt D J，et al. Capacity of natural p-carotene loaded microemulsion to protect caco-2 cells from oxidative damage caused by exposure to H₂O₂ ［J］. Food Research International，2014，66：469-477.

［93］Calligaris S，Manzocco L，Valoppi F，et al. Microemulsions as delivery systems of lemon oil and beta-carotene into beverages：stability test under different light conditions ［J］. Journal of The Science of Food and Agriculture，2019，99（15）：7016-7020.

［94］Liu F，Tang C H. Soy glycinin as food-grade pickering stabilizers：part Ⅲ fabrication of gel-like emulsions and their potential as sustained-release delivery systems for β-carotene ［J］. Food Hydrocolloids，2016，60：631-640.

［95］Wei Y，Wang C，Liu X，et al. Co-encapsulation of curcumin and β-carotene in pickering emulsions stabilized by complex nanoparticles：effects of microfluidization and thermal treatment ［J］. Food Hydrocolloids，2022，122，107064.

［96］Wei Y，Liu Z，Guo A，et al. Zein colloidal particles and cellulose nanocrystals synergistic stabilization of pickering emulsions for delivery of beta-carotene ［J］. Journal of Agricultural and Food Chemistry，2021，69（41），12278-12294.

［97］Wei Y，Zhang L，Liao W，et al. Enhanced stability and controlled gastrointestinal digestion of β-carotene loaded Pickering emulsions with particle-particle complex interfaces ［J］. Food & Function，2021，12（21），10842-10861.

［98］Mun S，Kim Y R，Shin M，et al. Control of lipid digestion and nutraceutical bioaccessibility using starch-based filled hydrogels：influence of starch and surfactant type ［J］. Food Hydrocolloids，2015，44：380-389.

［99］Mun S，Kim Y R，McClements D J. Control of beta-carotene bioaccessibility using starch-based filled hydrogels ［J］. Food Chemistry，2015，173：454-461.

［100］Lu Y，Mao L，Zheng H，et al. Characterization of β-carotene loaded emulsion gels containing denatured and native whey protein ［J］. Food Hydrocolloids，2020，102，105600.

［101］韦阳，王迪，孙翠霞，等. 基于生物大分子的纳米颗粒递送体系研究进展 ［J］. 中国食品添加剂，2017（10）：167-176.

［102］Yin L J，Chu B S，Kobayashi I，et al. Performance of selected emulsifiers and their combinations in the preparation of β-carotene nanodispersions ［J］. Food Hydrocolloids，2009，23（6）：1617-1622.

［103］Yi J，Lam T I，Yokoyama W，et al. Beta-carotene encapsulated in food protein nanoparticles reduces peroxyl radical oxidation in Caco-2 cells ［J］. Food Hydrocolloids，2015，43：31-40.

［104］Wei Y，Sun C，Dai L，et al. Structure，Physicochemical Stability and *in vitro* simulated gastrointestinal digestion properties of β-carotene loaded zein-propylene glycol alginate composite nanoparticles fabricated by emulsification-evaporation method [J] . Food Hydrocolloids, 2018, 81: 149-158.

[105] Trombino S, Cassano R, Muzzalupo R, et al. Stearyl ferulate-based solid lipid nanoparticles for the encapsulation and stabilization of beta-carotene and alpha-tocopherol [J] . Colloids and Surfaces B-biointerfaces, 2009, 72 (2): 181-187.

[106] Helgason T, Awad T S, Kristbergsson K, et al. Impact of surfactant properties on oxidative stability of beta-carotene encapsulated within solid lipid nanoparticles [J] . Journal of Agricultural and Food Chemistry 2009, 57 (17): 8033-8040.

[107] Chen L, Liang R, Yokoyama W, et al. Effect of the co-existing and excipient oil on the bioaccessibility of β-carotene loaded oil-free nanoparticles [J] . Food Hydrocolloids, 2020, 106, 105847.

[108] Yi J, Li Y, Zhong F, et al. The Physicochemical Stability and *In vitro* Bioaccessibility of Beta-Carotene in Oil-in-Water Sodium Caseinate Emulsions. Food Hydrocolloids, 2014, 35: 19-27.

[109] Madaan T, Choudhary A N, Gyenwalee S, et al. Lutein, a versatile phyto-nutraceutical: An insight on pharmacology, therapeutic indications, challenges and recent advances in drug deliver. PharmaNutrition, 2017, 5 (2): 64-75.

[110] 郭静, 胡坦, 潘思轶. 食品运载体系包埋叶黄素的研究进展. 食品科学, 2022, 43 (1): 313-320.

[111] Johnson E J. Role of lutein and zeaxanthin in visual and cognitive function throughout the lifespan [J] . Nutrition Reviews, 2014, 72 (9): 605-612.

[112] Eggersdorfer M, Wyss A. Carotenoids in human nutrition and health [J] . Archives of Biochemistry and Biophysics, 2018, 652: 18-26.

[113] Steiner B M, McClements D J, Davidov-Pardo G. Encapsulation systems for lutein: A review [J] . Trends in Food Science & Technology, 2018, 82: 71-81.

[114] Huang Y M, Dou H L, Huang F F, et al. Effect of supplemental lutein and zeaxanthin on serum, macular pigmentation, and visual performance in patients with early age-related macular degeneration [J] . BioMed Research International, 2015, 2015: 564738.

[115] Xu L, Wang J, Su Y, et al. Utilization of high internal phase emulsion stabilized by egg yolk-modified starch complex for the delivery of lutein [J] . LWT, 2021, 142: 111024.

[116] Toragall V, Srirangam P, Jayapala N, et al. Lutein encapsulated oleic-linoleic acid nanoemulsion boosts oral bioavailability of the eye protective carotenoid lutein in rat model [J] . Materials Today Communications, 2021, 28:

102522.

[117] Davidov-Pardo G, Gumus C E, McClements D J. Lutein-enriched emulsion-based delivery systems: Influence of pH and temperature on physical and chemical stability [J] . Food Chemistry, 2016, 196: 821-827.

[118] Frede K, Henze A, Khalil M, et al. Stability and cellular uptake of lutein-loaded emulsions [J] . Journal of Functional Foods, 2014, 8: 118-127.

[119] Steiner B M, McClements D J, Davidov-Pardo G. Encapsulation systems for lutein: A review [J] . Trends in Food Science & Technology, 2018, 82: 71-81.

[120] Teo A, Lee S J, Goh K K T, et al. Kinetic stability and cellular uptake of lutein in WPI-stabilised nanoemulsions and emulsions prepared by emulsification and solvent evaporation method [J] . Food Chemistry, 2017, 221: 1269-1276.

[121] Gumus C E, Davidov-Pardo G, McClements D J. Lutein-enriched emulsion-based delivery systems: Impact of Maillard conjugation on physicochemical stability and gastrointestinal fate [J] . Food Hydrocolloids, 2016, 60: 38-49.

[122] Surh J, Decker E A, McClements D J. Utilisation of spontaneous emulsification to fabricate lutein-loaded nanoemulsion-based delivery systems: factors influencing particle size and colour [J] . International Journal of Food Science & Technology, 2017, 52 (6): 1408-1416.

[123] Salvia-Trujillo L, Qian C, Martín-Belloso O, et al. Modulating β-carotene bioaccessibility by controlling oil composition and concentration in edible nanoemulsions [J] . Food Chemistry, 2013, 139 (1): 878-884.

[124] Mora-Gutierrez A, Attaie R, Núñez de, et al. Complexes of lutein with bovine and caprine caseins and their impact on lutein chemical stability in emulsion systems: Effect of arabinogalactan [J] . Journal of Dairy Science, 2018, 101 (1): 18-27.

[125] Feng H, Li C, Tan C P, et al. Physicochemical properties and in vitro bioaccessibility of lutein loaded emulsions stabilized by corn fiber gums [J] . RSC Advances, 2017, 7 (61): 38243-38250.

[126] Zhao C, Shen X, Guo M. Stability of lutein encapsulated whey protein nano-emulsion during storage [J] . Plos One, 2018, 13 (2): e0192511.

[127] Weigel F, Weiss J, Decker E A, et al. Lutein-enriched emulsion-based delivery systems: Influence of emulsifiers and antioxidants on physical and chemical stability [J] . Food Chemistry, 2018, 242: 395-403.

[128] Li X, Wang X, Xu D, et al. Enhancing physicochemical properties of emulsions by heteroaggregation of oppositely charged lactoferrin coated lutein droplets and whey protein isolate coated DHA droplets [J] . Food Chemistry, 2018, 239: 75-85.

[129] Nobari Azar F A, Pezeshki A, Ghanbarzadeh B, et al. Nanostructured

lipid carriers: Promising delivery systems for encapsulation of food ingredients [J]. Journal of Agriculture and Food Research, 2020, 2: 100084.

[130] Weiss J, Decker E A, McClements D J, et al. Solid Lipid Nanoparticles as Delivery Systems for Bioactive Food Components [J] . Food Biophysics, 2008, 3 (2): 146-54.

[131] Siekmann B, Westesen K. Thermoanalysis of the recrystallization process of melt-homogenized glyceride nanoparticles [J] . Colloids and Surfaces B: Biointerfaces, 1994, 3 (3): 159-75.

[132] Tan F, Cui H, Bai C, et al. Preparation, optimization, and transcorneal permeability study of lutein-loaded solid lipid nanoparticles [J] . Journal of Drug Delivery Science and Technology, 2021, 62: 102362.

[133] Müller R H, Radtke M, Wissing S A. Solid lipid nanoparticles (SLN) and nanostructured lipid carriers (NLC) in cosmetic and dermatological preparations [J] . Advanced Drug Delivery Reviews, 2002, 54: S131-S155.

[134] Liu C H, Wu C T. Optimization of nanostructured lipid carriers for lutein delivery [J] . Colloids and Surfaces A: Physicochemical and Engineering Aspects, 2010, 353 (2): 149-156.

[135] Shu X, Zhang L, Liao W, et al. Nanostructured lipid carriers (NLCs) stabilized by natural or synthetic emulsifiers for lutein delivery: Improved physicochemical stability, antioxidant activity, and bioaccessibility [J] . Food Chemistry, 2023, 403: 134465.

[136] McClements D J. Advances in fabrication of emulsions with enhanced functionality using structural design principles [J] . Current Opinion in Colloid & Interface Science, 2012, 17 (5): 235-45.

[137] Berton-Carabin C C, Schroën K. Pickering Emulsions for Food Applications: Background, Trends, and Challenges [J] . Annual Review of Food Science and Technology, 2015, 6 (1): 263-97.

[138] Liang L, Zhu J, Zhang Z, et al. Pickering Emulsion Stabilized by Tea Seed Cake Protein Nanoparticles as Lutein Carrier [J] . Foods, 2022, 11 (12): 1712.

[139] Su J, Guo Q, Chen Y, et al. Utilization of β -lactoglobulin- (-) -Epigallocatechin-3-gallate (EGCG) composite colloidal nanoparticles as stabilizers for lutein pickering emulsion [J] . Food Hydrocolloids, 2020, 98: 105293.

[140] Abdullah, Weiss J, Ahmad T, et al. A review of recent progress on high internal-phase Pickering emulsions in food science [J] . Trends in Food Science & Technology, 2020, 106: 91-103.

[141] Gao H, Ma L, Cheng C, et al. Review of recent advances in the preparation, properties, and applications of high internal phase emulsions [J] . Trends in Food Science & Technology, 2021, 112: 36-49.

[142] Zeng T, Wu Z-I, Zhu J-Y, et al. Development of antioxidant Pickering high internal phase emulsions (HIPEs) stabilized by protein/polysaccharide hy-

brid particles as potential alternative for PHOs [J] . Food Chemistry, 2017, 231: 122-130.

[143] Tan H, Sun G, Lin W, et al. Gelatin Particle-Stabilized High Internal Phase Emulsions as Nutraceutical Containers [J] . ACS Applied Materials & Interfaces, 2014, 6（16）: 13977-13984.

[144] Liu Z, Geng S, Jiang Z, et al. Fabrication and characterization of food-grade Pickering high internal emulsions stabilized with β -cyclodextrin [J] . LWT, 2020, 134: 110134.

[145] Wu H, Nian Y, Liu Y, et al. Formation of pea protein amyloid fibrils to stabilize high internal phase emulsions for encapsulation of lutein [J] . Journal of Functional Foods, 2022, 94: 105110.

[146] Matalanis A, Jones O G, McClements D J. Structured biopolymer-based delivery systems for encapsulation, protection, and release of lipophilic compounds [J] . Food Hydrocolloids, 2011, 25（8）: 1865-80.

[147] Xiao S, Ahn D U. Enhanced lutein stability under UV-Light and high temperature by loading it into alginate-chitosan complex [J] . LWT, 2022, 164: 113663.

[148] Wang R, Zeng M Q, Wu Y W, et al. Enhanced encapsulation of lutein using soy protein isolate nanoparticles prepared by pulsed electric field and pH shifting treatment [J] . Food Chemistry, 2023, 424: 136386.

[149] Yu N, Wang J, Jiang C, et al. Development of composite nanoparticles from gum Arabic and carboxymethylcellulose-modified Stauntonia brachyanthera seed albumin for lutein delivery [J] . Food Chemistry, 2022, 372: 131269.

[150] Khalesi H, Lu W, Nishinari K, et al. New insights into food hydrogels with reinforced mechanical properties: A review on innovative strategies [J] . Advances in Colloid and Interface Science, 2020, 285: 102278.

[151] Luo S, Song J, Xu P, et al. Release characteristics and bioaccessibility of lutein from calcium alginate hydrogels during simulated digestion in vitro [J] . International Journal of Food Science & Technology, 2022, 57（9）: 6122-6129.

[152] Joye I J, Davidov-Pardo G, McClements D J. Nanotechnology for increased micronutrient bioavailability [J] . Trends in Food Science & Technology, 2014, 40（2）: 168-182.

[153] McClements D J. Nanoparticle- and Microparticle-based Delivery Systems Encapsulation, Protection and Release of Active Compounds [M] . Boca Raton: CRC Press, 2014.

[154] Takahashi M, Inafuku K-i, Miyagi T, et al. Efficient preparation of liposomes encapsulating food materials using lecithins by a mechanochemical method [J] . Journal of oleo science, 2006, 56（1）: 35-42.

[155] Tan C, Feng B, Zhang X, et al. Biopolymer-coated liposomes by electrostatic adsorption of chitosan（chitosomes）as novel delivery systems for carotenoids [J] . Food Hydrocolloids, 2016, 52: 774-784.

［156］Muhoza B，Zhang Y，Xia S，et al. Improved stability and controlled release of lutein-loaded micelles based on glycosylated casein via Maillard reaction［J］. Journal of Functional Foods，2018，45：1-9.

［157］焦岩，李大婧，刘春泉，等. 纳米脂质体提高叶黄素的稳定性［J］. 食品工业，2019，40（4）：24-27.

［158］焦岩，常影，林巍，等. 三聚磷酸钠修饰叶黄素纳米脂质体及释放性能研究［J］. 食品工业，2017，38（12）：63-67.

［159］焦岩，高嘉宁，常影，等. 叶黄素纳米脂质体的多聚赖氨酸修饰及其体外释放性能. 中国油脂，2021，46（3）：62-67.

第十二章

黄酮与多酚传递系统及其应用

第一节

槲皮素与槲皮万寿菊素传递系统及其应用

　　槲皮素（Quercetin）是一种膳食黄酮类化合物，广泛存在于雀跃、黑苦莓、洋葱、番茄和生菜中。在植物中，槲皮素通常与糖、醚或酚酸等结合，形成不同的槲皮素衍生物，其衍生物的含量和存在形式对消化吸收有重要影响[1]。槲皮素因其抗氧化、抗肥胖、抗癌、抗病毒和消炎的功能引起了广泛关注。槲皮素是一种亲脂性化合物，微溶于乙醇（溶解度4.0g/L，37℃），易溶于二甲亚砜（溶解度150g/L，25℃），在水中的溶解度约为0.01g/L（25℃），故很难直接将高浓度的槲皮素应用于水体系的食品基质中，这使得槲皮素在食品和制药领域应用受到限制。此外，槲皮素或槲皮素衍生物由于在食品加工和存储过程中发生氧化和降解，其含量会明显降低。槲皮素化学稳定性受氧气浓度、pH、温度、抗氧化剂浓度以及金属离子的影响。在pH > 7的有机溶液（如乙腈和甲醇）中，槲皮素非常不稳定。常压（100℃，93min）或高压（121℃，10min）可能导致菜豆中70%的槲皮素损失[2]。传统巴氏杀菌处理（80℃，91s）使西柚汁中槲皮素减少17%[3]。槲皮素稳定性还受贮藏时间的影响。4℃避光环境下贮藏56d，草莓汁中槲皮素减少46.1%，贮藏24周，洋葱中槲皮素全部损失[4]。槲皮素可以和金属离子反应生成槲皮素−金属离子复合物。与槲皮素结合的金属离子改变槲皮素的氧化电位。研究表明，在Cu^{2+}和Cr^{3+}存在下，槲皮素的DPPH自由基清除能力增加，而Sn^{2+}和Cd^{2+}则会降低槲皮素的这种活性[5~8]。

　　槲皮万寿菊素（Quercetagetin）作为一种典型的醇溶性黄酮类化合物，在万寿菊中含量丰富，具有多酚类化合物的基础分子结构（2-苯基−1,4-苯吡酮），但与槲皮素相比增加了一个─OH基团。研究表明，槲皮万寿菊素由于其特有的多羟基结构，与槲皮素相比具有更强的抗氧化活性，能预防或辅助治疗癌症和其他慢性疾病[9]。然而，槲皮万寿菊素在水中的溶解度低、化学稳定性差、生物利用率低，这极大限制了其在食品体系中的应用。近年来，设计不同的传递系统实现多酚类化合物的高效包埋、提高其理化稳定性成为研究热点。

一、脂质基载体

（一）纳米乳液

纳米乳液（Nanoemulsion）常用于改善槲皮素的生物利用率。Mahadev等分别以油酸乙酯、吐温-20、癸酸甘油酯作为油相、表面活性剂和助表面活性剂通过超声辅助制备了平均粒径为125.5nm的槲皮素纳米乳液，该乳液对槲皮素的包埋率为87.04%，与单一槲皮素相比，纳米乳液可明显增加糖尿病大鼠对槲皮素的口服生物利用率，且在控制体重、血糖水平、脂质状况和组织损伤标志物方面具有显著的保护和治疗作用，同时对胰腺 β 细胞和肝细胞的结构具有保护作用[10]。Chen等以良好亲水性和高表面活性的米糠蛋白作为乳化剂制备槲皮素纳米乳液，在碱性条件和低盐离子浓度下该乳液表现出良好的稳定性，体外消化和细胞穿透实验结果表明，槲皮素经乳液包埋后其生物利用率可高达12.70% ± 0.12%，且纳米乳液包埋还降低了槲皮素对细胞的毒性，增加了槲皮素的细胞穿透力，使其达到（4.93 ± 0.01）× 10^{-6}cm/s[11]。Pangeni等采用水相滴定法制备了负载槲皮素的水包油（O/W型）纳米乳液，经纳米乳液包埋后的槲皮素通过人工肠膜和Caco-2细胞单层的体外渗透性分别是游离槲皮素的188倍和3.37倍，在小鼠体内口服生物利用率是游离槲皮素的33.51倍，说明纳米乳液可以显著提高槲皮素的细胞渗透性从而提高其生物利用率[12]。

（二）固体脂质纳米颗粒

固体脂质纳米颗粒可以增强槲皮素的胃肠道吸收，在小鼠实验中，以固体脂质纳米颗粒为载体的乳液比以羧甲基纤维素钠为载体的悬浮液中槲皮素的生物利用率高5.71倍[13]。Bose和Michniak-Kohn开发了一种无溶剂固体脂质纳米体系，对槲皮素的递送进行了评估，体外释放研究表明，固体脂质纳米颗粒制剂中槲皮素可双相释放，最初阶段突然释放，然后可持续释放长达24h[14]。Talarico等采用复合凝聚法制备了负载槲皮素的固体脂质纳米颗粒，可在26h内实现缓慢释放，与游离槲皮素相比，其抗氧化性提高了约81%，说明固体脂质纳米颗粒可显著保持槲皮素的抗氧化活性[15]。Ahmad等采用乳化溶剂蒸发法制备了负载槲皮素的固体脂质纳米颗粒，动物实验结果表明，与游离槲皮素相比，大鼠口服基于固体脂质纳米颗粒开发的槲皮素制剂使血清槲皮素水平增加3.5倍，尽管固体脂质纳米粒对槲皮素具有较高的包埋率和较低的降解速率，但固体脂质纳米颗粒也表现出一些缺点，如易聚集、再结晶等[16]。

（三）纳米结构脂质载体

纳米结构脂质载体（Nanostructured lipid carriers）是第二代以脂质为基础的纳米颗粒，由固体基质包裹在纳米颗粒中作为亲脂生物活性化合物的增溶介质。Sun等使用相位反转的工艺方法合成了生物相容和可生物降解的槲皮素-纳米结构脂质载体，发现槲皮素-纳米结构脂质载体具有良好的热稳定性和可持续释放能力。该研究还表明，槲皮素在水中的溶解度提高了至少1000倍，并且抑制乳腺癌的能力显著提高[17]。Tan等通过体外和体内研究表明，槲皮素-纳米结构脂质载体可以促进槲皮素对细胞的渗透能力，提高表皮和真皮中槲皮素的保留水平，增强抗氧化作用和抗炎作用[18]。Liu等制备了一种新型负载槲皮素的阳离子纳米结构脂质载体，由槲皮素、脂质（甘油单硬脂酸酯和中链甘油三酯的化合物）和大豆卵磷脂组成，与悬浮在5g/L羧甲基纤维素钠水溶液中的槲皮素相比，体外释放速率较慢，在消化过程中，槲皮素阳离子纳米结构脂质载体平均粒径为126.6nm，Zeta电位为40.5mV，包埋率为89.3%[19]。Chaudhari等体外研究表明，槲皮素在纳米脂质载体中12h的释放率为45.0%±1.3%，通过溶血试验证实了负载槲皮素纳米脂质载体的安全性[20]。

（四）脂质体

脂质体（Liposomes）主要由磷脂、类固醇或其他表面活性剂组成，是一种生物相容的球形载体，粒径为80~300nm，可包埋水溶性、脂溶性和两亲性材料。Gang等探索了聚乙二醇-2000-二硬脂酰磷脂酰乙醇胺（PEG-2000-DSPE）在制备负载槲皮素纳米脂质体（PEG-DSPE-Q-NLs）中的应用[21]。研究结果表明，槲皮素/PEG-2000-DSPE制剂比游离槲皮素能更有效地抑制胶质瘤癌细胞的生长，纳米材料（PEG-2000-DPSE）可作为药物靶向释放的有效传递系统[21]。Jeon等采用逐层沉积技术成功开发了具有多达10个交替层的多层脂质体，该脂质体因外层由壳聚糖包覆后再由透明质酸包覆，故表面带负电荷，与未涂覆的脂质体相比，沉积在脂质体表面的壳聚糖-透明质酸层数量的增加导致槲皮素的持续释放，说明适当包覆的多层脂质体提高了其稳定性[22]。Cadena等研究发现，脂质体对槲皮素的包埋率达97%，和白藜芦醇共包埋可协同抑制脂肪生成并增加脂肪细胞凋亡，这一包埋形式可作为溶解皮下脂肪的新途径[23]。Munot等通过薄膜水合法制备带负电荷的脂质体用于槲皮素的递送，研究表明，槲皮素包埋率可达88.6%，体外释放时间可延长至24h[24]。

二、多聚物纳米颗粒

（一）天然高分子纳米颗粒

由于蛋白质在人体胃肠道中易于消化，故植物源和动物源蛋白质常被用于制备纳米颗粒。Fang等利用牛血清白蛋白（Bovine serum albumin，BSA）制备槲皮素纳米颗粒，发现BSA纳米颗粒在酸性和中性条件下都能长期保持槲皮素的生物活性[25]。Patel等制备了玉米醇溶蛋白纳米颗粒用于包埋槲皮素，平均粒径低于200nm，在碱性条件并暴露在紫外线照射的情况下，包埋在胶体颗粒中槲皮素的化学稳定性显著提高[26]。

与蛋白质相似，多糖也常用于制备生物聚合物颗粒。Ha等制备了包埋槲皮素的亚油酸（LA）改性壳聚糖/β-乳球蛋白（CS-LA/β-LG）纳米颗粒，结果表明随着LA电荷量的增加，槲皮素的包埋率提高[27]。与游离槲皮素相比，包埋槲皮素的卵磷脂壳聚糖纳米颗粒具有更高的细胞渗透能力，并显著增加了槲皮素在皮肤中，尤其是在表皮上的累积[28]。海藻酸钠和壳聚糖可通过离子交联法制备聚合物微颗粒，槲皮素被包埋后由原先的晶态变为非晶态，其水溶性显著提高。槲皮素分子在离子交联过程中被包裹或分散到壳聚糖海藻酸钠聚合物中，并且被包埋在非晶态复合物中，其基质中存在分子间相互作用。

蛋白质与多糖复合纳米颗粒常被用于槲皮万寿菊素的包埋。Chen等发现，玉米醇溶蛋白、槲皮万寿菊素和透明质酸的质量比为100：5：20时，复合纳米颗粒对槲皮万寿菊素的包埋率和负载率最大，分别达到93.22%和3.85%。复合纳米颗粒分散液具有较好的物理稳定性，能够显著改善槲皮万寿菊素的热稳定性和光稳定性，延缓其在长期贮藏过程中的降解[29]。Sun等发现，玉米醇溶蛋白的酰胺基团与藻酸丙二醇酯的羧基和槲皮万寿菊素的羟基结合形成氢键，提高了槲皮万寿菊素的热稳定性，与游离槲皮万寿菊素相比，经复合胶体颗粒包埋的槲皮万寿菊素可在体外消化中实现了缓慢释放[30]。Zhuo等研究表明，槲皮万寿菊素在玉米醇溶蛋白-硫酸软骨素复合纳米颗粒中的包埋率和负载率分别为91.6%和6.1%，包埋的槲皮素光稳定性和热稳定性是游离槲皮素的3.4倍和3.2倍。该纳米颗粒具有良好的抗沉降性，并在模拟胃肠道条件下表现出缓释性能[31]。

（二）合成聚合物纳米颗粒

聚乳酸（Polylactic acid，PLA）作为美国食品药品监督管理局认可的一种生物聚合物，广泛用于各种药物传递系统中。Jain等制备了PLA纳米颗粒用于包埋槲皮素，较大程度地保留了槲皮素自由基清除能力[32]。聚己内酯纳米颗粒是由纳米沉淀法制备的。纳米颗粒的亚微米级尺寸，可帮助实现槲皮素持续释放，显著提高其生物利用率。Pandey等利用乳化纳米沉淀技术合成了包埋槲皮素的聚乳酸纳米颗粒（PLA-槲皮素），结果表明PLA与槲皮素之间的延迟扩散和较强的相互作用使槲皮素能够从聚合物基质中持续释放，与纯槲皮素相比，形成的聚颗粒热稳定性更高，具有显著的抗氧化能力[33]。Banik等通过乳化溶剂蒸发、超声处理和冷冻干燥制备了负载槲皮素的PLA纳米颗粒，其平均粒径为185nm，槲皮素的包埋率为84.8%，与结晶槲皮素相比，PLA纳米颗粒显著增强了槲皮素在胃肠道生理pH下的化学稳定性，大鼠口服生物利用率增加了152倍，说明PLA纳米颗粒可以显著改善槲皮素在胃肠道中的稳定性和生物利用率[34]。

（三）无机材料纳米颗粒

经十六烷基三甲基溴化铵修饰的二氧化硅纳米颗粒包埋槲皮素后抑制了槲皮素的降解，并降低了槲皮素的细胞毒性[35]。Sapino等探索了氨丙基功能化介孔二氧化硅纳米颗粒（NH_2-MSN）作为槲皮素载体的潜力，结果表明NH_2-MSN复合物（浓度为60μmol/L）比游离槲皮素更有抗癌功效，可以使细胞增殖率降低到50%[36]。Kumar等证实了槲皮素共轭结合四氧化三铁的纳米颗粒可作为一种靶向递送的抗癌药物[37]。Sarkar等研究结果表明，负载槲皮素的介孔二氧化硅纳米颗粒通过调节Akt和Bax信号通路，导致乳腺癌细胞的细胞周期阻滞和凋亡[38]。

三、环糊精包合物

环糊精是中空的圆柱体立体结构，由于亲脂性的亚甲基（—CH_2—）和醚键（—O—）排列在空腔的内侧，而亲水性的羟基（—OH）位于空腔的外侧，因此，具有"内疏水，外亲水"的结构特征，可以促进含有不同外源化合物的非共价包合物的形成。据报道，这些复合物可以提高稳定性、溶解度、溶解速度，最终提高多种生物活性化合物的生物利用率。Jullian等研究了槲皮素与β-环糊精、羟丙基-β-环糊精和磺丁醚-β-环糊精三种环糊精的络合能力，结果表明，所有复合物在水中的自由基清除能力均高于槲皮素，其中槲皮素-磺丁醚-β-环糊精复合物的自由基清除能力最强[39]。Aytac等发现，以1∶1的比例形成的β-环糊精-槲皮素包合物的载量更高，同时还提高了槲皮素的溶解度、抗氧化活性和光稳定性[40]。Kale等研究结果表明，槲皮素-磺丁基乙醚-7β-环糊精包合物显著提高了槲皮素的溶解速率和水溶性，使用较低剂量该复合物即可在体内显示出较高的抗癌活性[41]。

四、胶束

胶束（Micelle）是由两亲性分子组成的，可形成100nm或更小的聚集体。胶束作为有效的传递系统具有显著优势，如颗粒尺寸较小、热力学稳定。因此，胶束对疏水药物的增溶性、包埋率和载药量等影响成为研究重点。Zhao等开发了混合胶束作为槲皮素的传递系统，该胶束由聚环氧乙烷-聚环氧丙烷-聚环氧乙烷三嵌段共聚物和d-α-生育酚聚乙二醇琥珀酸酯组成，物质的量的比为7∶3[42]。Zhou和Wang研究了槲皮素与胆酸钠的相互作用，证实槲皮素可通过疏水作用与胆酸钠结合形成团聚体，且槲皮素与胆酸钠次级胶束-细胞的结合常数高于与胆酸钠原生胶束-细胞的结合常数，表明槲皮素的自由基清除能力显著提高[43]。

五、共聚物

多酚可被包埋在聚合物基质的骨架中，达到缓慢释放的效果。采用单相反应沉淀法制备负载槲皮素的聚（β-氨基酯）纳米凝胶，槲皮素含量为25%～38%（质量分数）。槲皮素在共聚物传递系统中45～48h内释放速率相同，其抗氧化活性在较长时间内保持不变[44]。Du等开发了甘草次酸-O-羧甲基化壳聚糖-胆酸复合物用于递送槲皮素，证实甘草次酸-O-羧甲基化壳聚糖-胆酸载体可以改变槲皮素的体外释放模式，提高细胞凋亡率和延长槲皮素在大鼠体内的循环时间[45]。槲皮素与可水解的新戊氧基甲基基团偶联可以提高槲皮素的生物活性，同时槲皮素-新戊氧基甲基共聚物可增强槲皮素的多药耐药调节作用[45]。

六、其他类型传递系统

研究表明，水凝胶和超支化聚合物可用于提高槲皮素的溶解度。负载槲皮素的麦芽糊精膜也被证实能够提高槲皮素的口服生物利用率[46]。槲皮素纳米胶囊是通过乳剂扩散蒸发法形成的，与游离的槲皮素相比，槲皮素纳米胶囊能显著降低砷对肝脏和脑组织的氧化。在另一项研究中，槲皮素被包裹在卵磷脂基阳离子纳米载体中，其抗肿瘤活性显著增强。槲皮素卵磷脂复合物比槲皮素悬浮液能更有效地抑制C57BL/6型小鼠皮下注射的B16F10黑色素瘤细胞的生长，因为在所有测试样品中其形成的肿瘤体积最小[47]。Guazelli等比较了微胶囊化槲皮素及其混悬液的疗效，发现微胶囊化降低了槲皮素对小鼠模型的氧化损伤[48]。

第二节
姜黄素传递系统及其应用

姜黄素是一种天然多酚化合物，也是一种黄色着色剂，存在于姜黄的根茎中[49]。姜黄中存在3%～5%（质量分数）的姜黄素类化合物，其中包括姜黄素、去甲氧基姜黄素、双去甲氧基姜黄素和少量的环姜黄素[50]。姜黄素是酮烯醇互变异构，在酸性和中性溶液中，以初级酮形式存在，在碱性溶液中，以稳定的烯醇形式存在。二酮基和酚基是姜黄素的活性功能基团，姜黄素的氧化、可逆和不可逆亲核加成（迈克尔加成）、水解、降解和酶促反应的供氢反应都与姜黄素的活性功能基团有关，这些基团对姜黄素的生理功能活性具有重要影响[51]。

多项临床研究表明，姜黄素具有抗炎和抗氧化活性，并具有预防和辅助治疗多种疾病的潜力，包括肿瘤、心血管疾病、神经系统疾病、炎症性疾病等，且无副作用，安全性良好[52]。尽管天然姜黄素的功效已得到普遍认可，但其应用方面仍受到水溶性差、理化稳定性弱、吸收率低、新陈代谢快和生物利用率低等因素限制。构建传递系统可能是解决上述问题的一个有效途径，传递系统可以改善姜黄素的生物利用率、体内循环时间和生理活性等[53, 54]。姜黄素纳米乳液能够改善大鼠的生殖特征，帮助DNA修复[55]。姜黄素纳米乳液还可以帮助大鼠减少高脂肪/高果糖饮食引起的肝脏和心脏相关疾病[56]。除此之外，姜黄素在治疗各种癌症中也起着重要作用，并可与其类似物在治疗癌症过程中发挥协同作用[57]。在体外和体内实验（小鼠模型）中，姜黄素与金纳米颗粒的结合对人三阴性乳腺癌细胞系MDA-MB-231和4T1表现出优异的协同细胞毒性作用[58]。除此之外，姜黄素传递系统在治疗结肠癌、前列腺癌以及皮肤癌方面也有优异的表现[59~61]。

近年来，已经出现了许多类型的姜黄素纳米传递系统（图12-1），旨在提高姜黄素的生物利用率和水相分散性，以及保护姜黄素减缓受环境因素的影响而降解失活[62]。大量文献证明许多姜黄素纳米传递系统不仅在体外评估时对治疗人体疾病有效，而且在临床治疗时也有实质作用。表12-1对各种姜黄素纳米传递系统进行了总结。

一、纳米乳液

纳米乳液是液滴为纳米级的乳液，其中乳化剂（例如表面活性剂和助表面活性

图12-1　用于姜
黄素递送的各种纳
米传递系统

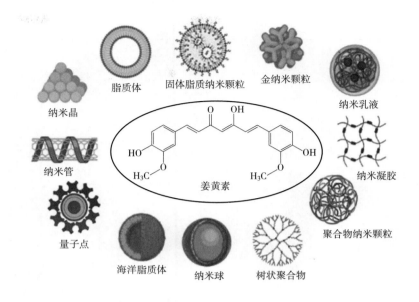

传递系统	材料	颗粒粒径/nm	包埋率/%	形态	性质研究	结果	参考文献
脂质体	磷脂、透明质酸	220~287	78~82	球形或椭圆形	DPPH抗氧化活性测定和Caco-2细胞实验	胃肠道环境稳定性增加，并具有更强的DPPH自由基清除能力	[63]
	二氧化硅、大豆磷脂	157	90.6	球形	药代动力学研究	与姜黄素混悬液相比，姜黄素脂质体的生物利用率提高了2.35倍	[64]
	大豆卵磷脂	133~135	63~67	球形	MCF 7细胞实验	姜黄脂质体显著增加了肿瘤细胞的细胞毒性，而游离姜黄素对肿瘤细胞的作用较弱	[65]
聚合物纳米颗粒	海藻酸钠	347.0	92.4	球形	HeLa细胞和H9c2细胞实验	负载姜黄素的海藻酸钠纳米颗粒随着颗粒浓度的增加而显示出肿瘤细胞活性降低	[66]
	壳聚糖-果胶酸盐	211.3 ± 2.0	64	球形	HT-29细胞和MRC-5细胞实验和药代动力学研究	壳聚糖果胶酸盐姜黄素纳米颗粒中的姜黄素生物利用率相比游离姜黄素增加 4倍	[67]
	聚乳酸羟基乙酸共聚物-聚乙二醇（PLGA-PEG）	—	15.6	—	APP/PS1小鼠实验（阿尔茨海默病）	姜黄素纳米颗粒具有更高的疗效和生物利用率，有望治疗β淀粉样变性和SAPHO综合征	[68]

表12-1　　　　　　　　　　　不同姜黄素纳米传递系统

续表

传递系统	材料	颗粒粒径/nm	包埋率/%	形态	性质研究	结果	参考文献
聚合物纳米颗粒	聚乳酸羟基乙酸共聚物（PLGA）	200	91.96	球形	生物利用率研究	在大鼠模型中，姜黄素纳米颗粒的口服生物利用率相比游离姜黄素增高5.6倍	[69]
蛋白质纳米颗粒	牛血清白蛋白和葡聚糖	115	—	球形	使用Caco-2细胞模型的细胞抗氧化活性	含有牛血清白蛋白和葡聚糖的姜黄素纳米颗粒的细胞抗氧化活性明显高于游离姜黄素	[70]
	白蛋白	130~150	—	球形	肿瘤异种移植HCT116模型	姜黄素白蛋白纳米颗粒在体内比游离姜黄素具有更强的肿瘤治疗活性	[71]
	牛血清白蛋白	92.59±16.75	78.12±0.45	球形和均匀球形	HFF2细胞和MCF7细胞实验	牛血清白蛋白姜黄素纳米颗粒对MCF7细胞的细胞毒性要高得多	[72]
	丝素蛋白	155~170	53.75	球形	DPPH测定，Hep3B细胞系、Kelly细胞系实验	抗氧化活性增加；肿瘤细胞活性随着纳米颗粒浓度的增加而缓慢下降	[73]
固体脂质纳米颗粒	大豆卵磷脂	135.3±1.5	91.09±1.23	—	药代动力学研究	姜黄素固体脂质纳米颗粒的生物利用率为姜黄素悬浮液的12.3倍	[74]
	大豆卵磷脂	40	72.47	球形	SKBR3肿瘤细胞实验	姜黄素固体脂质纳米颗粒抑制肿瘤细胞增殖的IC_{50}明显低于游离姜黄素，且均呈剂量依赖性	[75]
	胆固醇	175~190	—	—	人三阴性乳腺癌MDA-MB-231细胞、鼠乳腺癌JC细胞和人MCF-7细胞实验	姜黄素固体脂质纳米颗粒相比游离姜黄素具有更强的肿瘤细胞毒性，并可提高耐药肿瘤细胞对阿奇霉素的敏感性	[76]
金属纳米颗粒	金	26	—	球形	HCT-116细胞和MCF-7细胞实验	姜黄素金纳米颗粒比游离姜黄素表现出更强的肿瘤细胞凋亡活性和抗增殖作用	[77]
	银	15	—	球形	大肠杆菌实验	纳米银与纳米姜黄素共轭后抗菌活性提高了100倍	[78]

续表

传递系统	材料	颗粒粒径/nm	包埋率/%	形态	性质研究	结果	参考文献
碳点	姜、二氧化钛	4	—	圆形	MCF-7细胞和HaCaT角质皮肤细胞实验	包覆姜黄素碳点的TiO$_2$纳米颗粒相比于未包覆的显示出更高的抗乳腺癌潜力和抗银屑病潜力	[79]
纳米纤维	黄芪胶、聚乙烯醇	30~60	—	纤维状	伤口愈合	与游离姜黄素相比,伤口愈合活性增加	[80]
纳米管	壳聚糖、聚l-乳酸	—	80	管状	细胞毒性	随时间延长,多壁姜黄素纳米管细胞毒性增加	[81]
共轭胶束	阿拉伯胶姜黄素偶联物	270±5	—	球形	HepG2细胞、MCF-7细胞实验	发现共轭胶束显著提高了姜黄素的抗癌活性	[82]
海洋脂质体	磷虾脂质	120	90	—	A549细胞、HUVEC细胞实验	姜黄素海洋脂质体对肿瘤细胞表现出有效的细胞毒性作用,并呈剂量依赖性	[83]
纳米乳液	葵花籽油、辛烯基琥珀酸酯化淀粉	175.44	—	—	溶解度、理化稳定性	姜黄素纳米乳液的溶解度和理化稳定性显著增加	[84]

注：SAPHO综合征,滑膜炎-痤疮-脓疱病-骨肥厚-骨髓炎综合征；IC$_{50}$,半抑制浓度。

剂)用于将两种不混溶液体结合成一相。纳米乳液液滴的粒径通常为20~200nm[85]。纳米乳液传递系统能够增强姜黄素的生理活性,包括治疗癌症、缓解炎症和抗氧化性等。姜黄素纳米乳液已被用于治疗银屑病[86]。在银屑病小鼠模型实验中,姜黄素纳米乳液比游离姜黄素对患处表现出更高效的促进愈合效果[87]。姜黄素纳米乳液对肝脏和心脏并发症以及生殖异常具有功效[56]。Elbaset等探究了姜黄素纳米乳液对高脂、高果糖引起的肝脏和心脏并发症的影响,结果显示,高剂量姜黄素纳米乳液在改善高脂、高果糖诱导的胰岛素抵抗和高脂血症方面优于普通姜黄素纳米乳液,并且高剂量姜黄素纳米乳液显著改善了大鼠血清谷草转氨酶、谷丙转氨酶、瘦素、脂联素、肌酸磷酸激酶、乳酸脱氢酶和心肌肌钙蛋白-Ⅰ的水平,此外,高剂量姜黄素纳米乳液还使大鼠的肝脏和心脏的氧化、亚硝化应激、DNA损伤和细胞能量中断状态被抵消,组织病理学检查也证实了这些结果[56]。

二、聚合物纳米颗粒

壳聚糖、PLGA、聚乙烯醇（PVA）、淀粉、N-异丙基丙烯酰胺（NIPAAM）是构建姜黄素聚合物纳米颗粒最常用的聚合物[88, 89]。壳聚糖是一种天然多糖，具有由甲壳类动物产生的高生物相容性和生物降解性，并且壳聚糖无毒性，已被美国食品药品监督管理局批准用于伤口敷料。基于壳聚糖的姜黄素纳米颗粒可以改善透皮渗透，并通过被动或主动靶向肿瘤组织来提高姜黄素的抗癌功效，且能提高姜黄素理化稳定性和生物利用率[90]。Alkhader等探究了包埋在壳聚糖果胶纳米颗粒中姜黄素的消化特性和抗结肠癌特性，结果显示，姜黄素壳聚糖果胶纳米颗粒可被结直肠癌细胞HT-29吸收，并显著抑制癌细胞增殖。包埋姜黄素的抗增殖作用与等效剂量的游离姜黄素相似，说明包埋没有降低姜黄素的抗癌活性。相比于游离姜黄素，纳米颗粒中姜黄素的口服生物利用率在消化4h后提高了6倍，这些发现指出了姜黄素壳聚糖果胶纳米颗粒在口服治疗结肠癌方面的潜在应用价值[67]。

三、固体脂质纳米颗粒

固体脂质纳米颗粒（SLNs）是具有固体核心的亲脂性纳米载体，可以递送亲水和疏水功能物质。SLNs的构建可以采用生物相容性脂质，并且可以根据需求不同对SLNs的表面进行调控，如调控黏附性或靶向能力[91]。以SLNs来递送姜黄素可采用三硬脂酸甘油酯和聚乙二醇修饰的乳化剂来调节其口服生物利用率[92]。由于纳米颗粒的中和表面特性，包埋在长链聚乙二醇SLNs中的姜黄素可以迅速渗透到上皮细胞中，促使其在实验大鼠体内的生物利用率相比游离姜黄素提高了12倍以上，而被包埋在大豆卵磷脂中的姜黄素的生物利用率也提高了12.27倍，并且显示出抑制细胞增殖并增强抗癌活性的特性[75]。Fathy等探究了姜黄素固体脂质纳米颗粒的稳定性、水分散性和细胞摄取效果，并以此探究其与阿霉素对三阴性乳腺癌细胞的协同抗癌效果，结果显示，姜黄素固体脂质纳米颗粒在三阴性乳腺癌细胞中的保留对三阴性乳腺癌细胞的毒性是游离姜黄素的5～10倍。姜黄素固体脂质纳米颗粒有效地恢复了耐药三阴性乳腺癌细胞对阿霉素的敏感性，并且没有全身毒性迹象。这些效应的机制是细胞内活性氧减少，从而抑制Akt/IKK$\alpha-\beta$/NF-κB轴以及p65/p50 NF-κB启动子的转录。这些实验结果表明，姜黄素固体脂质纳米颗粒和阿霉素的联合治疗是克服三阴性乳腺癌细胞化疗耐药的有效且安全的方法[76]。

四、金属纳米颗粒

在纳米医学中，金属纳米颗粒的使用已成为一个重要趋势[93]。金纳米颗粒（AuNPs，一种表面覆有金的纳米颗粒）能够黏附在大量的生物分子上。还原反应是合成AuNPs基材的方法之一，其中最常见的是利用柠檬酸三钠来合成AuNPs。Elbialy等研究了姜黄素AuNPs对结肠癌细胞HCT-116和乳腺癌细胞MCF-7的抗癌作用，结果显示，姜黄素AuNPs呈单分散球形，并在6个月内呈高度稳定（抗聚集）状态，与游离姜黄素相比，姜黄素AuNPs对MCF-7和HCT-116细胞具有更高的抗增殖和凋亡作用。这些结果表明姜黄素AuNPs的开发极大提高了姜黄素的抗癌活性，说明姜黄素AuNPs在癌症治疗方面具有广阔的应用前景[77]。银基化合物通常具有抗菌活性，并且姜黄素也具有优良的抗微生物活性和促进伤口愈合特性，因此设计出的银基姜黄素纳米颗粒具有明显优于游离姜黄素的抗菌活性[78]。

五、蛋白质纳米颗粒

蛋白质具有较好的安全性，是代替传统人造聚合物应用于纳米颗粒的优良材料。常见的蛋白质纳米材料包括铁蛋白、明胶、白蛋白、麦醇溶蛋白、丝蛋白、豆类蛋白、脂蛋白和纤维蛋白。蛋白质纳米颗粒可以通过乳液模板法、电喷雾法和反溶剂法制备[94]。葵花籽蛋白是一种分子质量较大的蛋白质，可以用于制备纳米颗粒递送疏水营养补充剂。与未经处理的姜黄素相比，葵花籽蛋白纳米颗粒中姜黄素的溶解性、理化稳定性、抗炎和抗氧化效果均得到提高[95]。其他许多蛋白质，如牛血清白蛋白、玉米醇溶蛋白、果胶和丝蛋白，作为负载姜黄素的天然蛋白材料，在改善姜黄素的溶解性、生物利用率、细胞通透性、细胞吸收、细胞毒性以及其他特性方面都有良好的表现[96]。Kim等制备了负载姜黄素的人血清白蛋白纳米颗粒，结果显示，姜黄素人血清白蛋白纳米颗粒表现出比游离姜黄素更高的水溶性（是其300倍），并且在贮藏期间，姜黄素人血清白蛋白纳米颗粒的生物活性得到保留，活性损失可以忽略不计。相比于游离姜黄素，姜黄素人血清白蛋白纳米颗粒的体内分布和血管内皮细胞转运效果明显更好。此外，姜黄素人血清白蛋白纳米颗粒的血管内皮细胞结合相比游离姜黄素增加了5.5倍，其血管内皮细胞单层的转运相比游离姜黄素增加了7.7倍。体内抗肿瘤试验表明，姜黄素人血清白蛋白纳米颗粒在肿瘤异种移植HCT50模型中相比游离姜黄素具有更好的治疗效果，并且不会引起细胞毒性，这归功于姜黄素人血清白蛋白纳米颗粒更好的水溶性，在肿瘤中更强的积累效果以及更好的穿越血管内皮细胞的能力[71]。

六、纳米管和纳米纤维

碳纳米管分为单壁碳纳米管和多壁碳纳米管两种[97]，负载姜黄素的多壁碳纳米管能够有效地促进神经再生[81]。负载姜黄素的聚合物水凝胶纳米管对于肿瘤细胞具有明显的抑制作用[98]。

纳米纤维是一种新型传递系统，根据其制备材料不同可分为合成聚合物纳米纤维和生物聚合物纳米纤维。合成聚合物纳米纤维常由尼龙、丙烯酸、聚碳酸酯、聚砜和含氟聚合物等制成；生物聚合物纳米纤维由壳聚糖、聚乳酸和聚乳酸/乙醇酸共聚物等制成。自组装、静电纺丝和相分离是目前用于制造纳米纤维的三种常用方法，其中静电纺丝是使用最广泛的方法。Narges等研究了不同种类聚合物制备的姜黄素纳米纤维在促进伤口愈合方面的影响，包括聚碳酸酯、PLGA、聚乙二醇（PEG）、壳聚糖、角蛋白、丝蛋白等。与游离姜黄素相比，这些材料包埋的姜黄素纳米纤维可促进愈合的伤口面积大于总伤口面积的70%。除此之外，由于姜黄素的促氧化特性，其可以在体内和体外引起DNA损伤。基于这种特性对姜黄素用阿拉伯胶、黄原胶等材料进行包埋，结果显示，纳米纤维可以改善姜黄素的吸收，甚至可以增加姜黄素的慢性毒性，但这种毒性对于小鼠的影响可在28d内恢复[99]。姜黄素的毒性可以通过缓释来降低，这也提高了其生物利用率和理化稳定性[100]。

七、脂质体

脂质体作为递送体系已经被广泛研究多年，并已被证明具有将姜黄素递送到体内的潜力[101, 102]。由于脂质体制备技术较为成熟，脂质体制剂易于制备，更多新型脂质体也逐渐被开发出来。例如，配体修饰的脂质体和在体循环中长效存在的脂质体。长效存在的脂质体可以延缓药物在体循环中的释放，并将药物输送给各种恶性肿瘤。此外，还可以在脂质体中联合包埋药物组合，比如神经酰胺C_6和姜黄素可以使肿瘤细胞致敏。因此，在临床研究中把姜黄素和脂质体制备成传递系统，可能是治疗各种疾病的理想技术[103]。Hasan等探究了由不同脂质制备的姜黄素纳米脂质体的生物利用率和细胞毒性，结果显示，姜黄素纳米脂质体可明显提高姜黄素的生物利用率。与由油菜籽卵磷脂和大豆卵磷脂制的纳米脂质体相比，由鲑鱼卵磷脂制备的纳米脂质体的姜黄素生物利用率更高。研究者采用基于实时细胞阻抗监测的实时无标记细胞分析系统研究了纳米脂质体的体外细胞毒性，结果表明，游离姜黄素对癌细胞的影响较小，而姜黄素纳米脂质体对癌细胞的细胞毒性明显增强，其中油菜籽卵磷脂和鲑鱼卵磷脂与姜黄素存在协同作用[65]。

海洋脂质体一般是以天然的海洋脂质提取物制备形成的脂质体，其含有丰富的多不饱和脂肪酸（PUFA）[104]。海洋提取物的PUFAs分为ω-3脂肪酸和ω-6脂肪酸，它们一般被储存在细胞膜的磷脂中。这些脂肪酸也是细胞膜表面信号分子的指示器，这些信号分子对跨膜微域的组成、基因表达和受体信号传导有抑制作用[105]。细胞膜的性能和许多生理活动都受到细胞和细胞器表面的ω-6/ω-3组成以及膜表面的脂质微域组成的影响[104]。Ibrahim等以海洋脂质为基础制备了一种负载姜黄素的脂质体，并探究了其抗肿瘤治疗效果，结果显示，该海洋脂质体表现出高的抗氧化活性，并且在4℃下贮藏8周后，仍表现出较高的理化稳定性和抗氧化稳定性。此外，其在37℃体外培养的72h内可以持续释放出近30%的姜黄素。在抗肿瘤效果方面，其在72h内对肺部肿瘤细胞A549显示出最高的致死影响（IC_{50}：11.7，0.24g/mL）[83]。

第三节
展望

通过界面结构设计、反溶剂沉淀、复合凝聚等方法，构建乳液、纳米颗粒、脂质体、微胶囊、微凝胶等多酚类化合物的微纳载体，能够增加槲皮素及槲皮万寿菊素的溶解度、提高环境胁迫耐受性、改善生物利用率。

为实现槲皮素及槲皮万寿菊素的稳态化，未来传递系统设计应着重以下三个方面：①研究复杂食品基质与槲皮素相互作用机制，解析在食品加工与贮藏过程中槲皮素结构的动态演变规律及活性变化机制。②基于不同食品大分子协同效应设计槲皮素与槲皮万寿菊素共包埋传递系统以实现功能活性物质的协同增效。③明确槲皮素与槲皮万寿菊素所面对的生物屏障，通过差异化的载体结构设计针对性的克服生物屏障，发挥功能性物质高生物效价、实现靶向递送。此外，不同种类传递系统对姜黄素生物利用率的改善效果不同，作用机制也并不相同。传递系统的各项性质会影响该体系的生物利用率，如体系的黏膜黏附性、油相成分、油消化率、脂肪酸链长、脂肪酸多不饱和度水平、油含量、乳化剂类型和含量等。然而，使用纳米传递系统运载姜黄素的商业应用仍不够成熟，对纳米传递系统安全性的担忧也影响其使用，因此对于这些纳米传递系统的大规模生产仍需加强监管规范并充分考虑其局限性。

参考文献

[1] Rahman I, Biswas S K, Kirkham P A. Regulation of inflammation and redox signaling by dietary polyphenols [J] . Biochemical Pharmacology, 2006, 72: 1439-1452.

[2] Ranilla L G, Genovese M I, Lajolo F M. Effect of different cooking conditions on phenolic compounds and antioxidant capacity of some selected Brazilian bean (*Phaseolus vulgaris* L.) cultivars [J] . Journal of Agricultural and Food Chemistry, 2009, 57: 5734-5742.

[3] Igual M, García-martínez E, Camacho M M, et al. Changes in flavonoid content of grapefruit juice caused by thermal treatment and storage [J] . Innovative Food Science & Emerging Technologies, 2011, 12: 153-162.

[4] Hollman P C H, Katan M B. Absorption, metabolism and health effects of dietary flavonoids in man [J] . Biomedicine & Pharmacotherapy, 1997, 51: 305-310.

[5] Ravichandran R, Rajendran M, Devapiriam D. Antioxidant study of quercetin and their metal complex and determination of stability constant by spectrophotometry method [J] . Food Chemistry, 2014, 146: 472-478.

[6] Pękal A, Biesaga M, et al. Interaction of quercetin with copper ions: complexation, oxidation and reactivity towards radicals [J] . Biometals, 2011, 24: 41-49.

[7] Chen W, Sun S, Liang Y, et al. Antioxidant property of quercetin-Cr(Ⅲ) complex: The role of Cr(Ⅲ)ion [J] . Journal of Molecular Structure, 2009, 918: 194-197.

[8] Dehghan G, Khoshkam Z. Tin (Ⅱ) -quercetin complex: Synthesis, spectral characterisation and antioxidant activity [J] . Food Chemistry, 2012, 131: 422-426.

[9] Wang W, Xu H, Chen H, et al. *In vitro* antioxidant, anti-diabetic and antilipemic potentials of quercetagetin extracted from marigold (*Tagetes erecta* L.) inflorescence residues [J] . Journal of food science and technology, 2016, 53: 2614-2624.

[10] Mahadev M, Nandini H S, Ramu R, et al. Fabrication and evaluation of quercetin nanoemulsion: A delivery system with improved bioavailability and therapeutic efficacy in diabetes mellitus [J] . Pharmaceuticals, 2022, 15 (1): 70.

[11] Chen W, Ju X, Aluko R E, et al. Rice bran protein-based nanoemulsion carrier for improving stability and bioavailability of quercetin [J] . Food Hydrocolloids, 2020, 108: 106042.

[12] Pangeni R, Kang S W, Oak M, et al. Oral delivery of quercetin in oil-in-water nanoemulsion: *In vitro* characterization and *in vivo* anti-obesity efficacy in mice [J] . Journal of functional foods, 2017, 38: 571-581.

[13] Li Z L, Hu J, Li Y L, et al. The effect of hyperoside on the functional recovery of the ischemic/reperfused isolated rat heart: potential involvement of the extracellular signal-regulated kinase 1/2 signaling pathway [J]. Free Radical Biology and Medicine, 2013, 57: 132-140.

[14] Bose S, Michniak-kohn B. Preparation and characterization of lipid based nanosystems for topical delivery of quercetin [J]. European Journal of Pharmaceutical Sciences, 2013, 48: 442-452.

[15] Talarico L, Consumi M, Leone G, et al. Solid lipid nanoparticles produced via a coacervation method as promising carriers for controlled release of quercetin [J]. Molecules, 2021, 26 (9): 2694.

[16] Ahmad N, Banala V T, Kushwaha P, et al. Quercetin-loaded solid lipid nanoparticles improve osteoprotective activity in an ovariectomized rat model: a preventive strategy for post-menopausal osteoporosis [J]. Rsc advances, 2016, 6 (100): 97613-97628.

[17] Sun M, Nie S, Pan X, et al. Quercetin-nanostructured lipid carriers: characteristics and anti-breast cancer activities *in vitro* [J]. Colloids and Surfaces B: Biointerfaces, 2014, 113: 15-24.

[18] Tan Q, Liu W, Guo C, et al. Preparation and evaluation of quercetin-loaded lecithin-chitosan nanoparticles for topical delivery [J]. International Journal of Nanomedicine, 2011, 6: 1621-1630.

[19] Liu L, Tang Y, Gao C, et al. Characterization and biodistribution *in vivo* of quercetin-loaded cationic nanostructured lipid carriers [J]. Colloids and Surfaces B: Biointerfaces, 2014, 115: 125-131.

[20] Chaudhari V S, Murty U S, Banerjee S. Nanostructured lipid carriers as a strategy for encapsulation of active plant constituents: Formulation and *in vitro* physicochemical characterizations [J]. Chemistry and Physics of Lipids, 2021, 235: 105037.

[21] Gang W, Jie W J, Ping Z L, et al. Liposomal quercetin: evaluating drug delivery *in vitro* and biodistribution *in vivo* [J]. Expert Opinion on Drug Delivery, 2012, 9 (6): 599-613.

[22] Jeon I J, Mcclements D J. Biopolymer-based nanoparticles and microparticles: Fabrication, characterization, and application [J]. Current Opinion in Colloid & Interface Science, 2014, 19: 417-427.

[23] Cadena P G, Pereira M A, Cordeiro R B, et al. Nanoencapsulation of quercetin and resveratrol into elastic liposomes [J]. Biochimica et Biophysica Acta (BBA) -Biomembranes, 2013, 1828 (2): 309-316.

[24] Munot N, Kandekar U, Giram P S, et al. A Comparative study of quercetin-loaded nanocochleates and liposomes: Formulation, characterization, assessment of degradation and *in vitro* anticancer potential [J]. Pharmaceutics, 2022, 14 (8): 1601.

[25] Fang R, Hao R F, Wu X, et al. Bovine serum albumin nanoparticle pro-

motes the stability of quercetin in simulated intestinal fluid [J] . Journal of Agricultural and Food Chemistry, 2011, 59: 6292-6298.

[26] Patel A R, Heussen P C, Hazekamp J, et al. Quercetin loaded biopolymeric colloidal particles prepared by simultaneous precipitation of quercetin with hydrophobic protein in aqueous medium [J] . Food Chemistry, 2012, 133: 423-429.

[27] Ha H K, Kim J W, Lee M R, et al. Formation and characterization of quercetin-loaded chitosan oligosaccharide/β -lactoglobulin nanoparticle [J] . Food Research International, 2013, 52: 82-90.

[28] Zhang Y, Yang Y, Tang K, et al. Physicochemical characterization and antioxidant activity of quercetin-loaded chitosan nanoparticles [J] . Journal of Applied Polymer Science, 2008, 107: 891-897.

[29] Chen S, Han Y, Wang Y, et al. Zein-hyaluronic acid binary complex as a delivery vehicle of quercetagetin: Fabrication, structural characterization, physicochemical stability and in vitro release property [J] . Food chemistry, 2019, 276: 322-332.

[30] Sun C, Dai L, Gao Y. Binary complex based on zein and propylene glycol alginate for delivery of quercetagetin [J] . Biomacromolecules, 2016, 17 (12): 3973-3985.

[31] Zhuo Y, Liang Y, Xu D, et al. Improvement of physicochemical stability and digestive properties of quercetagetin using zein-chondroitin sulfate particles prepared by antisolvent co-precipitation. International Journal of Biological Macromolecules, 2023, 125109.

[32] Jain A K, Thanki K, Jain S. Co-encapsulation of tamoxifen and quercetin in polymeric nanoparticles: implications on oral bioavailability, antitumor efficacy, and drug-induced toxicity [J] . Molecular pharmaceutics, 2013, 10: 3459-3474.

[33] Pandey S K, Patel D K, Thakur R, et al. Anti-cancer evaluation of quercetin embedded PLA nanoparticles synthesized by emulsified nanoprecipitation [J] . International Journal of Biological Macromolecules, 2015, 75: 521-529.

[34] Banik S, Yamada K, Sato H, et al. Development of poly (lipoic acid) nanoparticles with improved oral bioavailability and hepatoprotective effects of quercetin [J] . Molecular Pharmaceutics, 2022, 19 (5): 1468-1476.

[35] Nday C M, Halevas E, Jackson G E, et al. Quercetin encapsulation in modified silica nanoparticles: potential use against Cu (Ⅱ) -induced oxidative stress in neurodegeneration [J] . Journal of Inorganic Biochemistry, 2015, 145: 51-64.

[36] Sapino S, Ugazio E, Gastaldi L, et al. Mesoporous silica as topical nanocarriers for quercetin: characterization and in vitro studies [J] . European Journal of Pharmaceutics and Biopharmaceutics, 2015, 89: 116-125.

[37] Kumar S R, Priyatharshni S, Babu V N, et al. Quercetin conjugated superparamagnetic magnetite nanoparticles for *in-vitro* analysis of breast cancer cell lines for chemotherapy applications [J] . Journal of Colloid and Interface Science, 2014, 436: 234-242.

[38] Sarkar A, Ghosh S, Chowdhury S, et al. Targeted delivery of quercetin loaded mesoporous silica nanoparticles to the breast cancer cells [J] . Biochimica et Biophysica Acta(BBA) -General Subjects, 2016, 1860 (10): 2065-2075.

[39] Jullian C, Moyano L, Yanez C, et al. Complexation of quercetin with three kinds of cyclodextrins: an antioxidant study [J]. Spectrochimica Acta Part A: Molecular and Biomolecular Spectroscopy, 2007, 67: 230-234.

[40] Aytac Z, Kusku S I, Durgun E, et al. Quercetin/β -cyclodextrin inclusion complex embedded nanofibres: Slow release and high solubility [J] . Food Chemistry, 2016, 197: 864-871.

[41] Kale R, Saraf M, Juvekar A, et al. Decreased B16F10 melanoma growth and impaired tumour vascularization in BDF1 mice with quercetin-cyclodextrin binary system [J] . Journal of Pharmacy and Pharmacology, 2006, 58: 1351-1358.

[42] Zhao L, Shi Y, Zou S, et al. Formulation and *in vitro* evaluation of quercetin loaded polymeric micelles composed of pluronic P123 and Da-tocopheryl polyethylene glycol succinate [J] . Journal of Biomedical Nanotechnology, 2011. 7: 358-365.

[43] Zhou H, Wang X. Spectrometric study on the interaction of sodium cholate aggregates with quercetin [J] . Colloids and Surfaces A: Physicochemical and Engineering Aspects, 2015, 481: 31-37.

[44] Gupta P, Authimoolam S P, Hilt J Z, et al. Quercetin conjugated poly (β -amino esters) nanogels for the treatment of cellular oxidative stress [J] . Acta Biomaterialia, 2015, 27: 194-204.

[45] Du H, Liu M, Yang X, et al. The role of glycyrrhetinic acid modification on preparation and evaluation of quercetin-loaded chitosan-based self-aggregates [J] . Journal of Colloid and Interface Science, 2015, 460: 87-96.

[46] Lai F, Franceschini I, Corrias F, et al. Maltodextrin fast dissolving films for quercetin nanocrystal delivery. A feasibility study [J] . Carbohydrate Polymers, 2015, 121: 217-223.

[47] Date A A, Nagarsenker M S, Patere S, et al. Lecithin-based novel cationic nanocarriers(Leciplex) Ⅱ: improving therapeutic efficacy of quercetin on oral administration [J] . Molecular Pharmaceutics, 2011, 8: 716-726.

[48] Guazelli C F, Fattori V, Colombo B B, et al. Quercetin-loaded microcapsules ameliorate experimental colitis in mice by anti-inflammatory and antioxidant mechanisms [J] . Journal of Natural Products, 2013, 76: 200-208.

[49] Araiza-Calahorra A, Akhtar M, Sarkar A. Recent advances in emulsion-based delivery approaches for curcumin: From encapsulation to bioacces-

sibility [J] . Trends in Food Science & Technology, 2018, 71: 155-169.

[50] Heger M, van Golen R F, Broekgaarden M. The molecular basis for the pharmacokinetics and pharmacodynamics of curcumin and its metabolites in relation to cancer [J] . D R. Sibley Pharmacological Reviews, 2013, 66 (1): 222-307.

[51] Priyadarsini K. The chemistry of curcumin: from extraction to therapeutic agent [J] . Molecules, 2014, 19 (12): 20091-20112.

[52] Saloni Daftardar, Kaur G, Veeranjaneyulu Addepalli. Nutraceutical approaches in the management of cardiovascular dysfunctions associated with diabetes mellitus [J] . 2013, 9: 377-396.

[53] Yallapu M M, Nagesh P K B, Jaggi M. Therapeutic applications of curcumin nanoformulations [J] . The AAPS Journal, 2015, 17 (6): 1341-1356.

[54] Patel S S, Acharya A, Ray R S. Cellular and molecular mechanisms of curcumin in prevention and treatment of disease [J] . Critical Reviews in Food Science and Nutrition, 2020, 60 (6): 887-939.

[55] Ahmed-Farid O A H, Nasr M, Ahmed R F. Beneficial effects of curcumin nano-emulsion on spermatogenesis and reproductive performance in male rats under protein deficient diet model: enhancement of sperm motility, conservancy of testicular tissue integrity, cell energy and seminal plasma amino acids content [J] . Journal of Biomedical Science, 2017, 24 (1): 87-99.

[56] Elbaset M A, Nasr M, Ibrahim B M M. Curcumin nanoemulsion counteracts hepatic and cardiac complications associated with high-fat/high-fructose diet in rats [J] . Journal of Food Biochemistry, 2022, 46 (12): 53-62.

[57] Hosseini-Zare M S, Sarhadi M, Zarei M. Synergistic effects of curcumin and its analogs with other bioactive compounds: A comprehensive review [J] . European Journal of Medicinal Chemistry, 2021, 210: 113-122.

[58] Vemuri S K, Halder S, Banala R R. Modulatory effects of biosynthesized gold nanoparticles conjugated with curcumin and paclitaxel on tumorigenesis and metastatic pathways—*in vitro* and *in vivo* studies [J] . International Journal of Molecular Sciences, 2022, 23 (4): 21-40.

[59] Jordan B C, Mock C D, Thilagavathi R. Molecular mechanisms of curcumin and its semisynthetic analogues in prostate cancer prevention and treatment [J] . Life Sciences, 2016, 152: 135-144.

[60] Selvam C, Prabu S L, Jordan B C. Molecular mechanisms of curcumin and its analogs in colon cancer prevention and treatment [J] . Life Sciences, 2019, 239: 117-132.

[61] Mock C D, Jordan B C, Selvam C. Recent advances of curcumin and its analogues in breast cancer prevention and treatment [J] . RSC Advances, 2015, 5 (92): 75575-75588.

[62] Kumararaja Gayathri, Bhaskaran M, Chelliah Selvam. Nano formulation approaches for curcumin delivery—a review [J] . 2023, 82: 104326-104326.

[63] Catalán-Latorre A, Ravaghi M, Maria Letizia Manca. Freeze-dried eudragit-hyaluronan multicompartment liposomes to improve the intestinal bioavailability of curcumin [J] . 2016, 107: 49-55.

[64] Li C, Zhang, Su. Silica-coated flexible liposomes as a nanohybrid delivery system for enhanced oral bioavailability of curcumin [J] . International Journal of Nanomedicine, 2012, 7: 5995-6002.

[65] Hasan M, Belhaj N, Benachour H. Liposome encapsulation of curcumin: Physico-chemical characterizations and effects on MCF7 cancer cell proliferation [J] . International Journal of Pharmaceutics, 2014, 461 (1): 519-528.

[66] Anirudhan T S, Anila M M, Franklin S. Synthesis characterization and biological evaluation of alginate nanoparticle for the targeted delivery of curcumin [J] . Materials Science and Engineering: C, 2017, 78: 1125-1134.

[67] Alkhader E, Roberts C J, Rosli R. Pharmacokinetic and anti-colon cancer properties of curcumin-containing chitosan-pectinate composite nanoparticles [J] . Journal of Biomaterials Science, Polymer Edition, 2018, 29 (18): 2281-2298.

[68] Fan S, Zheng Y, Liu X. Curcumin-loaded PLGA-PEG nanoparticles conjugated with B6 peptide for potential use in Alzheimer's disease [J] . Drug Delivery, 2018, 25 (1): 1091-1102.

[69] Xie X, Tao Q, Zou Y. PLGA nanoparticles improve the oral bioavailability of curcumin in rats: characterizations and mechanisms [J] . Journal of Agricultural and Food Chemistry, 2011, 59 (17): 9280-9289.

[70] Fan Y, Yi J, Zhang Y. Fabrication of curcumin-loaded bovine serum albumin (BSA) -dextran nanoparticles and the cellular antioxidant activity [J] . Food Chemistry, Elsevier BV, 2018, 239: 1210-1218.

[71] Kim T H, Jiang H H, Youn Y S. Preparation and characterization of water-soluble albumin-bound curcumin nanoparticles with improved antitumor activity [J] . International Journal of Pharmaceutics, 2011, 403 (1-2): 285-291.

[72] Salehiabar M, Nosrati H, Javani E. Production of biological nanoparticles from bovine serum albumin as controlled release carrier for curcumin delivery [J] . International Journal of Biological Macromolecules, 2018, 115: 83-89.

[73] Montalbán M, Coburn J, Lozano-Pérez A. Production of curcumin-loaded silk fibroin nanoparticles for cancer therapy [J] . Nanomaterials, 2018, 8 (2): 126.

[74] Ji H, Tang J, Li M. Curcumin-loaded solid lipid nanoparticles with Brij78 and TPGS improved *in vivo* oral bioavailability and in situintestinal absorption of curcumin [J] . Drug Delivery, 2014, 23 (2): 459-470.

[75] Wang W, Chen T, Xu H. Curcumin-loaded solid lipid nanoparticles enhanced anticancer efficiency in breast cancer [J] . Molecules, 2018, 23 (7): 1578.

[76] Fathy Abd-Ellatef G-E, Gazzano E, Chirio D. Curcumin-loaded solid lipid nanoparticles by pass P-glycoprotein mediated doxorubicin resistance in triple negative breast cancer cells [J] . Pharmaceutics, 2020, 12 (2): 96.

[77] Elbialy N S, Abdelfatah E A, Khalil W A. Antitumor activity of curcumin-green synthesized gold nanoparticles: *in vitro* study [J] . BioNanoScience, 2019, 9 (4): 813-820.

[78] Abdellah A M, Sliem M A, Bakr M. Green synthesis and biological activity of silver-curcumin nanoconjugates [J] . Future Medicinal Chemistry, 2018, 10 (22): 2577-2588.

[79] Sawant V J, Bamane S R, Kanase D G. Encapsulation of curcumin over carbon dot coated TiO_2 nanoparticles for pH sensitive enhancement of anti-cancer and anti-psoriatic potential [J] . RSC Advances, 2016, 6 (71): 66745-66755.

[80] Heydary H A, Karamian E, Poorazizi E. A novel nano-fiber of iranian gum tragacanth-polyvinyl alcohol/nanoclay composite for wound healing applications [J] . Procedia Materials Science, 2015, 11: 176-182.

[81] Jahromi H K, Farzin A, Hasanzadeh E. Enhanced sciatic nerve regeneration by poly-/-lactic acid/multi-wall carbon nanotube neural guidance conduit containing Schwann cells and curcumin encapsulated chitosan nanoparticles in rat [J] . Materials Science and Engineering: C, 2020, 109: 110.

[82] Sarika P R, James N R, Kumar P R A. Gum arabic-curcumin conjugate micelles with enhanced loading for curcumin delivery to hepatocarcinoma cells [J] . Carbohydrate Polymers, 2015, 134: 167-174.

[83] Ibrahim S, Tagami T, Kishi T. Curcumin marinosomes as promising nano-drug delivery system for lung cancer [J] . International Journal of Pharmaceutics, 2018, 540 (1-2): 40-49.

[84] Iqbal R, Mehmood Z, Baig A. Formulation and characterization of food grade O/W nanoemulsions encapsulating quercetin and curcumin: Insights on enhancing solubility characteristics [J] . Food and Bioproducts Processing, 2020, 123: 304-311.

[85] Ashaolu T J. Nanoemulsions for health, food, and cosmetics: a review [J] . Environmental Chemistry Letters, 2021, 19 (4): 205-216.

[86] Jiang T, Liao W, Charcosset C. Recent advances in encapsulation of curcumin in nanoemulsions: A review of encapsulation technologies, bioaccessibility and applications [J] . Food Research International, 2020, 132: 109-115.

[87] Algahtani M S, Ahmad M Z, Ahmad J. Nanoemulsion loaded polymeric hydrogel for topical delivery of curcumin in psoriasis [J] . Journal of Drug Delivery Science and Technology, 2020, 59: 8391-847.

[88] Zielińska A, Carreiró F, Oliveira A M. Polymeric nanoparticles: production, characterization, toxicology and ecotoxicology [J] . Molecules, 2020, 25 (16), 455-469.

［89］Moniruzzaman M, Min T. Curcumin, curcumin nanoparticles and curcumin nanospheres: A Review on their pharmacodynamics based on monogastric farm animal, poultry and fish nutrition [J]. Pharmaceutics, 2020, 12 (5): 447.

［90］Hu Q, Luo Y. Chitosan-based nanocarriers for encapsulation and delivery of curcumin: A review [J]. International Journal of Biological Macromolecules, 2021, 179: 125-135.

［91］Paliwal R, Paliwal S R, Kenwat R. Solid lipid nanoparticles: a review on recent perspectives and patents [J]. Expert Opinion on Therapeutic Patents, 2020, 30 (3): 179-194.

［92］Ban C, Jo M, Park Y H. Enhancing the oral bioavailability of curcumin using solid lipid nanoparticles [J]. Food Chemistry, 2020, 302: 315328.

［93］Gadade D D, Pekamwar S S. Cyclodextrin based nanoparticles for drug delivery and theranostics [J]. Advanced Pharmaceutical Bulletin, 2020, 10 (2): 166-183.

［94］Hong S, Choi D W, Kim H N. Protein-based nanoparticles as drug delivery systems [J]. Pharmaceutics, 2020, 12 (7): 604.

［95］Sneharani A H. Curcumin-sunflower protein nanoparticles-A potential antiinflammatory agent [J]. Journal of Food Biochemistry, 2019, 43 (8), 269-281.

［96］Moballegh Nasery M, Abadi B, Poormoghadam D. Curcumin delivery mediated by bio-based nanoparticles: a review [J]. Molecules, 2020, 25 (3): 689.

［97］Kaur R. Carbon nanotubes: a review article [J]. International Journal for Research in Applied Science and Engineering Technology, 2018, 6 (4): 5075-5079.

［98］Huang B, Liu M, Zhou C. Cellulose-halloysite nanotube composite hydrogels for curcumin delivery [J]. 2017, 24 (7): 2861-2875.

［99］Jantawong C, Priprem A, Intuyod K. Curcumin-loaded nanocomplexes: Acute and chronic toxicity studies in mice and hamsters [J]. Toxicology Reports, 2021, 8: 1346-1357.

［100］Fereydouni N, Darroudi M, Movaffagh J. Curcumin nanofibers for the purpose of wound healing [J]. Journal of Cellular Physiology, 2018, 234 (5): 465-478.

［101］Bulbake U, Doppalapudi S, Kommineni N. Liposomal formulations in clinical use: an updated review [J]. Pharmaceutics, 2017, 9 (4): 12.

［102］Bingham R J, Olmsted P D, Smye S W. Undulation instability in a bilayer lipid membrane due to electric field interaction with lipid dipoles [J]. 2010, 81 (5), 598-613.

［103］Feng T, Wei Y, Lee R. Liposomal curcumin and its application in cancer [J]. International Journal of Nanomedicine, 2017, 12: 6027-6044.

［104］Schmitz G, Ecker J. The opposing effects of n-3 and n-6 fatty acids

[J] . Progress in Lipid Research，2008，47（2）：147-155.

    [105] Ling J K U，Hii Y S，Jeevanandam J. Nanoencapsulation of Phyto-chemicals and *in-vitro* Applications [M] //Phytochemistry：An *in-silico* and *in-vitro* Update. Singapore：Springer Nature Press，2019：315-330.

▶ 第十三章

鱼油（藻油）传递系统及其应用

有研究表明，二十碳五烯酸（Eicosapentaenoic acid，EPA）以及二十二碳六烯酸（Docosahexaenoic acid，DHA）等多不饱和脂肪酸具有很好的生理活性和健康益处。其中，DHA是维持神经系统细胞及其生长的一种主要成分，是大脑和视网膜的重要构成成分，能够恢复或维持神经功能，保持大脑、眼睛和心血管系统健康，改善神经系统、心脏和大脑功能及抑制心血管疾病、免疫紊乱和炎症等。DHA是人类早期发育的必需营养素，对婴儿发育非常重要。大量科学证据表明所有年龄的人群都可以通过在日常饮食中摄入充足的DHA而获益[1]。EPA是一种重要的$\omega-3$多不饱和脂肪酸，具有显著的抗炎作用，能够通过代谢生成抗炎前列腺素和白介素。此外，EPA对心血管系统具有保护作用，能降低血清中的甘油三酯水平，提升高密度脂蛋白，并且能抑制血小板聚集，防止血栓形成。EPA对脑部健康也十分有益，可以提高认知功能，减轻抑郁和焦虑症状，甚至可能有助于预防阿尔茨海默病。DHA和EPA的协同作用具有治疗自身免疫缺陷、促进循环系统健康、促进体内饱和脂肪酸代谢等功效。

鱼油及藻油作为DHA和EPA的天然来源，可应用于医药、食品工业及饲料工业。但是，作为不饱和脂肪酸，DHA和EPA分别具有6个和5个双键，非常容易氧化并生成有害物质，这也是限制多不饱和脂肪应用于食品产品的主要瓶颈。这种不饱和脂肪酸的自动氧化过程通常是自由基链反应，包括三个关键步骤：首先，少量脂肪在光、热或金属催化剂等条件下被活化，双键旁边的亚甲基碳原子上的氢原子脱离，形成不稳定的自由基；其次，这些自由基与氧气反应，生成过氧化物自由基，这些过氧化自由基继续与脂肪分子反应，生成过氧化氢自由基—ROOH和新的自由基—R。最后，当两个自由基—R结合时，反应终止。此外，多不饱和脂肪二级氧化产物的香气阈值很低，因此添加了鱼油的食品可能在脂质氧化之前就已经产生了不良风味，影响食品质量。为了解决这个问题，可以使用传递系统对多不饱和脂肪酸进行包埋，从而达到保护、传递及释放风味物质的目的。合适的传递系统可以有效保护脂类食品营养成分的活性，目前已报道的载有鱼油的传递系统的部分专利见表13-1[2]。

表13-1　　　　　　　　　载有鱼油的传递系统的部分专利

编号	专利号	载体基质	载油量（质量分数）	传递系统	功能	参考文献
1	CN116210771A	辛酸癸酸聚乙二醇甘油酯	6%～14%	凝胶	体系稳定性好，可以维持DHA活性	[3]
2	CN116210905A	大豆蛋白、仙草多糖	2%～10%	乳液	鱼油氧化稳定性及物理稳定性好	[4]

续表

编号	专利号	载体基质	载油量（质量分数）	传递系统	功能	参考文献
3	WO2020168432A1	羟丙基甲基纤维素	—	纳米颗粒或脂质体	水油相间界面层更薄更稳定	[5]
4	WO2020168432A1	乳化剂（乳清蛋白、淀粉）	5%～70%	乳液	具有更易接受的气味，具有良好的抗氧化性	[6]
5	US2019104751A1	甘油三酯	42.5%	乳液	具有贮藏、物理稳定性	[7]
6	WO2018195601A1	向日葵卵磷脂、硬脂酰乳酸钠、阿拉伯树胶、环糊精及其混合物	10%～55%	乳液	减少使用过程中脂肪摄入	[8]
7	WO2018195601A1	辛烯基琥珀酸酐改性淀粉和两种或更多来源的还原糖、黄原胶	5%～55%	乳液或微胶囊	具有较强的乳液稳定性及较高的包埋率	[9]
8	US10745283B1	硬脂酸、聚氧基山梨醇酯	35%	乳液	配方对不同生产设备兼容性强	[10]
9	WO2018145828A1	表面活性剂（三醇胺或钾盐）及助表面活性剂	25%～75%	乳液	具有抗菌性，能将防腐剂用量降至最低	[11]
10	US2018110749A1	乳清蛋白、燕麦蛋白和豌豆蛋白	15%～30%	乳液	具有良好的氧化稳定性及风味	[12]
11	AU2018313260A1	中链甘油三酯（MCT）和/或$n-3$脂肪酸和中链甘油三酯	30%～70%	乳液	能够保护肝脏和减弱炎症反应	[13]
12	US2019105624A1	变性淀粉、玉米淀粉	20%～50%	乳液	制备条件温和、工艺简单	[14]

第一节
鱼油（藻油）乳液

乳液是由油相和水相组成的热力学稳定体系，将鱼油包裹在乳液中，可增强其在生产和贮藏期间的理化稳定性，同时促进其在人体内的消化和吸收。制备乳液的方法主要有低能法和高能法两种。低能法是在特定体系的影响下自发形成非常小的油滴；高能法依靠强大的机械力，借助机械设备将油相液滴分解成更小的油滴。高能法可精确控制颗粒的大小，因此被广泛应用于实际的食品生产加工中[15]。乳液的种类直接影响鱼油的风味、氧化稳定性及其在人体内的消化吸收，因此需要根据实际应用条件选择合适的递送系统。以下对不同类型的鱼油乳液（纳米乳液、多层乳液、Pickering乳液）的传递系统进行介绍。

一、纳米乳液

纳米乳液（Nanoemulsions）由水相和油相以及适当比例的表面活性剂（乳化剂/稳定剂）组成。除了这三种主要成分外，还包括结构改良剂、增重剂和成熟剂。纳米乳液尺寸通常为50~200nm。纳米乳液作为一种液体包埋体系，可长期保持疏水化合物的活性，延缓其降解[16]。而鱼油作为疏水性物质，可以通过乳化技术，将其进行包埋，应用于食品、医药、化工等多个领域。为了降低油水界面间的表面张力，形成稳定的乳液，通常需加入合适乳化剂，增加胶束之间的空间位阻或静电排斥，以达到稳定鱼油的作用[17]。乳液中常见的小分子乳化剂有甘油三酯、卵磷脂、吐温、壳聚糖、类脂等，Liu等通过不同乳化剂制备高载油量的乳液，其中由吐温制备的乳液在高载油量（40%）时仍具有很好的贮藏稳定性和氧化稳定性，不同贮藏时间的乳液状态如图13-1所示[18]。何镇宏等通过表面活性剂制备的DHA乳状液具有良好的热稳定性，在4℃和37℃贮藏60d仍保持良好的物理稳定性，37℃贮藏60d过氧化值仅为2.519meq/kg±0.219meq/kg[19]。Yuan等通过在鱼油中复配类胡萝卜素及中链甘油三酯来提高鱼油的稳定性及吸收利用率[20]。Karthik使用吐温-40作为乳化剂，通过剪切均质制备了DHA 纳米乳液，发现乳化后的DHA乳液具有更高的理化稳定性，DHA功能活性未受影响，且其生物利用率显著提高[21]。

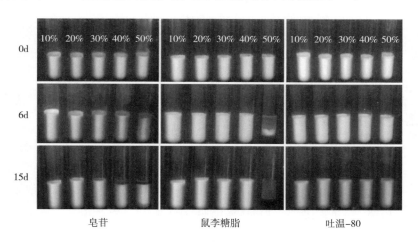

◀ 图13-1 不同载油量DHA乳液贮藏稳定性

蛋白质同时具有疏水性和亲水性结构，具有较强的乳化能力，因此许多研究者选用蛋白质作为鱼油递送系统的载体。例如，Xu等通过酪蛋白酸钠包埋藻油，并在藻油中复配橘子精油，形成的较厚界面层提高了乳液的物理稳定性，橘子精油中的多酚类物质也提高了藻油的氧化稳定性，改善了藻油的风味[22]。Zhang等使用乳清分离蛋白作为乳化剂包埋鱼油，通过体外模拟消化模型验证了包埋后的鱼油生物利用率更高[23]。Qiu等发现玉米醇溶蛋白及乳清分离蛋白包埋后的DHA氧化速度较慢，且经包埋后的DHA能更有效地被人体消化吸收。使用激光共聚焦对乳液液滴消化后的形态进行观察，所得结果如图13-2所示[24]。

图13-2　DHA乳
液经体外实验后激
光共聚焦图

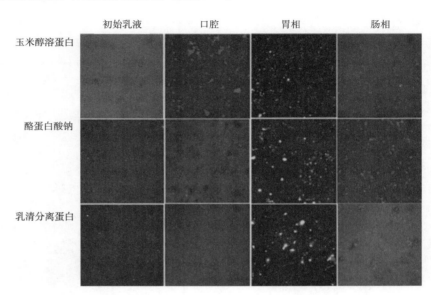

二、多层乳液

多层乳液由一个或多个乳化剂和一个或多个具有不同电荷的聚电解质组成。首先通过离子乳化剂稳定水相中的油滴，随后通过加入具有相反电荷的聚电解质，以包围前一乳液的液滴，产生覆盖在两层体系中的油滴的多层乳液。可以通过重复这个过程来增加包裹两层以上液滴的氧化稳定性[25]。多层（或双层）乳液的稳定性高于单层乳液，较厚的多层界面膜可以有效地保护脂溶性活性物质，从而提高乳液的物理稳定性、氧化稳定性及包埋率。Sun等通过紫苏分离蛋白（Perilla protein isolates，PPI）与亚麻籽胶（Flaxseed gum，FG）制备双层乳液，并通过红外光谱、荧光光谱及凝胶电泳等研究PPI和FG的相互作用机制。研究结果表明维持该双层乳液稳定性的主要作用力为疏水性、静电力和氢键的共同作用，此结果为多层乳液的开发提供了技术性支持[26]。Jiménez-Martín等以麦芽糊精为壁材，制备了卵磷脂单层和卵磷脂及壳聚糖多层鱼油乳液，所获得的多层乳液的稳定性比单层乳液高，并且随着壳聚糖浓度的增加［最高浓度为1%（质量分数）］，其稳定性增强[27]。Shaw发现，使用卵磷脂和壳聚糖制备的多层乳液比单独用卵磷脂制备的单层乳液具有更好的氧化稳定性[28]。Gudipati等通过静电沉积原理将壳聚糖和海藻酸钠层层自组装在鱼油液滴表面上，形成多层乳液，分别通过过氧化值、硫代巴比妥酸反应物质和顶空分析对乳液进行评估，发现同单层乳液相比，双层乳液具有更强的稳定性及良好的风味特征[29]。Ma等在pH为4.5的条件下，使用带正电的酪蛋白酸盐包裹DHA液滴，随后又利用颗粒间的静电作用，将带负电的海藻酸钠包覆在带正电的酪蛋白酸钠表面，形成具有更高包埋率的DHA双层乳液，扫描电镜图如图13-3所示。这项研究有助于设计有效的基于乳液的DHA递送系统，适用于许多食品和饮料产品。界面设计可以提高双层乳液的消化利用率，从而使人体更好地吸收DHA[30]。Qiu等基于静电吸附原理，将黄原胶吸附在大米水解蛋白表面，制备双层乳液包埋鱼油，研究发现，黄原胶的加入降低了乳液中的脂肪氧化量，提高了其贮藏稳定性，同时黄原胶的加入显著提高了鱼油的消化率，这与Xu的结果一致，可能是因为多糖抑制了液滴絮凝，从而增加了乳液液滴暴露于消化酶的脂质的表面积，如图13-4所示[31]。此外，多糖可能和参与脂质消化的其他成分，如酶、胆汁盐和钙离子产生协同作用，这类性质有助于设计以植物为基础的功能食品和饮料，以及控制体内的脂质消化[32]。

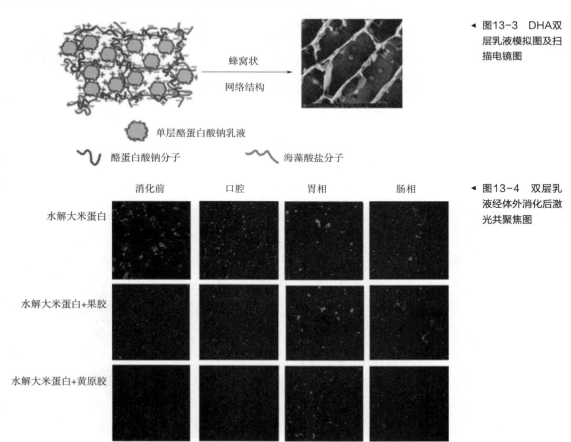

◄ 图13-3　DHA双层乳液模拟图及扫描电镜图

◄ 图13-4　双层乳液经体外消化后激光共聚焦图

三、Pickering 乳液

　　Pickering乳液是一种稳定性很高的乳液，其稳定性来自其稳定剂的界面吸附特性。通过将固体颗粒不可逆地吸附在油水界面上，可以形成稳定的Pickering乳液，颗粒的粒径大小从几纳米到数百微米不等。固体颗粒在油水界面上的不可逆吸附为鱼油乳液提供了很高的热稳定性，同时，固体颗粒作为物理屏障可以保护鱼油免受外部环境条件的不利影响，防止油滴团聚和絮凝，减少DHA的氧化。Pickering乳液可以直接添加到食品中，并且可以均匀地分散在液体类食品中[33]。

　　Bai等以纤维素为原料，以纳米晶体（Cellulose Nanocrystals，CNC）作为界面稳定剂，采用微射流技术成功制备了水包油型Pickering乳液，吸附的纳米颗粒之间的静电作用和空间排斥作用可以保证Pickering乳液的物理稳定性和环境稳定性[34]。Ding等通过鱼骨明胶颗粒吸附在藻油油滴上，形成均一的Pickering乳液，如图13-5所示，该乳液在4℃的情况下贮藏3d仍保持较好的稳定性，这是因为较高的含油量使乳液具有较高的黏度和弹性模量，可以在油水界面以阻隔膜的形式形成三维网络，改善了乳液的长期稳定性[35]。Ye等在玉米胚乳中提取淀粉纳米颗粒，并将其包裹在鱼油表面，形成不同含油量的Pickering乳液。如图13-6所示，淀粉纳米颗粒聚集在油水界面，改善了乳液的稳定性[36]。

图13-5　Pickering ▶
乳液照片及光学显
微镜图

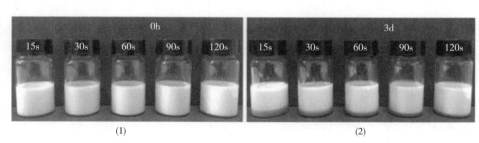

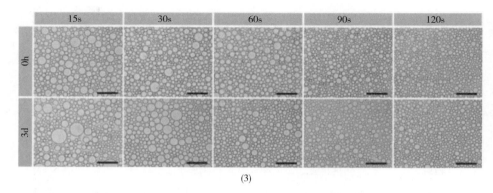

　　（1）新制备的Pickering乳液照片　（2）经3d贮藏后Pickering乳液的照片　（3）新制备Pickering乳液及经3d贮藏后的Pickering乳液光学显微镜图

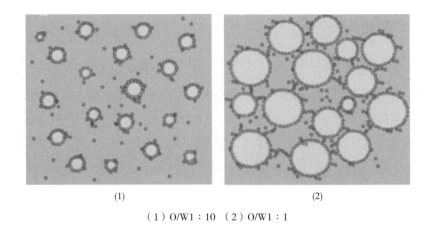

(1)　　　　　　　　　　　　　(2)

（1）O/W1∶10 （2）O/W1∶1

　　Fu等通过醇溶蛋白/壳聚糖胶体颗粒构建了Pickering藻油乳液，将麦谷蛋白/壳聚糖胶体颗粒吸附在藻油-水界面上，以包覆颗粒的液滴，构建了可渗透的三维网络骨架，赋予Pickering乳液良好的黏弹性和自支撑性能[37]。

　　固体颗粒的高能吸附使Pickering乳液具有高度稳定性，可以通过优化Pickering乳液的制备方法或对壁材进行改性以提高乳液的稳定性。Ren通过高压-冷却方法，制备了莲藕淀粉/黄原胶新型纳米Pickering乳液，高压-冷却处理完全改变了淀粉的结晶形态和结构，莲藕淀粉/黄原胶纳米粒子在油滴表面吸附良好，形成均匀分布的三维凝胶网络。制备的DHA纳米颗粒更加均匀和稳定，具有优异的贮藏稳定性和氧化稳定性，乳液中的EPA和DHA含量在储存5d后仍稳定在92.46%。该研究结果表明，莲藕淀粉/黄原胶纳米颗粒有潜力成为食品级Pickering乳化剂，这种乳化剂不仅可以稳定乳液，还可以防止乳液油氧化[38]。Wang等通过热变性乳清分离蛋白颗粒包埋DHA，随后制备Pickering乳液，体外模拟消化实验表明经包埋后的DHA油在肠模拟消化阶段促进了游离DHA释放，从而提高了DHA的生物利用率[39]。

第二节
鱼油（藻油）脂质体

　　脂质体是一种具有双层结构的微小球形颗粒，其粒径介于纳米和微米之间。它是由具有疏水性和亲水性相的脂质组成的小膜泡构成。如图13-7所示，双层脂质体的亲水性结构与水相结合，疏水性结构相互结合，非极性食品营养成分被保护在双层脂质体的疏水性结构之间[40]。纳米脂质体可以定义为在贮藏和应用过程中具有并保持纳米尺寸范围的双层脂质囊泡，脂质体可以由天然成分如磷脂、胆固醇、磷脂酰胆碱等，以及合成成分吐温等制成，主要用于食品营养成分的可持续释放和增强稳定性，并且可以用来掩蔽鱼油的腥味[41]。

图13-7 脂质体 ►
制备原理示意图

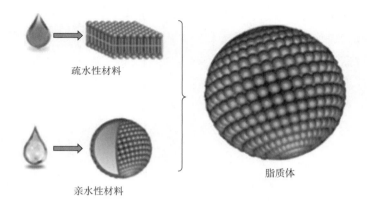

疏水性材料

亲水性材料

脂质体

李畅等采用高压微射流均质法制备DHA藻油脂质体，研究了大豆磷脂与胆固醇质量比、吐温-80用量、高压微射流均质压力等因素对DHA藻油脂质体的影响。在单因素试验基础上，通过响应面优化试验确定最佳制备工艺参数。在此条件下，DHA藻油脂质体平均粒径为59.35nm±3.05nm，包埋率为94.2%±2.9%。此外，对DHA藻油脂质体的理化性质进行了分析，通过透射电子显微镜观察发现DHA藻油脂质体的微观结构为球状，且分布均匀，进一步分析证明DHA藻油脂质体具有良好的物理稳定性、贮藏稳定性及氧化稳定性[42]。Rasti等通过大豆蛋白卵磷脂对藻油进行包埋，制备的脂质体粒径小于200nm，其透射电子显微镜图像如13-8所示。同时经过检测脂质体过氧化值及茴香胺值，发现藻油脂质体可以减缓DHA氧化，这是因为双层的磷脂使脂质体表面积增加，使脂肪酸氧化稳定性增加[43]。

图13-8 基于磷 ►
脂酰胆碱制备的
DHA脂质体透射
电子显微镜图

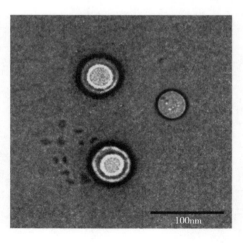

100nm

Li等使用辛烯基琥珀酸酯化淀粉（OSA变性淀粉）制备了EPA纳米脂质体，其包埋率为84.61%，并具有良好的化学稳定性。进一步的体外消化实验表明，EPA在模拟肠消化阶段的释放率（89.87%）高于模拟胃消化阶段（5.86%），OSA变性淀粉包埋可以显著提高EPA纳米脂质体的稳定性及生物利用率。此外，纳米脂质体技术可以保护敏感生物活性分子，提高其贮藏稳定性、载量和生物利用率[44]。Anders等报道，在磷脂酰胆碱脂质体中包埋DHA显著提高了其在贮藏期间的氧化稳定性[45]。脂质体可以保护疏水性活性物质，促进DHA在食品、医药等领域的应用和发展。

第三节
鱼油（藻油）微胶囊

微胶囊化是提高鱼油氧化稳定性和生物活性最常用的技术之一。通过微胶囊技术，可以防止不饱和脂肪酸的氧化，延长其保质期，并使其在特定时间和适当位置保持或释放。喷雾干燥、喷雾冷却、复合凝聚和聚合是用于生产不同食品成分微胶囊的常见技术，工艺图如13-9所示[46]。其中，喷雾干燥技术是较为常用的微胶囊制备技术。

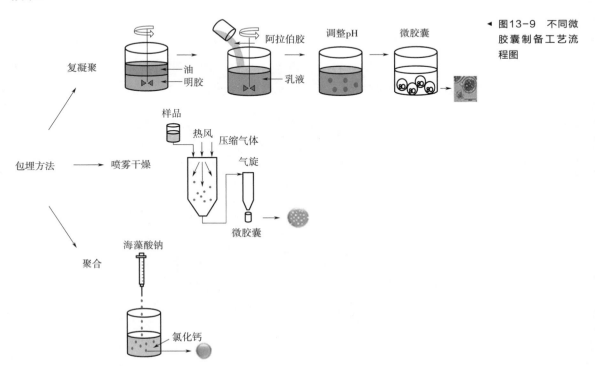

◀ 图13-9　不同微胶囊制备工艺流程图

喷雾干燥的进出口温度、液体流速以及微胶囊壁材都会对微胶囊性质产生影响，不同进风温度对微胶囊形态影响如图13-10所示[47]。而其中出风温度是一个热量的综合结果，是由进风温度、进料速度、气流量等共同决定的热量综合表现形式[48]。若是出风温度过高，干燥或半干燥状态微胶囊持续吸热，剩余溶剂挥发，微胶囊在没有溶剂保护下会继续吸热，导致微胶囊成焦、熔融或分解。一些堆密度较低的产品还会因过分干燥而增加粉末的静电作用，让收料变得困难。若是出风温度过低，半干燥状态微胶囊即使吸热也达不到溶剂蒸发点，仍处于半干状态，导致产品粘连成团或聚集黏附在干燥腔底部。为此需对喷雾干燥工艺进行不断优化，以找出最适工艺条件。

图13-10 微胶▶
囊的扫描电镜图

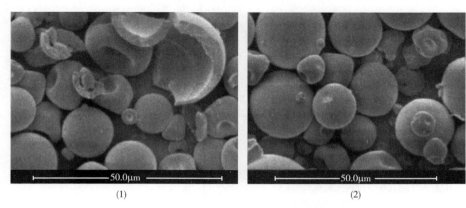

(1) (2)

（1）进风温度180℃ （2）进风温度170℃

Song等采用单因素分析法探究了进口温度、出口温度对微胶囊性能的影响，并通过正交实验进一步确定优化后的工艺条件是入口温度180℃、出口温度80℃，在这样工艺条件下，微胶囊的稳定性得到了极大的改善，贮藏实验表明制备的DHA微胶囊包埋率可达96.4%，在室温下可贮藏超过13.5个月[48]。

囊壁材料的选择对包埋率、氧化稳定性、大小、形状、密度和水分含量有显著影响[49]。因此，选择合适的壁材对制备性能优良的微胶囊至关重要。在现有的微胶囊化技术中，喷雾干燥是DHA微胶囊化最常用的方法[50]。碳水化合物（麦芽糊精变性淀粉等）、蛋白质（明胶、酪蛋白、牛乳蛋白和大豆蛋白）和生物聚合物（主要是美拉德反应产物）是用于喷雾干燥的三种主要壁材成分[51]。Xiao等以十二烯基琥珀酸琼脂糖凝胶为原料制备了DHA微胶囊，所制备的DHA微胶囊在体外胃肠消化模拟实验中表现出良好的稳定性和释放特性[52]。Liu等用蛋黄作为活性成分的天然载体，采用高速剪切与高压均质相结合的方法制备DHA强化蛋黄乳液，当藻油添加量为15%（质量分数）时，包埋率可达93.88%，高压均质提高了乳液黏弹性，增强了液滴间的相互作用力，采用真空低温喷雾干燥法制备粉末，通过扫描电子显微镜观察结果表明，真空低温喷雾干燥法对包覆结构的破坏最小，改善了粉末的水化性能[53]。

Lu等采用复凝聚法将藻油封存于乳清蛋白-阿拉伯胶中，可提高DHA微胶囊的物理稳定性和氧化稳定性[54]。

随着微胶囊技术的发展，新的微胶囊制备技术应运而生。Yildiz等以豌豆分离蛋白及其与变性淀粉和其他多糖的复合物作为天然壁材，采用热超声法制备了鱼油微胶囊。这种制备方法能够生产出具有更高氧化稳定性的胶囊。研究表明，以单一碳水化合物作为微胶囊壁材难以达到预期目标，因此，使用不同比例的碳水化合物与蛋白质或其他物质的混合物作为壁材是当前研究的方向[55]。与使用单一乳化剂相比，共混乳化剂包埋核心材料可以实现更高的包埋率和更低的成本[56]。Augustin发现，通过干热法可制备蛋白质（乳清分离蛋白、大豆分离蛋白或脱脂乳粉）和碳水化合物（葡萄糖、干葡萄糖糖浆或低聚糖）的接枝产物，用以包埋鱼油，提高其氧化稳定性[57]。目前，微胶囊的物理结构和美拉德反应产物对稳定微胶囊内鱼油的抗氧化作用的机制尚不清楚，仍有待研究。

第四节
鱼油（藻油）凝胶载体

凝胶是一种典型的半固态食品体系，它是由一定浓度的聚合物溶液或溶胶在特定条件下相互连接形成的空间网络结构。在食品工业中，明胶、大豆蛋白、酪蛋白等蛋白质和淀粉、卡拉胶、果胶、海藻酸钠和亚麻胶等多糖常被用作凝胶的基质[58]。凝胶能够以微凝胶、水凝胶、乳液凝胶和凝胶胶囊等形式存在。由于凝胶结构和组成的多样性，凝胶在食品工业中具有广泛的应用前景。

Tolasa将富含DHA的脂肪酸添加到鱼糜凝胶体系中，观察到DHA可以在不使用抗氧化剂的高黏度鱼糜凝胶体系中实现均匀分散，并具有良好的理化稳定性。这说明鱼糜凝胶可以作为DHA的载体，用于开发富含ω-3脂肪酸的海鲜制品[59]。Haung等通过明胶及阿拉伯胶制备鱼油凝胶（图13-11），经过消化处理后，凝胶乳液中的DHA能够被人体较好地吸收，经过乳液凝胶包埋的 DHA+EPA组合使得其生物利用率增加了105.6%[60]。高元沛通过高速搅拌制备了乳化鱼糜凝胶，鱼油油脂可以很好地被乳化并且形成粒径小于5μm的微粒，在加热后仍保持稳定，同时具有良好的氧化稳定性，这说明加入适当乳化剂，能形成更加稳定的网络结构，使凝胶与鱼油分子更紧密地结合，增加DHA贮藏稳定性。经凝胶包埋的DHA可以添加至果冻、干酪及酸乳等产品[61]。王微微通过醋酸酯变性淀粉、结冷胶与明胶复配包埋DHA藻油，制备的凝胶样品具有较好的韧性及热稳定性[62]。

图13-11 鱼油 ▸
凝胶扫描电镜图

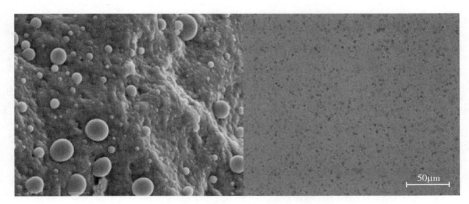

（1）放大1000倍 （2）放大400倍

第五节
展望

鱼油在人体生理功能中的重要性已得到广泛证实，摄入适量鱼油不仅有助于视力、神经和大脑健康，还可以对心血管疾病和糖尿病的预防产生积极影响，此外对抑制肥胖和一些炎症也有积极的功效[63]。然而，鱼油具有水溶性差、氧化敏感性高、异味、生物利用率低等缺点，阻碍了其在食品中的应用。近年来，通过利用传递系统来运载鱼油并提高其生物利用率的研究取得了进展，同时在鱼油的工业化生产中显示出广阔的应用前景。微乳、纳米乳、多层乳剂、纳米颗粒、Pickering乳液、微胶囊和凝胶等不同类型的传递系统可用于改善DHA的包埋率、保护性、释放性和生物利用率[64]。在选择鱼油及藻油传递系统时，应考虑生物特性、化学稳定性、食品兼容性和经济上的可行性。每种传递系统的优势及应用范围如表13-2所示。

表13-2　　　　　　　　　　　　　　　　不同鱼油传递系统对比

种类	组成	制备方法	优势	应用
纳米乳液	油相、极性相、表面活性剂	需要较高的机械能或较高的表面活性剂水平	良好的热力学稳定性；可以增加DHA生物利用率；广泛的表面活性剂选择	DHA强化的产品，如干酪、酸乳及饮料
多层乳液	相反电荷聚电解质、微乳液	离子乳化剂稳定水相中的油滴，加入相反电荷聚电解质，形成双层乳液	具有更好的氧化稳定性；高压均质更稳定	DHA强化的产品，如干酪、酸乳及饮料

续表

种类	组成	制备方法	优势	应用
Pickering 乳液	固体颗粒、油相、水相	需要机械能，粒子作为稳定剂	环保；油脂稳定性好；可以控制释放；固体颗粒消耗低	含功能性油脂的食品，如脂肪替代品和蛋黄酱类
脂质体	负载油脂、胆固醇的脂双层	薄膜水化法、挤压法、超临界二氧化碳法、双不对称离心法、乙醇注射法	低毒；令人满意的保护能力、生物相容性和生物降解性；与细胞融合的能力较好；共包埋能力较好；全天然	含功能性油脂的酸乳类产品、膳食补充剂和其他强化功能性油脂的天然功能食品
凝胶	水分散介质嵌入油脂的三维网络	静电络合、挤出、模板化、模塑或热力学不相容方法	可以缓释或靶向释放；良好的生物相容性；保护DHA在贮藏阶段和在胃肠道中免受消化或化学降解	脂肪替代品，功能性食品、冰淇淋、果冻和调味汁

目前虽然已有一些体外研究实验揭示了DHA在传递系统中的有效性，但对于DHA体内传递系统的研究还很有限。此外，还需进一步研究DHA传递系统的安全性和感官质量评价。同时，具有多种功能的天然成分（如蛋白多糖或其复合物）被广泛认为对人体无害，因此有必要进一步开发基于天然成分的具有较强乳化活性的载体来递送DHA[65]。大豆蛋白和蚕豆蛋白也被用作递送DHA的载体，以满足素食主义者的需求[66]。

目前，DHA传递系统呈多元化发展态势，为了克服其在加工、贮藏和运输过程中的不稳定性，并提高DHA的生物利用率，应设计和选择最合适的DHA传递系统，以满足不同食品形态和不同加工工艺的要求。

参考文献

[1] Lv W, Xu D. Docosahexaenoic acid delivery systems, bioavailability, functionali ty, and applications: A review [J]. Foods, 2022, 11 (17): 2685.

[2] Zhou Q, Wei Z. Food-grade systems for delivery of DHA and EPA: Opportunities, fabrication, characterization and future perspectives [J]. Critical Reviews in Food Science and Nutrition, 2023, 63 (15): 2348-2365.

[3] 韩宗元，刘书成，程开兴，等. 一种保油性好的混合鱼油凝胶和制备方法：CN116210771A [P]. 2023.

[4] 吴海波，张麒，覃真亿，等. 大豆蛋白-仙草多糖稳定的鱼油乳液及其制备方法：CN116210905A [P]. 2023.

[5] Mitra S, Gunda N, Va K, et al. Encapsulation method and compositions

and uses related thereto：WO2020168432A1［P］. 2020-02-20.

［6］Bernard P, Chaolan T, Jovin H. Methods and compositions relating to emuls ions comprising fish oil and/or *omega*-3 fatty acids：WO2020049361［P］. 2018-08-10.

［7］Prencipe M, Russo A, Belle M. Oral care compositions and methods of use：WO2019123261A2［P］. 2018-02-21.

［8］Jesse W. Emulsified oils and blends：US2019104751A1［P］.2019-04-18.

［9］Wang B, Cheng M, Chu T, et al. Encapsulated nutritional and pharma-ceutical compositions：WO2018195601A1［P］. 2017-04-27.

［10］Jennings M, Tilson R. Demulsification compound and method for oil separat ion from waste streams：US10745283B1［P］. 2019-10-03.

［11］Quan C. Novel nanoemulsions comprising glycerol in aqueous phase：WO2018145828A1［P］.2018-01-04.

［12］Mathisen J. Use of a composition comprising fish oil and juice for the treatment of inflammation：US2018110749A1［P］. 2016-12-22.

［13］Puder A, Kathleen M. Compositions containing non-polar compounds：AU2018313260A1［P］. 2019-10-08.

［14］Kobayashi H, Bayashi Y. Method for producing material having foaming and/or emulsifying properties by reacting oils and fats with lipase in low moisture state and product thereof：US2019105624A1［P］. 2018-04-11.

［15］Pothiyappan K, Narayansing C, Anandharamakrishnan C. Nanoen-capsula tion techniques for food bioactive components：A review［J］.Food and Bioprocess Technology, 2013, 6（3）: 628-647.

［16］Vassiliki P, Stergios P, Stauroula S, et al. Biocompatible microemul-sions based on limonene：Formulation, structure, and applications［J］.Lang-muir, 2018, 24（7）: 3380-3386.

［17］Salvia T L, Soliva R, Alejandra R, et al. Edible nanoemulsions as car-riers of active ingredients：A review［J］. Annual Review of Food Science and Technology, 2017, 8: 439-466.

［18］Liu F, Zhu Z, Ma C, et al. Fabrication of concentrated fish oil emulsions using dual-channel microfluidization：Impact of droplet concentration on physical properties and lipid oxidation［J］. Journal of Agricultural and Food Chemistry, 2016, 64（50）: 9532-9541.

［19］何镇宏，赵海珍，陆兆新. Surfactin作为表面活性剂对O/W型藻油DHA乳状液物理和氧化稳定性的影响［J］, 食品科学, 2017, 38（21）: 146-151.

［20］Yuan X, Liu X, McClements D J, et al. Enhancement of phytochemical bioa ccessibility from plant-based foods using excipient emulsions：Impact of lipid type on carotenoid solubilization from spinach［J］. Food Function, 2018, 9（8）: 4352-4365.

［21］Karthik P, Anandharamakrishnan C. Enhancing omega-3 fatty acids nano emulsion stability and *in-vitro* digestibility through emulsifiers [J] .Journal of Food Engineering, 2016, 187: 92-105.

[22] Xu N, Wu X, Zhu Y, et al. Enhancing the oxidative stability of algal oil emul sions by adding sweet orange oil: Effect of essential oil concentration [J] . Food Chemistry, 2021, 355: 129508.

[23] Zhang R, Zhang Z, Zhang H, et al. Influence of lipid type on gastro-intestinal fate of oil-in-water emulsions: *In vitro* digestion study [J] .Food Research International, 2015, 75: 71-78.

[24] Qiu C, Zha M, Decker E, et al. Influence of protein type on oxidation and digestibility of fish oil-in-water emulsions: Gliadin, caseinate, and whey protein [J] . Food Chemistry, 2015, 175: 249-257.

[25] Estefanía J, Teresa A, Adem G, et al. Fatty acid composition in double and multilayered microcapsules of ω-3 as affected by storage conditions and type of emulsions [J] . Food Chemistry, 2016, 194: 476-486.

[26] Sun M, Chen H, Geng F, et al. Fabrication and characterization of botanical-based double-layered emulsion: Protection of DHA and astaxanthin based on interface remodeling [J] . Foods, 2022, 11 (22): 35-57.

[27] Estefanía J, Adem G, Trinidad P, et al. Suitability of using monolayered and multilayered emulsions for microencapsulation of ω-3 fatty acids by spray drying: Effect of storage at different temperatures [J] . Food and Bioprocess Technology, 2005, 8: 100-111.

[28] Lauren A, McClements D J, Eric A D. Spray-dried multilayered emulsions as a delivery method for *omega*-3 fatty acids into food systems [J] . Journal of Agricultural and Food Chemistry, 2007, 55 (8): 3112-3119.

[29] Venkateshwarlu G, Sandra S, McClements D J, et al. Oxidative stability and *in vitro* digestibility of fish oil-in-water emulsions containing multilayered membranes [J] . Journal of Agricultural and Food Chemistry, 2010, 58 (13): 8093-8099.

[30] Ma N, Gao Q, Li X, et al. Enhancing the physicochemical stability and digestibility of DHA emulsions by encapsulation of DHA droplets in caseinate/alginate honeycomb-shaped microparticles [J] . Food & Function, 2020, 11 (3): 2080-2093.

[31] Xu X, Sun Q, McClements D J. Effects of anionic polysaccharides on the digestion of fish oil-in-water emulsions stabilized by hydrolyzed rice glutelin [J] . Food Research International, 2020, 127: 108768.

[32] Qiu C, Zhao M, Eric A D. Influence of anionic dietary fibers (xanthan gum and pectin) on oxidative stability and lipid digestibility of wheat protein-stabilized fish oil-in-water emulsion [J] . Food Research International, 2015, 74: 131-139.

[33] Iris T, Wahyu W, Paul Van, et al. Food grade particles for emulsion stabilization [J] . Trends in Food Science & Technology, 2016, 50: 159-174.

［34］Bai L, Lv S, Xiang W, et al. Oil-in-water pickering emulsions via micro-fluidization with cellulose nanocrystals: Formation and stability［J］. Food Hydrocolloids, 2019, 96: 699-708.

［35］Ding M, Zhang T, Zhang H, et al. Effect of preparation factors and storage temperature on fish oil-loaded crosslinked gelatin nanoparticle Pickering emulsions in liquid forms［J］. Food Hydrocolloids, 2019, 95: 326-335.

［36］Ye F, Miao M, Steve W, et al. Characterisations of oil-in-water Pickering emulsion stabilized hydrophobic phytoglycogen nanoparticles［J］. Food Hydrocolloids, 2018, 76: 78-87.

［37］Fu Z, Zhou Z, Yin S, et al. Development of antioxidant gliadin particle stabilized Pickering high internal phase emulsions（HIPEs）as oral delivery and the in vitro digestion fate［J］. Food & Function, 2018, 9（2）: 959-970.

［38］Ren X, Zhou C, Abdul Q, et al. Pickering emulsion: A multi-scale stabilization mechanism based on modified lotus root starch/xanthan gum nanoparticles［J］. International Journal of Biological Macromolecules, 2023, 233: 123459.

［39］Wang J, Jordane O, Julien J, et al. Encapsulation of DHA oil with heat-denatured whey protein in Pickering emulsion improves its bioaccessibility［J］. Food research international, 2022, 162: 112112.

［40］Khorasani S, Danaei M, Mozafari M R. Nanoliposome technology for the food and nutraceutical industries［J］. Trends in Food Science & Technology, 2018, 79: 106-115.

［41］Benjamin M, McClements D J, Gabriel D. Encapsulation systems for lutein: A review［J］. Trends in Food Science & Technology, 2018, 82: 71-81.

［42］李畅, 薛璐, 芦晶, 等. 高压微射流均质法制备二十二碳六烯酸藻油脂质体及其性质分析［J］. 食品科学, 2022, 43（19）: 110-117

［43］Babak R, Arezoo E, Jinap S, et al. Novel nanoliposomal encapsulated omega-3 fatty acids and their applications in food［J］. Food Chemistry, 2017, 230: 690-699.

［44］Li X, Wang X, Zhang H, et al. OSA-starch stabilized EPA nanoliposomes: Preparation, characterization, stability and digestion in vitro and in vivo［J］. Food chemistry, 2023, 419: 1-10.

［45］Anders F, Thomas L, Andresen K. Oxidative stability of liposomes composed of docosahexaenoic acid-containing phospholipids［J］. Journal of the American Oil Chemists' Society, 2007, 84（7）: 631-637.

［46］Talita C, Carmen S, Favaro T. Microencapsulation using biopolymers as an alternative to produce food enhanced with phytosterols and omega-3 fatty acids: A review［J］. Food Hydrocolloids, 2016, 61: 442-457.

［47］Chen Q, McGillivray D, Wen J, et al. Co-encapsulation of fish oil with phytosterol esters and limonene by milk proteins［J］. Journal of Food Engineering, 2013, 117（4）: 505-512.

［48］Song P，Liang J，Du J，et al. Optimization of the preparation process of algae oil microcapsules and analysis of influencing factors of its shelf life ［ J ］. Algal Research，2023，70：02992.

［49］Zhang Y，Tan C，Abbas S，et al. The effect of soy protein structural modification on emulsion properties and oxidative stability of fish oil microcapsules ［ J ］. Colloids & Surfaces B Biointerfaces，2014，120：63-70.

［50］Seid M J，Elham A，He Y，et al. Encapsulation efficiency of food flavours and oils during spray drying ［ J ］. Drying Technology，2008，26（7）：816-835.

［51］Wojciech K，Maciej Z，Jenny W，et al. Microencapsulation of fish oil by spray drying—impact on oxidative stability ［ J ］. European Food Research and Technology，2006，222：336-342.

［52］Xiao Q，Chen G，Zhang Y，et al. Evaluation of a novel self-emulsifiable dodecenyl succinylated agarose in microencapsulation of docosahexaenoic acid（ DHA ）through spray-chilling process［ J ］. International Journal of Biological Macromolecules，2020，163：2314-2324.

［53］Liu X，Zhang X，Ding L，et al. Natural egg yolk emulsion as wall material to encapsulate DHA by two-stage homogenization：Emulsion stability，rheology analysis and powder properties ［ J ］. Food Research International，2023，167：112658.

［54］Liu L，Qu X，Li X，et al. Effect of exopolysaccharides-producing strain on oxidation stability of DHA micro algae oil microcapsules ［ J ］. Food Bioscience，2018，23：60-66.

［55］Gulcin Y，Junzhou D，Shashank G，et al. Microencapsulation of docosahexaenoic acid（ DHA ）with four wall materials including pea protein-modified starch complex ［ J ］. International Journal of Biological Macromolecules，2018，114：935-941.

［56］Alla N，Isabelle A，Françoise S，et al. Influence of soy protein's structural modifications on their microencapsulation properties：Alpha-Tocopherol microparticle preparation ［ J ］. Food Research International，2012，48（2）：387-396.

［57］Mary A，Luz S，Ortwin B. Maillard reaction products as encapsulants for fish oil powders ［ J ］. Journal of Food Science，2016，71（2）：E25-E32.

［58］Bi C，Chi S，Wang X，et al. Effect of flax gum on the functional properties of soy protein isolate emulsion gel ［ J ］. LWT-Food Science and Technology，2011，149：111846.

［59］Sebnem T，Chong M L，Sukran C. Physical and oxidative stabilization of *omega*-3 fatty acids in surimi gels ［ J ］. Journal of Food Science，2010，75（3）：C305-C310.

［60］Ingvild J H，Lise S，Daniel Z，et al. Bioavailability of EPA and DHA delivered by gelled emulsions and soft gel capsules ［ J ］. European Journal of Lipid

Science and Technology，2011，113：137-145.

［61］高元沛. 关于乳化鱼糜凝胶内鱼油氧化稳定性的研究［D］. 舟山：浙江海洋大学，2016.

［62］王微微. DHA凝胶糖果的胶体特性及其稳定性研究［D］. 杭州：浙江工商大学，2016.

［63］刘施琳，李天骄，林楠，等. 微藻油微胶囊化技术研究［J］. 中国食品学报，2017，17（11）：90-98.

［64］刘佳炜，王旭，曹雁平，等. DHA稳态化技术研究进展［J］. 食品工业科技，2019，40（7）：273-277.

［65］孔欣欣，郭楠楠. DHA藻油生产技术及其在食品中的应用进展［J］. 食品与发酵科技，2015，51（4）：84-87.

［66］Cansu E G，Eric A D，David J M. Impact of legume protein type and location on lipid oxidation in fish oil-in-water emulsions：Lentil，pea，and faba bean proteins［J］. Food Research International，2017，100（2）：175-185.

▶ 第十四章

铁传递系统及其应用

铁是生物体内最重要的微量营养素之一，它在细胞色素、血红蛋白、肌红蛋白、铁蛋白和转铁蛋白等重要组成部分中发挥着关键作用。铁参与酶和蛋白质的合成，对能量代谢、氧运输和呼吸过程至关重要。铁的摄入不足或胃肠道吸收不足会导致缺铁。缺铁除了导致血液中血红蛋白浓度过低，还会导致轻度贫血患者自觉经常头晕耳鸣、注意力不集中、记忆力减退等，儿童身高和体重增长较为缓慢；而严重贫血者可出现心脏扩大、心电图异常甚至心力衰竭等贫血性心脏病症状。这些影响可能是间接的，例如由于失血引起的心力衰竭；也可能是直接的，如血红蛋白浓度降低引起的摄氧量下降而导致的死亡。

缺铁是全球范围内常见的营养缺乏性疾病，全球约有20亿~30亿人面临着缺铁性贫血症的威胁，其中大约有50%的人居住在南亚和非洲的发展中国家，25%居住在拉丁美洲，10%居住在欧洲发达国家[1]。由于未成年人生长发育和女性孕期对铁元素的需求量大，婴幼儿、青少年和生育年龄妇女是贫血高发人群。因此，经济学家认为，在食品中进行营养素铁的强化是提高国民健康水平的一种高性价比的方法，尤其对于发展中国家。大多数强化食品产品每份至少含有营养素推荐摄入量（RNI）的10%~30%的铁剂量。铁的RNI随年龄、性别和膳食结构的不同而有所变化。然而，铁的强化会使食品产生令人不愉悦的感官变化，如色泽的变化以及不良气味的产生。铁的微胶囊化可以避免食品产生不期望的感官变化，但是可能会降低铁的生物利用率。本章介绍常用的铁传递系统和含铁化合物，并讨论它们在不同食品产品中的应用，包括干燥食品、液态食品以及乳液。此外，还探讨铁传递系统未来的发展趋势。

第一节
铁传递系统选择

在食品中进行铁强化，依靠的是将合适的食品载体与合适形式的铁复合物结合起来，同时还需要构建合适的铁传递系统。

一、铁强化食品载体选择

适用于铁强化的载体包括许多种类的食品。理想的食品载体必须具备以下条件。

（1）容易获得且价格合理，有需求的消费者或者目标人群能以合理价格获得该食品。

（2）食品的生产量稳定，能够持续供应市场需求。

（3）味道、质地、外观能吸引消费者，强化后的食品不会降低消费者接受程度。如果食品基质pH过高，非胶囊化的二价铁离子（Fe^{2+}）氧化所产生的三价铁离子（Fe^{3+}）数量会增多，导致严重的变色现象[2]。

（4）能提供足够铁的生物利用率，根据当地的饮食习惯，每一份产品应提供约膳食营养素铁推荐摄入量的10%～30%。强化食品中铁的生物利用率必须足够高，且能与当地饮食习惯相容。应尽量减少铁与其他食品成分或膳食摄入成分的相互影响。在铁强化食品中寻找可以提高铁生物利用率的化合物的方法主要是筛选能够与铁形成络合物的天然化合物，以保证产品的稳定性和可接受的味道，同时能增加小肠黏膜上皮细胞刷状缘膜附近可溶性铁的浓度，从而使铁有效地吸收到肠细胞中[3]。

（5）在当地储存、运输以及烹饪时必须安全稳定。在许多国家，食盐是一种受欢迎的铁强化载体，因为它在世界范围内被广泛消费，不受经济条件限制，并且它适用于工业加工。其他的铁强化载体包括主食，如小麦粉，强化米，乳制品，糖类，肉羹，人造奶油，果汁，婴幼儿配方乳粉和调味品等。铁强化食品的使用已在世界许多地区广泛开展，例如拉丁美洲地区主要强化小麦粉和玉米粉；其他地区主要的食品载体包括鱼露、酱油、牛乳等。主食类食品因其食用量变化不大且受众广泛，通常被选作良好的食品载体。

二、铁传递系统的选择

铁的传递系统理论上应该具备以下条件。

（1）具有良好的溶解度，这取决于食品载体的组成、包装以及传递系统中形成的囊状物的理化性质，包括颗粒大小以及水溶性。

（2）在食品加工、贮藏与供给过程中保持稳定，这对于含水量较高食品是一个很大的挑战。

（3）价格合理，微胶囊技术可能会使铁强化的成本增加10～20倍或更多。

（4）选择优质的铁复合物，以提供良好的生物利用率。硫酸亚铁糖衣化会降低胃肠道里铁的溶解度从而降低它的生物利用率[4]。使用微胶囊技术可以防止铁复合物和食品载体中的抑制剂接触，从而提高铁的生物利用率。

（5）确保供给充足，以满足消费需求。

（6）选择符合法规的食品载体。例如，交联剂戊二醛就不适合在食品中使用。

在选择食品载体、铁复合物和传递系统时，需要综合考虑各种因素，从而最大程度上优化铁的生物利用率和食品的稳定性。硫酸亚铁有着非常高的生物利用率，因此在很多研究当中，都将其相对生物利用率定义为100%，作为铁生物利用率的参考物[4]。

第二节

铁传递系统类型

铁传递系统在提高铁的生物利用率和食品的稳定性方面具有重要意义，因此探索和开发具有较高的铁生物利用率和良好稳定性的新型铁传递系统具有重要意义。食物来源的铁传递系统由于易于制备和接受，可以作为预防缺铁的首选途径。目前，食物来源的铁传递系统由于具有促进铁吸收和提高铁生物利用率的优势而引起了广泛关注[5]。铁传递系统有多种类型和功能，主要包括载铁微胶囊、载铁凝胶珠、载铁脂质体、载铁水凝胶和载铁纳米颗粒等。

一、 载铁微胶囊

将铁混在食品中存在着技术问题，例如各种反应（氧化还原反应、形成铁-多酚复合物等）可能会改变食品的感官特性，使消费者无法接受食品的味道、质地和颜色，也无法依靠感官特性来评估食品质量。一种解决方案是在食物材料和铁之间建立一个物理屏障。微胶囊化可以提供这种屏障，有效地防止食品感官变化，并确保铁的生物利用率[6]。载铁微胶囊有多种制备方法，主要包括喷雾干燥、喷雾冷却、流化床、挤压和气溶胶溶剂萃取。

（一）喷雾干燥法

喷雾干燥的高生产效率和低成本使其成为最常用的微胶囊技术之一。喷雾干燥的载体材料一般是水溶性的，因此对湿度很敏感。这种外包膜无法对潮湿环境中铁的氧化提供充分保护。在喷雾干燥中，将芯材溶解在壁材的稀溶液中，形成悬浮液，然后通过喷雾干燥将悬浮液雾化成小液滴，从而将体系中的溶剂迅速蒸发使壁材析出形成微胶囊。喷雾干燥制备的微胶囊多用于食品行业，通过微胶囊化可以防止食品中营养成分受到破坏[7]。

Singh等在三个pH（1，4，7）条件下，研究了包埋各种质量的硫酸亚铁（占其他固体总质量的10%～40%）的两种肠溶包衣材料（壳聚糖和聚丙烯酸树脂Eudragit®EPO）的微胶囊的铁释放动力学。壳聚糖和Eudragit®EPO微胶囊的铁载量分别为2.8%~5.3%（质量分数）和1.7%~9.6%（质量分数），表明Eudragit®EPO微胶囊具有较高的载铁能力。在胃环境条件下（pH 1），大多数样品在30min内释放出90%以上的铁，而在中性环境条件下（pH 7），在2h内释放的铁不到15%，表明壳聚糖和Eudragit®EPO都适合作为铁包埋的肠溶片包衣材料[8]。

Moslemi等以低甲氧基果胶和抗性淀粉为原料，在喷雾干燥过程中制备铁微粒。研究结果显示，铁与果胶和聚合物之间分别形成共价键和氢键。所制备的微粒呈球形，平均颗粒粒径为3.5 μm±1.14 μm。颗粒得率为72.07%，溶解度为336.4g/L±8.8g/L，负载效率为34.79%。通过将铁作为果胶分子的交联剂，可以使果胶微粒在一定程度上具有降低感官变化的特性，并具有更高的生物利用率，特别是在乳制品中[9]。

（二）喷雾冷却

喷雾冷却是一种与喷雾干燥非常相似的技术，不同之处在于喷雾冷却用油脂结晶代替了水分蒸发。此法是制备蛋白质、多肽类微球的一种新方法，其工作原理是将溶解的蛋白质溶液通过一个气雾喷嘴喷于冷的蒸汽相中，蒸汽相下方是低温液体层，小液滴在通过蒸汽相的时候开始冻结，当接触到低温液体层时完全冻结，然后将收集得到的冻结物置于冷冻干燥器中干燥，低温低压使冰升华，最终得到干燥的粉末[10]。

喷雾冷却中，含铁化合物被分散在熔融脂质中，然后在冷的蒸汽相中雾化，导致脂质的凝固，变成微粒，以包埋铁化合物。常用的熔融脂质包括从棕榈或大豆中分离的单甘酯、甘油二酯和蜡，这些油脂的熔点一般为40~70℃，用作包衣时与含铁化合物的质量比约为50∶50或40∶60。过高的铁载量会降低包埋率。

Biebinger用喷雾冷却法制备了一种微胶囊，其将粒径2.5μm焦磷酸铁分散在含有1%（质量分数）卵磷脂的熔融氢化棕榈油中。完全氢化的棕榈油熔点较高（63℃），有助于保护在高温环境中包埋的铁。由于卵磷脂可以减少铁粒子的凝聚，所以添加卵磷脂可以降低分散体系的黏度，从而提高产率。在喷雾塔中，将棕榈油加热到85℃，然后通过喷嘴进行雾化，同时在塔的中间区域喷洒液氮可以使雾化的颗粒冷却并迅速凝固到40℃。同时，研究者使用喷雾冷却法将硫酸亚铁和碘酸钾分散于含1%（质量分数）卵磷脂的熔融氢化棕榈油中，于85℃进行喷雾冷却。硫酸亚铁含量约为50%（质量分数），因此铁含量约为16%（质量分数），但是约有25%（质量分数）的碘在预处理过程中损失[11]。

Kwak使用喷雾冷却法，用大量单硬脂酸甘油酯包裹硫酸铁铵微粒［单硬脂酸甘油酯∶硫酸铁铵质量比1∶（3~25）］。将0.2g/L铁盐水溶液和脂肪酸酯替代物（PGMS）混合后，通过无气喷涂机在55℃下进行雾化，并于5~8℃溶于含0.5g/L

吐温-60的溶液中。通过离心和分离2～3次，制得颗粒大小为2～5μm的微胶囊，得率达到75%，且包衣/芯材/水的比例为5：1：50（质量/质量/体积）[12]。据Kwak和Yang的研究，获得高包埋率的同时还有高达95%的得率。不同铁盐在体外模拟消化实验中表现出在胃环境下释放受限，但在大肠环境下1h后完全释放[13]。

（三）流化床

流化床是将铁颗粒用空气或惰性气体吹浮然后进行包埋的技术。可用的壁材包括脂质（如乙基纤维素、丙二醇单硬脂酸酯、单硬脂酸甘油酯等），以及麦芽糊精的水溶液或甲基纤维素的乙醇水溶液。然而，麦芽糊精等水溶液包埋材料对潮湿环境敏感，不能有效防止铁的氧化。因此，大部分用流化床生产的铁微胶囊都是用脂质或甲基纤维素包埋的。当使用熔融脂质作为壁材时，气流会将壁材冷却至脂质熔点以下10～20℃。如果使用的是甲基纤维素，则气流会引起溶剂（乙醇水溶液）的蒸发。

夏书芹采用乙基纤维素/丙二醇单硬脂酸酯/单硬脂酸甘油酯为壁材，使用流化床喷涂法制备硫酸亚铁微胶囊。得到最佳工艺条件为芯材（硫酸亚铁）颗粒过200～300目筛，壁材与芯材质量比8：1.5，包覆时间2h，包埋率＞90%，产品平均粒径为400～450μm，保留率高于90%。强化食盐结果显示，微胶囊化硫酸亚铁能够显著降低其对食盐色泽的影响[14]。

与喷雾冷却法相比，流化床包埋能够在铁微粒外层形成外壳，从而使得暴露在胶囊体表面的铁更少，提高包埋率。包埋率通常为20%～50%（质量分数）。含铁化合物密度较大，因此不易被流化床的空气或惰性气体吹浮。因此，通过流化床包裹法得到的铁微胶囊颗粒粒径为10～15μm，这通常比其他微量元素微胶囊的粒径（200～5000μm）要小[15]。

Oshinowo首次用流化床制备了焦延胡索酸亚铁微粒。在这个过程中，在55℃下将焦磷酸亚铁分散于包含15g/L羟丙基甲基纤维素、10g/L六偏磷酸钠和45g/L二氧化钛的溶液中进行雾化。大豆硬脂酸的热熔物（熔点65℃）和二氧化钛（质量比为4：1）在流化床顶端以95～115℃喷射，最终雾化为微粒。干燥后，微胶囊组成为46.8%延胡索酸亚铁、5%羟丙基甲基纤维素、14.9%二氧化钛和3.3%六偏磷酸钠，以及包裹层中24%大豆硬脂酸和6%二氧化钛（质量分数）。微胶囊粒径在150～710μm范围内。在预处理过程中铁没有发生氧化，在pH 4介质中，在开始的1h内只有不到10%（质量分数）的铁分解，表明其具有较好的包裹完整性[16]。

（四）挤压

挤压是将一种熔化物在高温下挤压通过一个或多个孔然后冷却成200～8000μm

大小的微粒的过程。

Li分别使用冷挤压（40℃）和热挤压（80~98℃）凝聚法生产较大的微量营养素颗粒，其大小类似于氯化钠结晶或者稻米粒大小。挤压过程可以与其他微胶囊技术联用，例如，对挤出物中的铁再进行胶囊化，或者对挤出物进行后期包裹。挤出物在40℃用合适的黏合剂与维生素A、叶酸和锌黏合。这些挤出物可以被进一步包裹[17]。

（五）气溶胶溶剂萃取

使用超临界（亚临界）二氧化碳作为抗溶剂制备乙基纤维素包埋焦磷酸亚铁，这个过程也被称作气溶胶溶剂萃取（ASES）。在这个过程中，平均粒径小于5μm的1.22g焦磷酸亚铁微粒分散在含2.7g乙基纤维素和87.3g乙醇的溶液中，然后将其通过一个喷嘴泵入高压容器中，这个喷嘴外层是超临界二氧化碳。在实验开始前，超临界二氧化碳会被加压到11.5MPa并加热到55℃充满容器。由于乙基纤维素不溶于超临界二氧化碳，所以它会在铁微粒表面沉积。减压之后，超临界二氧化碳被去除，剩下的就是干燥的微胶囊，便于收集。这些微胶囊具有控制释放的功能，在中性或弱酸性条件下不会被触发，但是在低pH环境下，如胃液中，会被触发进行释放。

二、载铁凝胶珠

凝胶珠是由一种含有生物活性物质的生物聚合物凝胶网络构成的微珠。海藻酸钙是制备这种微珠的最佳凝胶体系，此外还可使用明胶、琼脂和κ-卡拉胶制备凝胶珠。通常，将含铁等化合物的海藻酸钠以液滴的形式滴入氯化钙溶液中，形成被胶体包裹的含铁化合物小球。这些凝胶珠可以防止铁与外界环境接触，从而降低铁对氧化反应的反应活性，掩盖铁离子的不良口感和气味，延缓铁在胃肠道环境中的释放。

Cengiz等采用氯化钙离子凝胶法制备了不同粒径（0.65，0.84，1.5，2mm）的载铁海藻酸钠凝胶珠，其包埋率达到81%。图14-1（1）是空珠，图14-1（2）是载铁珠，与空珠相比，载铁珠的表面更粗糙，整个表面上分散着更深的皱纹。将这些凝胶珠加入水包油乳液中研究其对脂质氧化的影响，发现与连续相中含有相同浓度的游离硫酸亚铁的对照乳液相比，载铁海藻酸钠微球体的使用更有效地抑制了乳液的脂质氧化[18]。

Ghibaudo利用离子凝胶法制备载铁-果胶凝胶珠（直径1~2mm）。研究结果表明，孵育4h后，Caco-2细胞中铁的转运量显著高于对照（FeSO$_4$）。在低压状态下，凝胶珠的孔隙率为93.28%，密度为1.29kg/L，具有较高的渗透率。此外，它们在模拟肠道环境（pH 8）中比在模拟胃环境（pH 2.5）中更易于膨胀[19]。

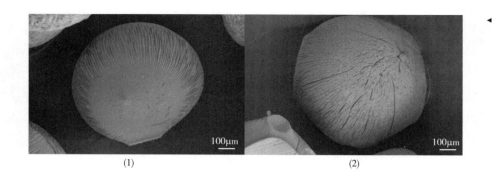

▲ 图14-1 载铁海藻酸钠凝胶珠的扫描电镜图像

(1)　　　　　　　　　　　　　　　(2)

Valenzuela使用喷雾干燥血细胞（SDBC）生产了血红素铁-海藻酸钠凝胶珠。研究发现，随着SDBC浓度的增加，铁的截留效率由85μg Fe/g提高到87μg Fe/g。当海藻酸钠与SDBC的质量比为1：5时，其包埋率最高，达到76%。与1：10和1：15质量比相比，1：1.25、1：2.5和1：5质量比的微球具有球形和连续的表面[20]。此外，Valenzuela等还研究了微球的体外释放特性。研究表明，在模拟胃和肠环境的介质中，铁在释放75min和200min后导致气孔形成、侵蚀和完全崩解。随着表面积的增加，每个海藻酸钠分子的交联点增加，这种现象造成了海藻酸钠凝胶珠中的铁释放量的减少。此外，1：5、1：10和1：15质量比的铁在体外胃液培养中的释放量≤12%，在体外小肠液培养中的释放量为75%[21]。

Yao等以海藻酸钠-酪蛋白酸盐为基质，采用乳化-凝胶法制备了负载延胡索酸亚铁微凝胶珠。延胡索酸亚铁被包裹在海藻酸钠-酪蛋白酸盐基质中，并通过Ca^{2+}或Fe^{2+}交联形成大分子网络。研究发现，该凝胶珠在促进乳液脂质氧化和抑制延胡索酸亚铁铁臭释放方面表现出滞后效应。在模拟胃液中，亚铁离子从微结构凝胶珠的释放明显延迟，然后在模拟肠液中得到进一步的释放，这有利于铁在十二指肠的吸收，从而表明铁包覆微结构凝胶珠可以缓解脂质氧化和铁臭味[22]。

三、载铁脂质体

脂质体是一种独特的纳米囊泡，由非离子表面活性剂在水介质中自组装的密封双层结构，常由磷脂形成，容易在体内分解和吸收，其因免疫原性小、完全生物降解和生物相容性好、无毒等优点而被广泛应用。铁元素可以被包埋在脂质体的亲水区域中，通过脂质体载铁是目前最常见的铁包埋技术，这种技术通过口服治疗来提高铁的摄入，可以减少铁与食物成分的界面相互作用，使其低暴露于胃肠道内容物和酶，同时提供良好的细胞递送，保护铁不受外界因素的氧化，延长铁在体内的作用时间，促进铁的吸收和生物利用率[5]。

　　Bochicchio采用了微流控流体动力学原理（SMF）技术，以大豆磷脂酰胆碱为原料制备用于制药/营养保健应用的硫酸亚铁脂质体（图14-2），在硫酸亚铁含量为0.01%（质量分数）的条件下获得直径约80nm的囊泡，其包埋率高于97%，在Caco-2细胞体系中显示出良好的生物利用率，同时在短期（6d）和长期（6个月）贮藏时间内均显示出良好的稳定性[23]。与两种传统的硫酸亚铁脂质体的制备技术［如冻融（FT）、薄膜水化（TFH）、乙醇注射法（EI）和反相蒸发（REV）］相比，该方法极大缩短了设定过程的时间，且提高了工艺收率，适合大规模生产。

图14-2　载硫酸 ▶
亚铁纳米脂质体的
微观结构

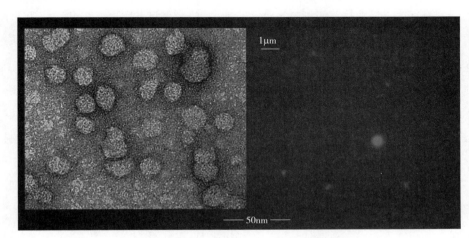

（1）透射电子显微镜图像　（2）荧光显微镜图像

　　Yuan采用旋转蒸发膜-超声法制备了血红素铁脂质体和柠檬酸铁脂质体，并对其包埋率、微观结构、尺寸分布和Zeta电位进行了评价。两类铁脂质体均表现出稳定的物理特性。在大鼠体内，柠檬酸铁-脂质体和血红素-脂质体使血清铁水平比单独使用柠檬酸铁和血红素分别提高了119%和54%[24]。

　　Zariwala以壳聚糖和棕榈酰氯为原料，以甲烷磺酸为溶剂合成新型壳聚糖衍生物O-棕榈酰壳聚糖（OPC），用于制备OPC包埋硫酸亚铁的脂质体作为肠道亲水性药物的模型。研究发现，含OPC的脂质体对铁的定量吸收显著高于游离硫酸亚铁，是其1.5倍[25]。

　　Cengiz在吐温-20或乳清分离蛋白（WPI）存在下制备了铁包被磷脂酰胆碱脂质体。与含有WPI的乳液相比，含有这些脂质体的乳液在吐温-20存在下具有更高的氧化稳定性。此外，这些脂质体的包埋率非常高，达到89%[26]。

　　Zariwala采用抗坏血酸棕榈酸酯和1,2-二硬脂酰-sn-甘油-3-磷酸乙醇胺聚乙二醇制备铁纳米载体，然后使用壳聚糖修饰其表面电荷。研究发现，抗坏血酸棕榈酸-铁和抗坏血酸棕榈酸-壳聚糖-铁的铁包埋率分别为67%和76%。它们在Caco-2细胞中的铁吸收量分别是游离$FeSO_4$的1.35倍和1.5倍[27]。

四、载铁水凝胶

水凝胶是指能够吸收大量水并适当地溶胀和收缩以促进包载物释放的亲水性聚合物网络。水凝胶的理化特性取决于制备水凝胶的聚合物种类、浓度、交联水平、温度、pH和盐浓度等因素。作为一种载体系统，水凝胶被广泛用于包埋营养物质或者药物，具有诸多优势，如高安全性、可再生性、优良的生物相容性和生物可降解性，以及低成本等[28]。

铁在被滴入聚合物溶液（内部凝胶化）后，主要通过静电相互作用与蛋白质分子交联。Martin采用铁诱导冷凝的机制进行铁的包埋，通过对乳清蛋白在与铁形成凝胶之前进行不同的热处理，以优化乳清蛋白的铁包埋率。研究了热处理条件（轻度、中度、重度）对铁诱导冷凝过程的影响，以优化铁浓度对凝胶强度的影响。研究发现，凝胶强度在20mmol/L Fe^{2+}的条件下高于在10mmol/L Fe^{2+}的条件下。并且在中性pH条件下，铁的释放较少，表明乳清蛋白具有良好的包埋率和保持铁结合的能力[29]。

Onsekizoglu等采用二次模型的中心复合设计，研究了铁包埋冷凝乳清分离蛋白凝胶。他们分析了合成过程中的包埋率和L^*、a^*、b^*颜色特性的变化。研究结果表明，满足最大的包埋率和最小的颜色变化的最佳条件为6.8%（质量分数）WPI、18.8mmol/L Fe^{2+}和pH7。在体外胃肠实验中，仅有约28%的包埋铁在胃条件下（胃蛋白酶pH为1.2）释放，而在肠道条件下（胰蛋白酶pH为7.5）则有95%的铁释放[30]。

Ulya采用乙醇凝胶法制备了铁包埋剂，并利用NaOH测定魔芋葡甘露聚糖的脱乙酰化情况。研究发现，在碱性溶液中对葡甘露聚糖进行脱乙酰化可以提高铁的包埋率（61.92%）。NaOH溶液的浓度越高，包埋率越高。体外实验表明，高乙酰化葡甘露聚糖比低乙酰化葡甘露聚糖释放铁的速度更快[31]。

五、载铁纳米颗粒

化合物的颗粒大小是影响铁被生物膜吸收的关键因素。纳米颗粒系统能通过增强系统特性，如控释模式、不同pH下的溶解度以及铁制剂通过模拟胃肠道条件下的渗透性，提高铁的生物利用率。Hatefi等研究了将抗坏血酸螯合硫酸亚铁包埋在固体脂质纳米颗粒中，用来抑制铁盐与胃肠道黏膜的相互作用所产生的副作用。研究发现，这些纳米颗粒（最佳尺寸为358nm±21.9nm）展示出双重反应，即在pH 7.4条件下，首先在30min内发生初始爆发释放，然后在24h内持续释放，累积释放约

70%的铁[32]。

Pereira等研究开发了流体动力学尺寸小于10nm的Fe^{3+}氧-氢氧化物纳米颗粒（IHAT），用于在缺铁的大鼠中安全地递送铁。研究采用己二酸酒石酸对纳米颗粒进行酸修饰，以模拟铁蛋白的储存功能，并解决胃溶解度和肠黏膜过度积累的问题。与传统的氯化铁相比，这些纳米颗粒的吸收率提高了约3倍。与传统硫酸亚铁制剂相比，IHAT还具有80%的相对生物利用率和更小的毒性[33]。

Wang等通过热处理从牛肉饼中产生食源性纳米颗粒，这些纳米颗粒被用于与铁离子形成螯合物（图14-3）。随着热处理时间的延长，纳米颗粒的粒径逐渐减小。这些食源性纳米颗粒-铁螯合物的凋亡率增加，坏死率明显降低。它们还具有高水溶性，易于进入Caco-2细胞质，从而证明了这种纳米颗粒在铁递送方面的高效性[34]。

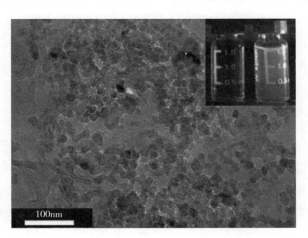

图14-3 食源性纳米颗粒作为Fe^{2+}纳米载体的透射电子显微镜图像

Hosny等采用固体脂质纳米颗粒（粒径约为25nm）包裹硫酸亚铁，这种包埋后的铁能在胃肠道（GIT）条件下进行渗透。硫酸亚铁在最初的30min缓慢释放，然后在30min后释放速度加快。通过对兔体内药代动力学研究发现，与市售硫酸亚铁片的最大血浆浓度（90.22μg/L ± 8.21μg/L）相比，包埋后的铁在血浆中的最大血浆浓度达到了330.51μg/L ± 15.18μg/L，说明铁在GIT膜上的渗透性增强[35]。

第三节
铁传递系统在食品中的应用

在食品科学和营养学领域，铁的强化在提高人群的铁质摄入量和预防贫血等健康问题方面发挥着重要作用。各种食品，如面粉、乳粉、果汁、酱油等，都可以作为铁强化的载体，使人们在日常饮食中无需额外努力即可获得足够的铁。尽管铁的强化可能会对食品的风味产生影响，但科学家们已经开发出多种解决方案，如使用传递系统或微胶囊化技术来改善口感和保证铁的生物利用率。本节详细介绍铁在各种食品中的应用情况，以及如何优化这些过程以实现最大的健康效益。

一、铁传递系统在食盐中的应用

食盐被认为是最适合作为铁强化的载体，因为它在世界范围内被广泛消费。然而，食盐中铁的强化面临的问题是大多数铁化合物都具有刺激性味道，并会导致颜色变化，并且由于碘和铁之间的相互作用会抵消添加碘的效果且会降低铁的生物利用率。因此，如何在食盐中同时添加铁和碘是一个亟须解决的问题[36]。

研究表明，采用含有2mg/g水溶性较差的焦磷酸铁作为铁来源，利用氢化棕榈油包埋铁通过喷雾干燥制成微胶囊进行强化，可以使食盐的颜色变化较小。使用焦磷酸铁进行强化，可以有效地提升食盐中的铁含量，然而在氢化棕榈油中，这种形式的铁强化却只有40%的相对生物利用率[37]。

Levente L Diosad通过微胶囊技术，将盐中的微量元素分离并防止它们之间的相互作用，从而实现铁和碘的双重强化。图14-4显示了该双重强化盐的产品开发阶段。该研究将延胡索酸亚铁进行挤压、切割、筛分，得到粒径300～710μm的近球形颗粒（盐晶粒尺寸），然后用30%（质量分数）的二氧化钛涂覆以掩盖延胡索酸亚铁的红色，再包覆5%～10%（质量分数）的羟丙基甲基纤维素（HPMC）作为护色剂，然后颗粒被5%～10%（质量分数）大豆硬脂（一种完全氢化的大豆油）覆盖，最后将上述处理过的凝聚物微胶囊化，以制造铁预混料。然后将碘溶液加入食盐中，

▶ 图14-4 双重强化盐的产品开发阶段

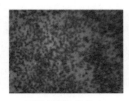

延胡索酸亚铁粉末

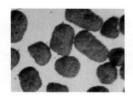

延胡索酸亚铁挤出物

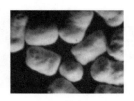

TiO₂掩色

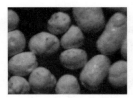

5%（质量分数）HPMC+5%（质量分数）大豆硬脂包覆的铁预混料

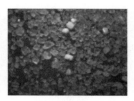

双重强化盐(DFS)

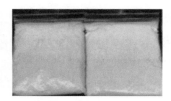

45℃，60%～70%　25℃，60%～70%
相对湿度　　　　相对湿度
贮藏6个月后的DFS

得到碘化盐。将铁预混料与碘盐按1∶200的质量比混合，就得到了双重强化盐，该双重强化盐在25℃、35℃、45℃，60%～70%相对湿度下可稳定贮藏6个月，其外观与食盐相似，并且在感官上难以区分[37]。

Li制备了游离碘以及铁微胶囊的双重强化食盐。其中铁微胶囊通过冷挤压制备。挤压后的产物利用25%（质量分数）二氧化钛和10%（质量分数）羟丙基甲基纤维素作为护色剂。这种微胶囊的颗粒大小与氯化钠结晶相似（200～1000μm），混合在食盐中的质量分数为0.5%～0.6%水平。体外实验显示，其相对生物利用率与非包埋的延胡索酸亚铁相似。对碘化钾稳定性的研究发现，当铁复合物没有被包埋时，其中碘会被完全降解。然而，当铁微胶囊化后，一年贮藏时间内，在40℃，60%相对湿度下，只损失了不到15%的碘和10%的亚铁。在这种情况下，亚铁盐可以还原碘酸盐，产生可挥发性的碘元素和生物利用率较低的Fe^{3+}[38]。

Oluwasegun Modupe制备了一种三重强化盐，即将含有2%（质量分数）碘和0.5%或1%（质量分数）叶酸的溶液喷洒在盐上，并加入包埋的延胡索酸亚铁制成强化盐。制得的三重强化盐含有1000mg/L的铁，50mg/L的碘和12.5mg/L或25mg/L的叶酸。该三重强化盐在25℃、35℃、45℃，60%～70%相对湿度条件下能够稳定贮藏6个月，并且在贮藏6个月后至少保留了70%的碘和叶酸。通过这种强化盐，铁、碘和叶酸可以同时补给那些特定营养素缺乏的人群[39]。

二、铁传递系统在谷物中的应用

提高膳食铁摄入量的有效策略之一是在谷物中添加铁。然而，目前补铁剂常会导致食品中脂质的氧化、颜色改变以及出现金属余味，这些感官问题会影响产品的保质期和接受度。因此，寻找有效的铁来源和（或）在食物中添加铁的方法，以克服这些技术难题是必要的。

脱脂绿色微藻（DGM）是生物可利用铁的丰富来源，但直接添加至食品中会导致不可接受的颜色和口感。Rohil S. Bhatnagar采用高压均质法将DGM和菊粉包埋在水包油乳液中，经过冷冻干燥后其铁的生物利用率不受影响。通过将包埋的DGM添加到小麦粉中进行强化，显示出良好的防止亚铁氧化的效果。虽然经过贮藏30d后，包埋的DGM的强化面粉会有色泽变化，但这些变化被认为在可接受范围内。通过感官测试验证，包埋后的产品能够掩盖DGM原有的绿色、鱼腥味和异味，使产品具有更好的稳定性。包埋后的DGM作为铁的补充剂，提供了17.5mg Fe/kg（50%铁强化率），可以在室温或加速温度下添加至小麦粉中，不会对用新鲜或贮藏的强化小麦粉制备的面包造成任何感官影响。因此，用DGM强化小麦粉有利于大量以其为主食的缺铁人群（图14-5）[40]。

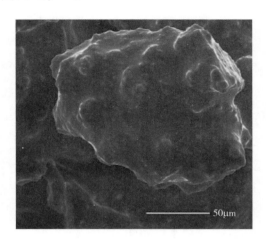

◀ 图14-5　冷冻干燥后包埋DGM颗粒粉末的扫描电镜图

Malgorzata Anita Bryszewska采用载铁微胶囊对淀粉进行强化以提高淀粉中的铁含量，并用于制作面包。在去离子水中制备了浓度为85%～65%（质量分数）的抗热变性淀粉（TMS）的悬浮液，然后将硫酸亚铁或乳酸亚铁以15%～35%（质量分数）浓度分散在TMS溶液中，进行喷雾干燥得到载铁微胶囊。然后将其用于面包制作，对照组面包使用普通小麦粉，而强化面包则使用含有包埋铁的小麦粉，每100g面包中含有约24mg的铁。经过6h的消化，强化面包中的铁从35.99%至近100%以可溶性形式存在，可以被吸收，铁的生物利用率为41.45%～99.31%。使用变性淀粉作为载体包埋铁的方法在常规面包强化中具有较好的效果[41]。

硫酸亚铁能在氢化大豆油、单甘酯或甘油二酯中进行胶囊化，然后成功地应用于婴儿谷物食品中，其中铁含量为100～500mg/kg[38]。然而，这种谷物食品在加入热水或牛乳中时，其中的铁发生水合作用会产生不被接受的颜色变化。

三、铁传递系统在营养强化米中的应用

水稻是世界上主要的粮食作物之一，为全球20%的人类提供了膳食能量。然而，大米的加工过程会导致其中75%～90%的维生素B_1、维生素B_6、维生素E和烟酸的损失，从而让以大米为主食的人群面临微量营养素（矿物质和维生素）缺乏的风险。有研究采用糙米为原料，添加铁、叶酸和维生素A等微量元素，利用挤压技术生产富含微量营养素的强化米。这种强化米在清洗和烹饪过程中能够保护其内部的营养成分，同时在大小、形状、颜色和营养含量等方面都满足消费者的需求。这样，消费者在不改变饮食习惯的前提下，就可以摄取足够的铁及其他微量元素。

Ambrish Ganachari采用冷挤压机，以碎米粉、1%（质量分数）海藻酸钠、

30%（质量分数）水和微量营养素（微量营养素以预拌料的形式添加到米粉中，预拌料中铁、叶酸和维生素A的浓度分别为117.50g/kg、0.333g/kg和6.937MIU/kg）混合配制出复合米粉，在60℃下通过米形模具进行挤出。之后将挤压后的再造米与天然大米按1：200至1：50的质量比混合，生产出强化大米。挤压和蒸煮处理后，强化大米的铁含量显著高于非强化大米[42]。

Kumudhini Akasapu采用新型等离子体处理技术对精米进行强化处理。采用20kV恒定电压等离子体处理白米样品，处理时间分别为10min和15min（图14-6）。处理后，大米的亲水性、表面能、蒸煮时间和硬度等特性都得到了显著改善。采用响应面法中心复合设计，确定了每100g大米中铁和抗坏血酸的最佳含量分别为862.93mg和1398.27mg。然后，将处理过的大米与未处理的大米按1：100和1：200的质量比混合，发现在pH1.35和pH7.5条件下，经等离子体处理的强化大米中铁的体外生物利用率显著高于对照样品，且等离子体处理显著降低了贮藏过程中铁的氧化速率[43]。

图14-6 对照稻米（1）、等离子体处理稻米（10min）（2）和等离子体处理稻米（15min）（3）的扫描电镜图（2000×）

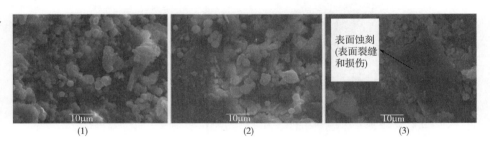

四、铁传递系统在乳制品中的应用

牛乳是世界上最常见且营养丰富的食品之一，富含钙、磷酸盐、维生素D、共轭亚油酸和蛋白质。然而，牛乳中铁含量较低，仅有0.2mg/kg，因此，在乳制品中强化铁是一种有益的提高铁摄入量的方法。尤其在儿童群体中，这种方法尤为重要，因为儿童既是缺铁性贫血的高风险人群，又是牛乳的主要消费者。乳粉因其具有较长的保质期，容易贮藏等优点使其成为铁营养素的理想载体。然而，铁在乳制品中强化过程会催化脂质的氧化[44]，从而在储存和加工期间引起一系列问题，如异味、颜色变化和金属味等。为了解决这些问题，食品工业广泛采用微胶囊化技术，将矿物质、芳香化合物、脂肪、油、维生素和其他物质作为铁的良好载体，应用于乳制品中。

Yoon Hyuk Chnag等采用水包油包水（W/O/W型）乳液法制备铁微胶囊。这一方法分为两步：首先，以10g/L硫酸亚铁溶液为水相，中链甘油三酯（MCT）为油相，二者体积比为6：4，以聚甘油聚蓖麻油酸（PGPR）作为乳化剂，形成油包水乳液；其次，将第一步得到的乳液与含有聚氧乙烯山梨醇单月桂酸酯（PSML）的亲水乳化剂［1%（体积分数）］的乳清分离蛋白（WPI）溶液混合。控制WPI与芯材（初乳液）的质量比为7.5：2.5，在高速均质机中以10g的速度将混合物均质10min，形成水包油包水乳液，最后采用喷雾干燥将其制成微胶囊（图14-7）。这种微胶囊化的铁粉末能够显著提高牛乳制品的铁含量，同时也改善了贮藏和加工期间的脂质氧化问题[45]。

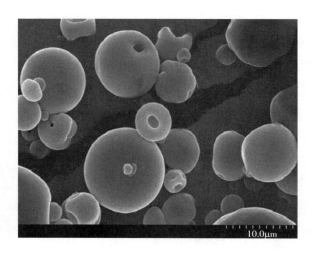

◀ 图14-7　MCT为第一包被材料，WPI为第二包被材料的铁微胶囊扫描电镜图

五、铁传递系统在果汁中的应用

果汁是铁强化的优良载体，因为其含有天然存在的抗坏血酸，而且并不存在铁的抑制剂。铁强化饮料在学龄儿童中很受欢迎。菲律宾的一项研究表明，铁强化水果粉饮料（每25g饮料粉含4.8mg铁）对患有铁缺乏的学龄儿童（1～6年级）有益。每天两次饮用200mL这种饮料后，受试者机体的铁储存量、认知能力和身体健康均有所改善[46]。同样，在巴西，铁强化橙汁被成功用于补充学龄前儿童的铁摄入量[47]。然而，铁强化可能会影响果汁的风味，主要是因为溶解的铁具有金属味，但这个问题可以通过铁传递系统来解决。

Mar A. Roe等开发了一种微粉化的分散焦磷酸铁（SunActive Fe）。这种物质颗粒小，易溶于水，适用于液体产品的强化。为了确定SunActive Fe的相对生物利用率及其添加到纯苹果汁中的适用性，在15名铁储备相对较低的女性中，研究人员比较了在苹果汁中添加SunActive Fe和硫酸亚铁的吸收率。尽管SunActive Fe的平均铁吸收率（5.5%）低于硫酸亚铁（9.1%），但SunActive Fe相对于硫酸亚铁的平均生物利用率为60%，表明SunActive Fe是具有良好生物利用率的铁来源[48]。

六、铁传递系统在酱油中的应用

酱油是补铁的良好载体。铁强化酱油有诸多优势：在中国，酱油作为调味品被广泛消费；酱油具有食用量自限性；铁强化对酱油风味影响很小，市场接受度高；酱油消费量地域差异小；酱油价格便宜，不同收入人群均有能力消费；我国酱油已大规模工业化生产，便于进行铁强化和质量控制。目前我国约有6000多万人长期食用铁强化酱油，实践证明，这一措施具有巨大的健康效益。

1999年，卫生部批准将乙二胺四乙酸铁钠（NaFeEDTA）作为铁的营养强化剂。随后，经过5年的研究，我国成功将NaFeEDTA以酱油为载体进行食物强化，为解决贫血问题提供了一种简单、有效、低成本的方法。

七、铁传递系统在食品分散体系中的应用

目前，在食品分散体系中强化铁的可行性并不确定，因为铁复合物会溶解在分散体系的水相中，从而催化不饱和脂肪酸的氧化。一种解决方案是在食品材料之间设置物理屏障。微胶囊化提供了这种屏障，有效地防止了食品的感官品质变化并保持了铁的生物利用率。

研究表明，将气溶胶溶剂萃取出的乙基纤维素包裹的焦磷酸铁加入人造奶油当中，每20g人造奶油可以提供3mg铁。这种食品分散体系在4℃下最少能贮藏8周，而添加非胶囊化的焦磷酸铁，则在1d之内就会产生不良气味[49]。

Milginte Naktiniene等制备了含铁的双乳状液，并研究了铁在不同水相位置的稳定性和包埋率。结果表明，铁位于内水相时，其在复乳的包埋率可达95%以上。此外，在动态条件下，这些体系还表现出更稳定的特征。油水凝胶分散体的微观结构导致了整个贮藏期间脂质氧化的延迟，显著改善了铁在分散体系中的贮藏稳定性[49]。

第四节
展望
—

微胶囊化技术使我们能够将富含铁的化合物引入各种食品中，生产包括盐类、谷物、乳制品、饮料和调味品等多种铁强化食品。这些食品在世界范围内的消费量很高，几乎所有人群都会食用。增加食用这些铁强化食品已被证明能够减少或预防缺铁

性疾病的发生。通过广泛食用铁强化食品来预防缺铁，需要在产品设计和工艺上不断创新，在通过铁强化食品递送铁时，应避免铁补充不足或过量。铁强化食品的制备与利用主要取决于微量营养素缺乏症的普遍程度及其执行情况，另外强化剂的选择、强化水平、强化食品的制备方法以及消费量、成本和可接受度的科学评估，都是决定成功与否的重要因素。

根据各国消费模式和营养缺陷情况，向主食和调味品中添加必需的铁、维生素和矿物质等，可以改善和预防微量营养素缺乏症。食品强化应作为克服微量营养素缺乏的一项重要战略，列入健康保健和营养计划中。在人们的日常饮食中加入不同的微量营养素，是一种低成本、高效且低毒性的策略，可以满足世界各地数亿人的营养需求，从而控制甚至消除由微量营养素缺乏引起的各种疾病，为人们带来营养上的益处，提升人类总体健康水平。

参考文献

[1] Zimmermann M B, Hurrell R F. Nutritional iron deficiency [J]. The Lancet, 2007, 370 (9586): 511-520.

[2] Martínez-Navarrete N, Camacho M M, Martínez-Lahuerta J, et al. Iron deficiency and iron fortified foods-a review [J]. Food Research International, 2002, 35 (2-3): 225-231.

[3] Miret S, Buuren B, Duchateau G, et al. Screening strategy for iron enhancers: increasing iron bioavailability [J]. Current Nutrition & Food Science, 2008, 4 (1): 44-52.

[4] Duchateau G S M J E, Klaffke W. Product composition, structure, and bioavailability [J]. Food Biophysics, 2008, 3 (2): 207-212.

[5] Hu S, Lin S, He X, et al. Iron delivery systems for controlled release of iron and enhancement of iron absorption and bioavailability [J]. Critical Reviews in Food Science and Nutrition, 2022, 19: 1-20.

[6] Pratap-Singh A, Leiva A. Double fortified (iron and zinc) spray-dried microencapsulated premix for food fortification [J]. LWT-Food Science & Technology, 2021, 151: 112-189.

[7] 徐朝阳，余红伟，陆刚，等. 微胶囊的制备方法及应用进展 [J]. 弹性体, 2019, 29 (4): 78-82.

[8] Pratap Singh A, Siddiqui J, Diosady L L. Characterizing the pH-dependent Release kinetics of food-grade spray drying encapsulated iron microcapsules for food fortification [J]. Food & Bioprocess Technology, 2018, 11 (2): 435-446.

[9] Moslemi M, Hosseini H, Erfan M, et al. Characterisation of spray-dried

microparticles containing iron coated by pectin/resistant starch [J] . International Journal of Food Science and Technology, 2014, 49 (7): 1736-1742.

[10] 白洁，何应. 喷雾干燥技术在蛋白、多肽类药物微球制备中的应用 [J] . 药学进展，2007, 31 (7): 299-300.

[11] Biebinger R, Zimmermann M B, Al-Hooti S N, et al. Efficacy of wheat-based biscuits fortified with microcapsules containing ferrous sulfate and potassium iodate or a new hydrogen-reduced elemental iron: a randomised, double-blind, controlled trial in kuwaiti women [J] . British Journal of Nutrition, 2009, 102 (09): 1362-1369.

[12] Kwak H S, Yang K M. Method for preparing microcapsule containing souble iron using fatty acid ester: US 6402997B1 [P] . 2002-6-11.

[13] Kwak H S, Yang K M, Ahn J. Microencapsulated iron for milk fortification [J] . J Agric Food Chem, 2003, 51 (26): 7770-7774.

[14] 夏书芹，赵国庆，许时婴. 微胶囊化硫酸亚铁的制备及在食盐中的应用 [J] . 食品与发酵工业，2009, 12 (6): 79-85.

[15] Zuidam N J, Nedovic V. Encapsulation technologies for active food ingredients and food processing [M] . New York: Springer New York, 2010.

[16] Oshinowo T, Diosady L, Yusufali R, et al. Production of encapsulated iron for double fortification of salt with iodine and iron [C] . International Symposium on Salt, 2009.

[17] Li Y, Diosady L L, Jankowski S. Effect of iron compounds on the storage stability of multiple-fortified ultra rice [J] . International Journal of Food Science & Technology, 2010, 43 (3): 423-429.

[18] Cengiz A, Schroën K, Berton-Carabin C. Lipid oxidation in emulsions fortified with iron-loaded alginate beads [J] . Foods, 2019, 8 (9): 361.

[19] Ghibaudo F, Gerbino E, Hugo A A, et al. Development and characterization of iron-pectin beads as a novel system for iron delivery to intestinal cells [J] . Colloids and Surfaces B Biointerfaces, 2018, 170: 538-543.

[20] Valenzuela C, Hernández V, Morales M S, et al. Preparation and characterization of heme iron-alginate beads [J] . LWT-Food Science and Technology, 2014, 59 (2): 1283-1289.

[21] Valenzuela C, Hernández V, Morales M S, et al. Heme iron release from alginate beads at *in vitro* simulated gastrointestinal conditions [J] . Biological Trace Element Research, 2015, 172 (1): 251-257.

[22] Yao X, Yao X, Xu K, et al. Iron encapsulated microstructured gel beads using an emulsification-gelation technique for an alginate-caseinate matrix [J] . Food & Function, 2020, 11 (5): 3811-3822.

[23] Bochicchio S, Dalmoro A, Lamberti G, et al. Advances in nanoliposomes production for ferrous sulfate delivery [J] . Pharmaceutics, 2020, 12 (5): 445.

[24] Yuan L, Geng L, Ge L, et al. Effect of iron liposomes on anemia of in-

flammation [J] . International Journal of Pharmaceutics，2013，454（1）：82-89.

[25] Zariwala M G，Bendre H，Markiv A，et al. Hydrophobically modified chitosan nanoliposomes for intestinal drug delivery [J] . International Journal of Nanomedicine，2018，27（13）：5837-5848.

[26] Cengiz A，Kahyaoglu T，Schröen K，et al. Oxidative stability of emulsions fortified with iron：the role of liposomal phospholipids [J] . Journal of the Science of Food and Agriculture，2019，99（6）：2957-2965.

[27] Zariwala M G，Farnaud S，Merchant Z，et al. Ascorbyl palmitate/DSPE-PEG nanocarriers for oral iron delivery：preparation，characterisation and *in vitro* evaluation [J] . Colloids and Surfaces B Biointerfaces，2014，115：86-92.

[28] Raak N，Rohm H，Jaros D. Cross-linking with microbial transglutaminase：isopeptide bonds and polymer size as drivers for acid casein gel stiffness [J] . International Dairy Journal，2017，66：49-55.

[29] Martin A H，Jong G A H D. Impact of protein pre-treatment conditions on the iron encapsulation efficiency of whey protein cold-set gel particles [J] . European Food Research & Technology，2012，234（6）：995-1003.

[30] Onsekizoglu Bagci P，Gunasekaran S. Iron-encapsulated cold-set whey protein isolate gel powder-part 1：optimisation of preparation conditions and *in vitro* evaluation [J] . International Journal of Dairy Technology，2017，70（1）：127-136.

[31] Ulya H N，Wardhani D H，Aryanti N，et al. Deacetylation of glucomannan of amorphophallus oncophillus using NaOH and its properties as iron excipient by gelation in ethanol [C] //International Conference on Science，Mathematics，Environment，and Education，2019，2194（1）：020132.

[32] Hatefi L，Farhadian N. A safe and efficient method for encapsulation of ferrous sulfate in solid lipid nanoparticle for non-oxidation and sustained iron delivery [J] . Colloid and Interface Science Communications，2020，34：100227.

[33] Pereira D I A，Bruggraber S F A，Faria N，et al. Nanoparticulate iron（Ⅲ）oxo-hydroxide delivers safe iron that is well absorbed and utilised in humans [J] . Nanomedicine：Nanotechnology，Biology and Medicine，2014，10：1877-1886.

[34] Wang N，Wu Y，Zhao X，et al. Food-borne nanocarriers from roast beef patties for iron delivery [J] . Food & Function，2019，10（10）：6711-6719.

[35] Hosny K，Banjar Z，Hariri A，et al. Solid lipid nanoparticles loaded with iron to overcome barriers for treatment of iron deficiency anemia [J] . Drug Design Development & Therapy，2015，2015（9）：313-320.

[36] Diosady L L，Mannar M G V，Krishnaswamy K. Improving the lives of millions through new double fortification of salt technology [J] . Maternal & Child Nutrition，2019，15（S3）：e12773.

[37] Zimmermann M B，Wegmueller R，Zeder C，et al. Triple fortification of salt with microcapsules of iodine，iron，and vitamin A [J] . The American Journal of Clinical Nutrition，2004，80（5）：1283-1290.

[38] Oshinowo T, Diosady L L, Yusufali R, et al. An investigation of the stability of double fortified salt during storage and distribution in Nigeria [J] . International Journal of Food Engineering, 2007, 3 (4) .

[39] Modupe O, Krishnaswamy K, Diosady L L. Technology for triple fortification of salt with folic acid, iron, and iodine [J] . Journal of Food Science, 2019, 84 (9): 2499-2506.

[40] Bhatnagar R, Lei X G, Miller D, et al. Iron from co-encapsulation of defatted nannochloropsis oceanica with inulin is highly bioavailable and does not impact wheat flour shelf life or sensorial attributes [J] . Foods, 2023, 12: 675.

[41] Bryszewska M A, Tomás-Cobos L, Gallego E, et al. *In vitro* bioaccessibility and bioavailability of iron from breads fortified with microencapsulated iron [J] . LWT, 2019, 99: 431-437.

[42] Ganachari A, Nidoni U, Hiregoudar S, et al. Development of rice analogues fortified with iron, folic acid and vitamin A [J] . Journal of Food Science and Technology, 2022, 59 (9): 3474-3481.

[43] Akasapu K, Ojah N, Gupta A K, et al. An innovative approach for iron fortification of rice using cold plasma [J] . Food Research International, 2020, 136: 109599.

[44] Mann G R, Duncan S E, Knowlton K F, et al. Effects of mineral content of bovine drinking water: does iron content affect milk quality? [J] . Journal of Dairy Science, 2013, 96 (12): 7478-7489.

[45] Chang Y H, Lee S Y, Kwak H S. Physicochemical and sensory properties of milk fortified with iron microcapsules prepared with water-in-oil-in-water emulsion during storage [J] . International Journal of Dairy Technology, 2016, 69 (3): 452-459.

[46] Solon F S, Sarol J N. Effect of a multiple-micronutrient-fortified fruit powder beverage on the nutrition status, physical fitness, and cognitive performance of schoolchildren in the philippines [J] . Food and nutrition bulletin, 2003, 24 (4S): S129-40.

[47] Almeida C A N D, Crott G C L, Ricco R G, et al. Control of iron-deficiency anaemia in brazilian preschool children using iron-fortified orange juice [J]. Nutrition Research, 2003, 23 (1): 27-33.

[48] Roe M A, Collings R, Hoogewerff J, et al. Relative bioavailability of micronized, dispersible ferric pyrophosphate added to an apple juice drink [J] . European Journal of Nutrition, 2009, 48 (2): 115-119.

[49] Naktinienė M, Eisinaitė V, Keršienė M, et al. Emulsification and gelation as a tool for iron encapsulation in food-grade systems [J] . LWT, 2021, 149: 111895.

第十五章

维生素传递系统及其应用

维生素（Vitamin）是维持人体正常生命活动所必需的一类营养素，对于调节身体新陈代谢具有重要的作用。水溶性维生素包括维生素C和多种B族维生素，如维生素B$_1$（硫胺素）、维生素B$_2$（核黄素）、维生素B$_3$（烟酸）、维生素B$_5$（泛酸）、维生素B$_6$（吡哆醇）、维生素B$_7$（生物素）、维生素B$_9$（叶酸）和维生素B$_{12}$（氢钴胺素），它们的缺乏会导致多种疾病，如脚气病、坏血病、糙皮病和佝偻病等。流行病学研究表明，摄入足量的水溶性维生素与维持人体健康之间存在密切联系。脂溶性维生素也是人体重要的营养物质，包括维生素A、维生素D、维生素E和维生素K，在维持肌肉功能、神经元功能和能量代谢中发挥着重要作用，它们还能够增强视力和免疫功能、降低胆固醇水平、调节血糖、预防心血管疾病、降低脑卒中风险、改善骨骼健康及预防癌症。因此，摄入足够的维生素对维持身体健康至关重要。然而，由于饮食不均衡导致的维生素缺乏症在全球范围内普遍存在，尤其在发展中国家更为严重。维生素缺乏症虽然可以通过强化食物和膳食补充剂来治疗，但传统的维生素食品强化方法存在着稳定性差和生物利用率低等缺点[1]。为了解决这些问题，研究者开发了多种维生素传递系统。

第一节
水溶性维生素传递系统及其应用

一、水溶性维生素凝胶

水溶性维生素凝胶为医药和食品工业的发展提供了新的视角。尤其是维生素C和叶酸凝胶，因其独特的性能在保健食品、强化食品等领域展示了广泛的应用潜力。

（一）水溶性维生素凝胶的结构和特性

水溶性维生素凝胶作为一种新兴的传递系统，为提高水溶性维生素的稳定性和生物利用率提供了一个有效的解决方案。维生素C凝胶具有独特的多孔结构，这些孔隙为维生素C提供了储存空间，并在适当条件下释放维生素C。叶酸凝胶则通常通过特定的pH条件和交联剂调整其结构，以优化叶酸的包埋和释放。

水溶性维生素凝胶具有特定的物理特性和化学特性，如水合能力、机械强度和化学稳定性，这些特性决定了凝胶的应用潜力。水溶性维生素凝胶的水合能力对于其稳定性和释放至关重要。例如，维生素C凝胶的水合能力可以影响其在产品中的稳定性和有效性。凝胶的机械强度是指其抵抗外力变形的能力，这一特性对于维持凝胶结构的完整性以及确保功能成分的有效释放非常重要。化学稳定性是指凝胶能够抵抗环境因素如温度、pH和氧化剂导致的化学降解的能力，这对于维持维生素活性至关重要。

（二）水溶性维生素凝胶的制备方法

维生素C水凝胶可分为超分子水凝胶和聚电解质复合物水凝胶，其超分子水凝胶是通过两亲物质自组装纳米纤维的方法来制备。这种方法主要涉及亲水的维生素C端和疏水的烷基链，二者通过氢键和疏水相互作用形成纳米纤维水凝胶（图15-1）。这种自组装过程在微观层面上形成了一种具有自愈合性能的可注射型纳米纤维水凝胶，有助于在生物体内应用[2]。通过葡聚糖和壳聚糖的自组装，可设计一种聚电解质复合物（PEC）水凝胶。这个过程涉及葡聚糖和壳聚糖之间通过静电相互作用形成PEC结构，实现维生素C的受控释放[3]。通过调节葡聚糖和壳聚糖的比例，可以优化水凝胶的物理化学性质，如溶胀性、流变性、生物相容性和生物利用率。

图15-1　典型的▶维生素C水凝胶制备及释放过程[2]

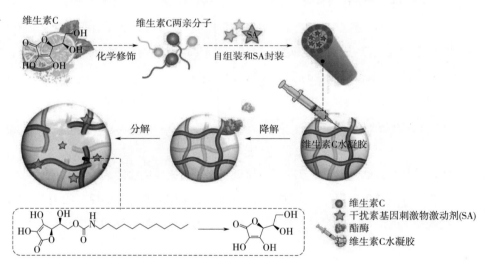

叶酸水凝胶包括铜-海藻酸钠水凝胶和化学氧化阿拉伯胶水凝胶。铜-海藻酸钠水凝胶制备过程涉及将叶酸包埋在铜离子和海藻酸钠形成的水凝胶中。这个过程通过凝胶化来实现，即在铜离子溶液中滴加海藻酸钠溶液，形成水凝胶[4]。叶酸凝胶制备也可以使用化学氧化阿拉伯胶作为交联剂，将化学氧化阿拉伯胶与聚乙烯醇（PVA）反应制备水凝胶。阿拉伯胶经化学氧化形成含有双醛基团的交联结构，这种结构能够与其他聚合物中的—NH₂/—OH基团发生交联，形成稳定的水凝胶[5]。通过这种方法制备的水凝胶展现了良好的力学性能、孔隙结构和pH敏感性。

（三）水溶性维生素凝胶应用

维生素C超分子水凝胶已被用于增强癌症免疫治疗。研究表明，这种凝胶能够通过上调与干扰素信号、凋亡信号相关的基因来表现抗肿瘤作用。特别地，维生素C凝胶在局部和远端肿瘤的抑制上显示出协同激活免疫系统的潜力[2]。此外，在皮肤护理领域，维生素C多重乳液水凝胶球被用于提高维生素C的稳定性和皮肤吸收能力。这些水凝胶球能够在皮肤上形成保护层，减少维生素C的氧化，从而增强其在护肤产品中的效果[6]。将维生素C通过多重乳液-海藻酸钠水凝胶球的结构包埋或通过酪蛋白凝胶微胶囊化，可以有效降低维生素C对温度、湿度和光照的敏感性，提高食品中维生素C的保留率，并在胃肠液中实现缓慢释放，达到有益于身体健康的目的，为开发功能性食品如酸乳、软糖等提供参考[7,8]。

铜-海藻酸钠水凝胶被用于叶酸的包埋和控制释放。在模拟肠道条件下，这种凝胶能够实现叶酸的缓慢释放，从而提高其生物利用率。该凝胶在胃部环境中显示出良好的稳定性，能在模拟的生理pH条件下有效保护叶酸[4]。通过大豆蛋白/大豆多糖复合纳米凝胶包埋叶酸，可以在食品和饮料制备过程中保护叶酸，减少贮藏和加工对叶酸的影响[9]。此外，在癌症治疗中，叶酸磁导靶向微型机器人能利用叶酸凝胶的靶向能力，将药物直接输送到肿瘤细胞。叶酸作为一种高生物亲和力的小分子配体，能够特异性地识别叶酸受体，从而增强药物的靶向性和疗效[10]。

二、水溶性维生素纳米颗粒

水溶性维生素纳米颗粒在多个领域展现出了广泛的应用潜力，包括改善人类对特定维生素的吸收和利用，以及对特定疾病的治疗和促进健康等。这些应用不仅体现了纳米技术的进步，也展现了更有效、更安全的在维生素补充和递送方面的巨大潜力。

（一）水溶性维生素纳米颗粒结构和特性

水溶性维生素的纳米颗粒化解决了维生素稳定性差和生物利用率低的问题，维生素C纳米颗粒可由壳聚糖和环糊精为基础的纳米包埋系统构成。Alishahi等研究指出，通过调整壳聚糖分子质量与三聚磷酸钠（STPP）的反应，可以控制纳米颗粒大小和形态，从而优化其传递效率[11]。B族维生素（特别是叶酸）纳米颗粒通常采用酪蛋白制备，并利用共沉淀法和喷雾干燥技术进行加工。这些纳米颗粒还可以在赖氨酸或精氨酸的作用下进行结构修饰，从而具有良好的胃肠液耐受性[12]。

维生素C纳米颗粒的生物学特性，如尺寸、电荷、包埋效率和稳定性，对其在实际应用中的有效性至关重要。例如，在pH 7.4磷酸盐缓冲溶液中，维生素C能够快速从纳米颗粒中释放，而在酸性环境（pH 1.0）中则释放较慢，这表明了其具有pH依赖型释放特性。B族维生素纳米颗粒表现出优异的口服生物利用率，可以在酸性环境中防止叶酸的释放，使得叶酸仅在模拟肠道条件下释放。这种传递系统显著提高了血清叶酸水平，口服生物利用率比水溶液提高了50%。

（二）水溶性维生素纳米颗粒的制备方法

通常采用壳聚糖和环糊精为基材的离子凝胶法制备维生素C纳米颗粒。首先，将壳聚糖与环糊精按一定比例混合，在特定的pH和温度条件下进行反应，以促进离子交联的发生，形成纳米颗粒。这些纳米颗粒随后经过一系列的物理和化学处理，以提高其稳定性和对维生素C的包埋率[13]。此外，利用超声波和超声离子凝胶化技术，制备可控壳聚糖-三聚磷酸盐（TPP），可以进一步提高维生素C纳米颗粒的稳定性和生物利用率。在具体的制备过程中，首先将壳聚糖在含1%（质量分数）冰醋酸的重蒸水中溶解并振荡保存12h，制备1g/L浓度的三聚磷酸钠溶液，使用磁力搅拌器搅拌壳聚糖溶液并滴加三聚磷酸钠溶液，然后将维生素C溶于乙醇中并与之前的混合液结合，制备负载维生素C的壳聚糖纳米颗粒（VC-CSNPs），如图15-2所示[14]。

图15-2　维生素 ▶ C-壳聚糖纳米颗粒的制备

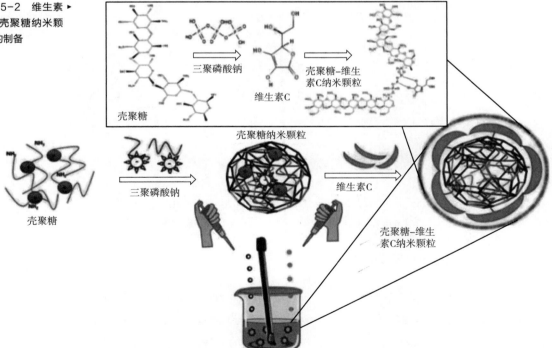

叶酸纳米颗粒通常采用酪蛋白通过共沉淀法制备。酪蛋白作为载体材料，加入赖氨酸或精氨酸作为稳定剂，提高纳米颗粒的稳定性。制备过程中，叶酸被有效包埋在纳米颗粒内部，并通过喷雾干燥技术处理，从而形成适合口服递送的产品。这种纳米颗粒在胃的酸性环境中稳定，能够防止叶酸的过早释放，确保其在肠道条件下有效释放，从而显著提高叶酸的口服生物利用率[12]。此外，采用玉米醇溶蛋白制备的纳米颗粒也展现出相似的递送效果[15]。

有文献报道了以紫杉醇为活性剂经偶联物自组装而制成的异质纳米颗粒（Heterogeneous nanoparticle），如图15-3所示。首先，通过自组装诱导单元与紫杉醇在特定催化剂存在下进行缩合，形成药物结合物。接着，通过将苯胺与保护的γ-氨基丁酸进行缩合，去保护基，并进一步与第二单元的γ-氨基丁酸反应，制得叶酸结合物。最后，基于叶酸的结合物通过自组装形成异质纳米颗粒。这些纳米颗粒具有靶向肿瘤特性，并结合了抗癌药物紫杉醇，通过控制放药机制，预期在癌症治疗中展现出显著效果，同时降低对非癌细胞的毒性[16]。

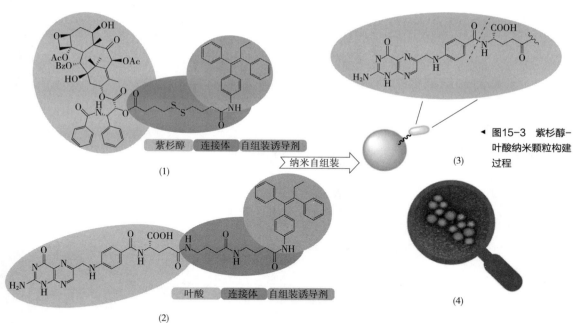

◀ 图15-3 紫杉醇-叶酸纳米颗粒构建过程

（1）、（2）为紫杉醇和叶酸共轭物的化学结构；（3）为目标异质纳米颗粒示意图，（3）中叶酸部分虚线左侧为蝶酸，右侧为L-谷氨酸；（4）为纳米颗粒的透射电子显微镜（TEM）图片。

（三）水溶性维生素纳米颗粒的应用

Jiménez-Fernández等研究发现，利用壳聚糖和环糊精基纳米传递系统的离子凝胶法可以提高维生素C的稳定性和生物利用率。这些纳米颗粒能够有效保护维生素C免受环境中不利因素的影响。在实际应用中，这些纳米颗粒可被加入食品和饲料中，增强机体免疫力和健康水平[13]。此外，维生素C纳米颗粒在临床治疗应用中的潜力，尤其是其脂质体制剂在多种疾病治疗中的应用，显示了纳米技术在提高维生素C应用效果和生物活性方面的重要性[17]。

在医药和食品领域，B族维生素（如叶酸和维生素B_{12}）的纳米颗粒展现了良好的应用潜力。Penalva等研究表明，通过共沉淀法制备的酪蛋白纳米颗粒能够有效地提高叶酸在胃肠道中的释放。此外，聚乳酸-聚乙二醇酸（PLGA）纳米颗粒可以实现对叶酸和维生素B_{12}的协同递送。这些纳米颗粒能够在胃肠环境中保护维生素，增强其在体内的稳定性，从而提高其生物利用率[12, 18]。维生素纳米颗粒能用于提高食品和保健品中维生素的稳定性和生物利用率，例如，基于酪蛋白的纳米传递系统不仅提高了叶酸和表没食子儿茶素没食子酸酯（EGCG）的稳定性，还改善了它们的释放特性，从而提高其营养价值和保健效果[19]。

三、其他水溶性维生素传递系统

除了水凝胶和纳米颗粒以外，维生素传递系统还包括微胶囊、乳液、复凝聚物、脂质体和环糊精传递系统，每种体系对提高水溶性维生素的稳定性、递送效率提供了独特的解决方案。这些体系不仅增强了维生素的稳定性和生物利用率，还为营养保健食品的开发提供了广阔的应用前景。

微胶囊是通过微胶囊化技术制备的，该方法通过将水溶性维生素包埋在生物聚合物中，形成微小囊泡或固体颗粒，用于控制释放和保护维生素。例如，使用石松孢粉素（*Lycopodium clavatum* sporopollenin，LCS）微胶囊对叶酸进行包埋，实现对叶酸的保护和控制释放[20]。玉米醇溶蛋白和变性淀粉结合使用，通过电纺技术制备微胶囊，用于提高叶酸的稳定性和抗氧化能力[21]。多重乳液是一种复杂的乳液体系，通常包括水包油包水（W/O/W型）或油包水包油（O/W/O型）结构。这种乳液中的每一相都可包含不同的活性成分，从而实现多种功能或提高活性成分的稳定性和控制释放。将水溶性维生素包埋在乳液的内水相，可提高其氧化稳定性。例如，在W/O/W型乳液中，维生素C被包埋在最内层的水相中，这种结构使维生素C能够得到有效的保护并缓慢释放，提高了其功效[22]。

复凝聚技术是一种将芯材包埋在不同聚合物中的方法，常将水溶性维生素分散于两种带相反电荷的聚合物溶液中，通过静电相互作用形成不混溶的液相，从而凝聚析出形成微胶囊。这种技术已被应用于制备微胶囊，特别是用于包埋水溶性维生素[23]。

脂质体包埋可以通过两亲脂质实现。两亲脂质在疏水作用下自组装成单层或多层极性脂质囊泡[24]。由于其生物相容性、生物降解性和低毒性，脂质体包埋被认为是保护水溶性生物活性成分的最佳方法[25, 26]。脂质体递送可以延长维生素C在血浆中的半衰期并提高其生物利用率[27]。

环糊精与金属离子（如钾、钠或铁）形成的γ-CD-金属有机骨架（γ-CD-MOFs）是一种高效的维生素传递系统。γ-CD-MOFs利用环糊精的空腔结构与金属离子的配位作用，形成稳定的结构，可有效包埋并传递维生素。以叶酸为例，将其包埋到K-γ-CD-MOFs中，可显著提高其在大鼠体内的口服生物利用率。该体系能增强环糊精对叶酸的溶解度，从而提高生物利用率[28]。

第二节
脂溶性维生素传递系统及其应用

一、脂溶性维生素乳液

随着消费者对健康食品的需求不断增加，维生素强化食品备受关注。由于脂溶性维生素对环境条件（如高温、光照和氧气）敏感且容易降解，因此选择合适的传递系统进行包埋显得至关重要。多项研究表明，基于乳液的传递系统能够显著提高脂溶性维生素的稳定性、生物利用率和溶解度，成为一种有效的强化脂溶性维生素食品的策略。此外，通过优化特定的脂溶性维生素乳液的配方参数和生产方法，可以使被包埋的脂溶性维生素在保健食品加工和储存过程中延缓降解。

（一）脂溶性维生素乳液的结构和特性

纳米乳液被广泛用于维生素A、维生素D、维生素E和维生素K等脂溶性维生素的包埋和递送中，以改善其分散性能，提高其在食品加工、储存和运输过程中的稳定性，并提高其在体内的消化吸收率。如图15-4所示，脂溶性维生素纳米乳液具有核-壳结构，由亲水壳、含有脂溶性维生素的亲脂核和两亲乳化剂界面三部分组成[29]。

（二）脂溶性维生素乳液的制备方法

不同的脂溶性维生素纳米乳液可以选择不同的方法制备，大致分为高能方法和低能方法两类。高压均质法、高速均质法、微流体化法和超声波均质法等高能方法利

图15-4　脂溶性 ▶
维生素纳米乳液液
滴的结构示意图

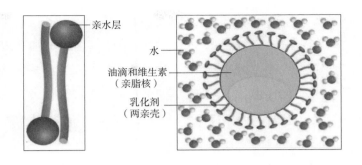

亲水层

水

油滴和维生素
（亲脂核）

乳化剂
（两亲壳）

用机械装置产生强烈的撞击力和剪切力，将油相和水相混合并均质成微小的乳状液滴。低能方法是改变溶液或环境条件，使混合油水乳化剂体系自发形成微小油滴，例如相转移法和自发乳化法。表15-1总结了脂溶性维生素纳米乳液的制备方法及性质。

表15-1　　　　　　　　　脂溶性维生素纳米乳液的制备方法及性质

维生素	制备方法	性质	参考文献
维生素A	高速均质法	提高维生素A纳米乳液的物理和化学稳定性	[30]
维生素A	微流体化法	提高维生素A纳米乳液的稳定性，增强了其促进牛乳腺上皮细胞中乳特异性蛋白质的表达效果	[31]
维生素D（麦角钙化醇）	超声波均质法	阻止氧化和环境压力如pH、盐浓度、温度和冻融循环的变化引起的降解	[32]
维生素D（胆钙化醇）	相转移法	改善维生素D纳米乳液的稳定性和包埋效率，同时提高维生素D的生物利用率	[33]
维生素E（混合生育酚）	超声波均质法	维生素E纳米乳液在不影响鱼的pH和质地的情况下，延缓了鱼的脂质氧化，改善了鱼的冷藏质量	[34]
维生素E（δ-生育酚乙酸酯）	高压均质法	提高维生素E纳米乳液的物理稳定性	[35]
维生素K₁	自发乳化法	提高维生素K在不同贮藏条件下的物理稳定性	[36]
维生素K₂	高压均质法	具有良好的胶体稳定性和抗肿瘤活性	[37]

（三）脂溶性维生素乳液应用

脂溶性维生素纳米乳液应用于医药和食品工业中存在诸多优势。首先，脂溶性维生素纳米乳液能够提高脂溶性维生素的生物利用率，增强其营养功效。Saxena等以椰子油作为油相，制备的α-生育酚纳米乳液在胃肠道pH范围的稳定性良好，且具有较好的生物相容性和抗菌活性[38]。张潇元等运用真空冷冻干燥技术与高压均质技术结合制得维生素E纳米乳液，包埋率超过90%，乳液稳定性良好，且显著提高了维生素E的生物利用率[39]。Aboudzadeh等选择乙酸异戊酯作为油相，以吐温-20（Tween-20）和甘油作为表面活性剂和助表面活性剂，制备α-生育酚的微乳液，发现该体系具有良好的自由基清除活性和缓释性能[40]。也有研究以卵磷脂为乳化剂，采用高压均质法制备维生素A纳米乳液，结果表明，在乳牛乳腺上皮细胞中添加乳化维生素比添加游离维生素更能促进乳特异性蛋白质的合成[41]。此外，有研究利用大豆蛋白制备了维生素E纳米乳液且具有较高的包埋率和氧化稳定性，改善了其释放特性和生物利用率，对增强维生素E的免疫功能、预防慢性疾病等具有重要意义[42]。

其次，脂溶性维生素纳米乳液在外观上呈透明或微浑浊状态，这种乳液可以被分散到液态食品或饮料如牛乳、果汁中，也可以通过喷雾干燥或冷冻干燥获得粉末后添加到谷物和面包等食品中[43]。利用乳清蛋白中 β-乳球蛋白的乳化作用形成的维生素D纳米乳液，可以开发强化维生素D的乳制品饮料[44]。有研究将脂溶性维生素D纳米乳液添加到全脂牛乳中，不仅不影响全脂牛乳的液滴大小，还增强了维生素D在全脂牛乳中的稳定性，使其在贮藏过程中依然保持稳定[33]。同样，将维生素D纳米乳液添加到植物奶中能增加维生素D的生物利用率，促进脂质消化[45]。此外，将维生素E纳米乳液添加到鲜榨果汁中，有助于减少微生物数量，延长鲜榨果汁的保质期[46]。负载较高浓度维生素A的纳米乳液还可以用于强化等渗运动饮料[47]。

二、脂溶性维生素颗粒

（一）脂溶性维生素颗粒的结构和特性

聚合物颗粒根据结构特征可分为胶囊粒和球形粒，根据粒径大小可分为微米粒和纳米粒，包括微胶囊（Microcapsules）、纳米胶囊（Nanocapsules）、微球（Microspheres）、纳米球（Nanospheres）等。用微胶囊负载脂溶性维生素，有多种优势：延长贮藏时间，增加脂溶性维生素的稳定性，提高生物利用率；改变脂溶性维生素的释放速率，实现控制释放；掩蔽或减弱脂溶性维生素的不良气味和风味[48]。

微球是将食品营养成分溶解或分散于聚合物材料中所形成的微小球体或类球体，达到改变物质理化性质、稳定性的目的，粒径一般为1～250μm。纳米球直径一般为1～100nm。根据微球的结构，可将其分为成孔微球和双层微球（图15-5）。成孔微球中脂溶性维生素通过球表面降解形成的微小孔道与外界环境接触，不断溶出扩散发挥作用。双层微球构成包括可降解聚合物外壳和由另一种可降解聚合物与脂溶性维生素混合形成的微球内核。与成孔微球相比，双层微球的载药量和包埋率都很高，且脂溶性维生素的释放速率可以通过外壳的厚度进行调控，但工艺重现性较差[49,50]。

图15-5　微球的 ▶
电镜照片

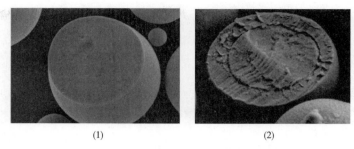

(1)　　　　　　　　(2)

（1）成孔微球　（2）双层微球

通过选择不同的聚合物可以调节微球的结构性能，提高维生素包埋率，实现脂溶性维生素的可控释放。此外，负载脂溶性维生素的微球作用更长效、安全，可以减缓维生素的释放速率，维持一定的血药浓度。微球与某些细胞组织有特殊的亲和性，能被组织器官的网状内皮系统所内吞，实现靶向递送，减少毒副作用[51]。

（二）脂溶性维生素颗粒的制备方法

目前制备脂溶性维生素微胶囊常用的方法有喷雾干燥法和复合凝聚法等。其中喷雾干燥法制备脂溶性维生素微胶囊是将溶有脂溶性维生素的乳液喷雾到热干燥介质中，使乳液在喷雾干燥器中转变成干粉的一种方法。具体的制备过程可分为三步：①雾化器将乳液雾化成小液滴；②干燥气体使小液滴固化干燥；③将干燥颗粒从干燥介质中分离。

O/W型乳化溶剂挥发法是最常用的制备脂溶性维生素微球的方法之一。O/W型乳化法是将溶有脂溶性维生素和可降解材料（如壳聚糖、聚乳酸等）的有机溶剂加入含有乳化剂的水相中，通过机械搅拌或超声波形成O/W型乳液，除去内相有机溶剂，可降解材料与脂溶性维生素沉积形成微球[52]。此外，微流控技术、膜乳化技术等新型微球制备法因成本低、通量高、重复性好等优点展现出应用潜力，成为近年的研究热点。

（三）脂溶性维生素颗粒的应用

大量研究报道了脂溶性维生素的聚合物颗粒传递系统应用于食品与药物等领域。

有研究者用蛋白质制备聚合物颗粒用于递送维生素，Abbasi等探究了维生素D_3在乳清蛋白颗粒中的稳定性，发现乳清蛋白颗粒提高了维生素D_3的氧化稳定性。当体系中引入钙离子后，颗粒结构更加致密，对维生素D_3的稳定效果更好[53]。Diarrassouba等研究了维生素D_3在β-乳球蛋白颗粒中的稳定性，结果表明，负载维生素D_3的β-乳球蛋白颗粒对环境pH变化（1.2~8.0）抵抗力较强，且维生素D_3与β-乳球蛋白的结合显著增加了维生素D_3的溶解度并提高了其生物利用率[54]。与蛋白质相似，多糖也可作为维生素D的递送载体。Shi等制备了壳聚糖-乙基纤维素颗粒，对维生素D_2的包埋率为86%，实现了在模拟胃肠环境中的可持续释放。与单一组分相比，蛋白质与多糖复合颗粒对维生素D的包埋具有协同增效的作用[55]。Luo等研究发现，玉米醇溶蛋白与羧甲基壳聚糖形成的复合颗粒对维生素D_3的包埋率为87.9%，远高于玉米醇溶蛋白颗粒对维生素D_3的包埋率（52.2%）[56]。

Hasanvand等开发了基于高直链淀粉的纳米胶囊递送维生素D。纳米胶囊的粒径为14.2～31.8nm，包埋率为37.06%～78.11%。研究表明，添加纳米颗粒可以在提高维生素D溶解度的情况下不改变牛乳本身的风味，提示可以在乳制品中通过添加维生素D胶囊进行营养强化[57]。

Ramezanli等用聚乙二醇、去氨基酪氨酸-酪氨酸辛酯和辛酸组成的三嵌段共聚物制备的纳米球TyroSpheres负载维生素D。纳米球的粒径范围为60～70nm，包埋率为70%。体外实验结果表明纳米球能够显著提高维生素D在水性介质中的溶解度，而不影响其活性。这些生物相容性纳米载体在亲脂性维生素周围形成保护层，可以减少维生素D的降解。此外，人体皮肤实验结果显示纳米球的皮肤输送效率高于一些其他皮肤渗透增强剂，展现出疾病治疗的潜力[58]。

李昊等采用水包油乳液-溶剂挥发法制备了负载维生素D的聚乳酸（PLA）微球。制备的微球电镜观察下显示出光滑表面，粒径为42.3～119.4μm，包埋率为79.2%～88.5%。微球中维生素D释放接近零级释放模式，且持续释放时间超过10周。在糖尿病牙周炎的体外模型中，应用维生素D微球可以有效减弱骨髓基质细胞的异常形态变化。此外，在糖尿病牙周炎大鼠模型中，微球治疗不仅减少了大鼠牙周组织骨质流失，还促进了牙周组织骨质形成。研究结果表明负载维生素D的PLA微球有治疗糖尿病牙周炎的潜力[59]。

三、脂溶性维生素凝胶

（一）脂溶性维生素纳米凝胶和微凝胶

纳米凝胶由尺寸为纳米级的水凝胶微粒成分组成，因此它同时具有水凝胶和纳米微粒的特性。微凝胶是一种独特的系统，有别于其他胶体系统。微凝胶是一种可变形的柔软多孔三维微观粒子，其交联生物聚合物分子的稳定结构是由于共价键和较强的非共价相互作用的存在。

纳米凝胶具有在水中的溶胀特性、胶体稳定性和柔软度、生物相容性和可降解性等特性。负载脂溶性维生素的纳米凝胶具有稳定性良好、解离速率较慢、载药维持率较高等特点[60]。纳米凝胶的柔软度是生物医学领域一个非常重要的参数，它可以改变纳米凝胶的生物分布特性，通过改变纳米凝胶的交联程度可以调节脂溶性维生素纳米凝胶的柔软度[61]。

微凝胶中二硫键、硫醇基团、展开程度、蛋白质之间的静电排斥力、pH和离子强度决定了微凝胶颗粒的大小和表面特性。微凝胶对维生素等生物活性物质的保留、释放以及保护作用主要由颗粒大小和凝胶内部孔隙率决定，因此通过调节微凝胶的尺寸可以得到具有理想释放特性的脂溶性维生素递送载体[62]。

纳米凝胶在强化食品和饮料中的脂溶性维生素方面具有诸多优势：可以提高脂溶性维生素在水中的分散性；可以在不改变食品理化特性或感官属性的情况下，将脂溶性维生素添加到食品基质中；保护脂溶性维生素免受光、热、氧和酸性条件等环境因素的影响；控制其在胃肠道中的释放，例如定向释放或持续释放，从而提高维生素的口服生物利用率[63]。

此外，生物聚合物微凝胶也成功用于递送维生素。例如，维生素A（视黄醇）在保持皮肤健康、促进新陈代谢和提高视力方面发挥着重要作用，但其化学稳定性较差，在食品加工和贮藏过程中，维生素A易发生降解和异构化。研究者通过将其包埋于微凝胶中来延缓维生素A在食物中的降解。Schroeder开发了基于聚N-乙烯基己内酰胺（PVCL）的碱性可降解微凝胶，并将其用于提高维生素A_1的稳定性。此外，PVCL微凝胶明显提高了维生素A的水溶性。水溶液中的高度交联微凝胶颗粒可以大幅延缓视黄醇在光照和温度诱导下的异构化过程，与储存在乙醇中的维生素A相比，稳定性提高近100倍[64]。Lee等利用冷固凝胶法成功研制出了乳清分离蛋白（WPI）微凝胶，并将其用作维生素D_3的传递系统。维生素D_3的加入并没有明显改变微凝胶的粒径，而且微凝胶显示出很高的包埋率（大于98%）。微凝胶能有效保护维生素D_3，减轻紫外线、巴氏杀菌温度和长期贮藏对其影响。体外消化实验表明，WPI微凝胶可在胃中为维生素D_3提供保护屏障，并促使其在小肠中释放[65]。

（二）脂溶性维生素油凝胶

维生素D在油脂中的溶解性较好，油凝胶可以作为其良好的递送载体之一。Emami等比较了葵花籽油、米糠蜡和单硬脂酸山梨糖醇油凝胶中维生素D_3的热稳定性和储存稳定性，发现葵花籽油和油凝胶样品中维生素D_3含量分别下降了29.5%和24.6%。因此，油凝胶可以提高维生素D_3稳定性[66]。

双凝胶是由油凝胶和水凝胶形成的双相体系，两种凝胶的协同作用能提高其作为营养传递系统的优势。Martinez等在不同油相（葵花籽油和矿物油）中加入油凝胶剂（小烛树蜡和12-羟基硬脂酸），再添加维生素E制得油凝胶，再与丙烯酸酯水凝胶混合得到包埋维生素E的双凝胶，发现所制备的维生素E双凝胶具有较高的热稳定性和物理稳定性。同时，维生素E双凝胶具有较高的触变性和黏度[67]。

（三）脂溶性维生素水凝胶

水凝胶表现为亲水性，无法直接包埋脂溶性维生素。可以先将脂溶性维生素包埋在脂质纳米颗粒中，再将纳米颗粒填充到水凝胶中。为了抑制脂质颗粒在凝胶网络结构中扩散，需要调节水凝胶网络孔隙的尺寸，使其小于脂质纳米颗粒的尺寸，或者使水凝胶网络结构和脂质纳米颗粒具有较强的吸引力。海藻酸钠水凝胶对维生素D_3的包埋率达92.7%，载量为30.1%[68]。维生素E包埋在含阿魏酸的葡聚糖水凝胶体系中具有较强的抗氧化性和皮肤渗透性，在预防皮肤光损伤方面具有重要应用前景[69]。

Eiras等开发了基于纳米结构脂质载体的维生素E水凝胶，具有适合皮肤应用的良好特性、长期稳定性、体外皮肤生物相容性和无刺激性等[70]。Kim等开发了一种含有透明质酸和表面活性剂吐温-80的新型维生素D水凝胶系统，体内外测试中显示了其修复肌腱的能力。特别是配方中维生素D在体内具有肌腱再生作用，能够抑制细胞凋亡、促进腱细胞增殖、增加肌腱相关蛋白质生成和组织排列[71]。

四、其他脂溶性维生素传递系统

（一）其他传递系统及其制备方法

除了乳液、颗粒、凝胶这几种常见的传递系统外，还有一些传递系统可以用来运载脂溶性维生素，例如微胶束、脂质体、固体脂质颗粒（SLN）、纳米结构脂载体（NLC）、微米纤维和纳米纤维等。表15-2列举了部分脂溶性维生素传递系统的制备方法及效果。

表15-2　　　　　　　　不同脂溶性维生素传递系统的制备方法及效果

传递系统	制备方法	性质	参考文献
微胶束	喷雾干燥	增加了维生素D_3载量（1.12μg/g±0.05μg/g酪蛋白），具有较好储存稳定性	[72]
脂质体	水包油法	减少消化过程的降解，增加了维生素A的吸收效果	[73]
	薄膜水合法	将维生素A包埋在脂质体中并用于治疗骨质疏松症	[74]
SLN	微乳液法	共包埋了α-生育酚乙酸酯和异维A酸，具有缓释作用，能有效治疗痤疮	[75]
	薄膜接触法	制得的固体脂质纳米粒的维生素E包埋率接近100%，且可以调控粒径	[76]

续表

传递系统	制备方法	性质	参考文献
NLC	高压均质法	提高了维生素D稳定性和包埋率，同时提高了维生素D的生物利用率	[77]
	微流控法	添加壳聚糖作为外层壁材实现维生素D_3和维生素K_2的共包埋，提高了稳定性和包埋效率	[78]
纳米纤维	静电纺丝法	将维生素E嵌入聚己内酯中，提高了抗氧化活性，有效抑制了干酪表面微生物生长	[79]
		实现了维生素D和维生素K的共包埋，提高了维生素的稳定性	[80]

（二）其他传递系统的应用

微胶束的包埋能减少脂溶性维生素在贮藏和摄入过程中的降解，提高它们的稳定性和生物利用率。例如，包埋在酪蛋白微胶束中维生素D_3能稳定贮藏4个月以上，并且可以在冷藏和光照条件下储存21d，酪蛋白微胶束中维生素D比游离形式的保留率高[81]。此外，脂溶性维生素在微胶束中具有更好的分散性和水溶性，可以更好地穿透生理屏障，以控制其在胃肠道中的释放，这些特性使胶束成为口服递送脂溶性维生素的理想载体。有研究将维生素A包埋在酪蛋白胶束中，并应用于乳制品中，用于食品强化[82]；另一项研究利用酪蛋白微胶束包埋维生素D，使其生物利用率提高了4倍[83]。但是，通过微胶束包埋和递送脂溶性维生素也存在着负载能力相对较低的缺陷，即所需的表面活性剂与维生素的质量比相对较高，这可能使生产成本增加[84]。

脂质体因其制备方法简单和包埋率高被广泛应用于功能食品、营养品和特殊医学用途食品。例如，Marsanasco等开发了包埋维生素E的脂质体用于橙汁营养强化[85]，Banville等制备了富含维生素D的脂质体用于干酪营养强化[86]。包埋在脂质体中的脂溶性维生素还具有良好的稳定性，Sachaniya等制备的维生素A脂质体可稳定保存6个月以上[87]。此外，脂质体还能实现脂溶性维生素在胃肠道的可控释放，有效提高其生物利用率。Xu等制备了一种包埋维生素E脂质体，发现其在模拟胃液中累积释放率约为20%，而在模拟肠液中释放率可达80%以上[88]。但是，脂质体属于热力学不稳定体系，在贮藏过程中容易发生失稳，可能导致包埋物质的快速释放。

SLN作为一种新型的纳米颗粒载体，具有较好的负载能力，可降低脂溶性维生素的迁移率，实现脂溶性维生素的控释效果。采用SLN包埋维生素A可提高其水分散性、稳定性和生物利用率[89]，Demirbilek等用硬脂酸、蜂蜡和十二烷基硫酸钠制备的SLN可以提高递送维生素D_3的效率。体外实验表明其无细胞毒性且不会引起细胞炎症反应[90]。De等以硬脂酸为基质使用固液乳化法制备了维生素E固体脂质纳米颗粒，并成功地在护肤品模型中实现了24h内50%的释放率[91]。然而，与其他纳米载体一样，SLN也有其自身的缺点，例如可能产生凝胶化现象；在贮藏过程中，脂肪晶体结构转变会导致脂溶性维生素泄露[83,92]。

与SLN相比，NLC内相组成能够增加脂溶性维生素的负载能力、包埋率和生物利用率。因为内相中的液体脂质能增加脂溶性维生素的溶解度，提高NLC的负载和截留能力。此外，NLC在贮藏过程中不会因脂质结晶而导致相分离，能避免维生素的爆发释放，延长释放时间[93]。例如，Park等采用高温高压均质法制备了用于包埋维生素D$_3$的纳米脂质载体，包埋率达85.6%。研究发现，包埋在NLC中的维生素D$_3$在25℃和较宽pH范围内贮藏20d可以保持稳定。此外，在体外消化实验中，NLC能够在模拟胃液中保持稳定并保护被包埋的维生素D$_3$，但在模拟肠液中维生素D$_3$释放率可超过90%[77]。

纳米纤维和微米纤维也被广泛用于包埋、保护和递送脂溶性维生素。例如，Dumitru等用 ε -己内酯的聚合物制备了包埋 α -生育酚的静电纺丝纳米纤维[94]；Lemma等研究发现将醋酸视黄酯递送在含有 β -环糊精的聚乙烯醇（PVA）纳米纤维中能提高其热稳定性和抗氧化性[95]。包埋脂溶性维生素的纤维具有高机械性能、高包埋率、高缓释性能、高生物相容性、高生物降解性、低毒性以及与组织细胞外环境的结构相似性，可应用于食品包装，起到抗氧化和抗菌的作用。Dumitriu等通过静电纺丝将维生素E嵌入聚己内酯中制得抗菌纤维，显著提高了维生素E的抗氧化活性，能有效抑制干酪表面微生物生长[79]。

第三节
展望

维生素作为维持人体健康的必需营养素，通过传递系统改善其溶解性和稳定性，可以促进其在各类食品中的应用。目前维生素的传递系统在食品应用中还存在一些问题：首先，传统传递系统的靶向性不强，难以实现精准的靶向释放和定点吸收，使得维生素生物活性发挥受到限制。其次，对传递系统的吸收和代谢机制的研究还比较少，其可能引起不同程度的毒性或过敏性反应，需要深入研究。

在未来的维生素传递系统的开发与评价中，应侧重于以下三个方面。

第一，开发新型传递系统，尝试将不同包埋技术的优势相结合，在提高维生素稳定性的同时，充分挖掘其靶向释放的能力与精度。

（1）个性化传递系统　根据不同类型的食品差异，开发个性化的传递系统，以最大程度提高维生素的生物利用率。

（2）智能化传递系统　利用纳米技术和生物传感器，实现对传递系统的智能调控，使其能够响应生理环境的变化。

（3）生物合成传递系统　利用生物合成的方法设计构建传递系统，以提高其生物相容性和可控性。

第二，系统评价不同传递系统的代谢与吸收机制，开展针对其安全性的评价。利用包括临床研究在内的毒理学实验系统性评价纳米级传递系统的潜在风险，为相关传递系统的实际应用奠定理论基础。

第三，开发新工艺，提高大规模工业化生产效率。随着科技的不断发展，新的包埋技术和材料不断涌现，工业生产需要不断更新和升级以适应新技术开发。

参考文献

［1］Walia N, Dasgupta N, Ranjan S, et al. Food-grade nanoencapsulation of vitamins［J］. Environmental Chemistry Letters, 2019, 17: 991-1002.

［2］Zhang H, Liu K, Gong Y, et al. Vitamin C supramolecular hydrogel for enhanced cancer immunotherapy［J］. Biomaterials, 2022, 287: 121673.

［3］Hu X, Wang Y, Zhang L, et al. Formation of self-assembled polyelectrolyte complex hydrogel derived from salecan and chitosan for sustained release of Vitamin C［J］. Carbohydr Polym, 2020, 234: 115920.

［4］Camacho D H, Uy S J Y, Cabrera M J F, et al. Encapsulation of folic acid in copper-alginate hydrogels and it's slow *in vitro* release in physiological pH condition［J］. Food Res Int, 2019, 119: 15-22.

［5］Pandit A H, Mazumdar N, Imtiyaz K, et al. Periodate-modified gum arabic cross-linked PVA hydrogels: a promising approach toward photoprotection and sustained delivery of folic acid［J］. ACS Omega, 2019, 4（14）: 16026-16036.

［6］张明. 维生素C多重乳液水凝胶球的制备与评价［D］. 南京: 东南大学, 2020.

［7］周洋, 陈雄, 陈勤勤, 等. 多重乳液-水凝胶复合包埋刺梨中维生素C在酸奶中的应用［J］. 饮料工业, 2021, 24（4）: 36-41.

［8］Yan B, Davachi S M, Ravanfar R, et al. Improvement of vitamin C stability in vitamin gummies by encapsulation in casein gel［J］. Food Hydrocolloids, 2021, 113: 106414.

［9］Ding X, Yao P. Soy protein/soy polysaccharide complex nanogels: Folic acid loading, protection, and controlled delivery［J］. Langmuir, 2013, 29（27）:

8636-8644.

[10] Ye M, Zhou Y, Zhao H, et al. Magnetic microrobots with folate targeting for drug delivery [J] . Cyborg Bionic Syst, 2023, 4: 19.

[11] Alishahi A, Mirvaghefi A, Tehrani M R, et al. Shelf life and delivery enhancement of vitamin C using chitosan nanoparticles [J] . Food Chemistry, 2011, 126 (3): 935-940.

[12] Penalva R, Esparza I, Agüeros M, et al. Casein nanoparticles as carriers for the oral delivery of folic acid [J] . Food Hydrocolloids, 2015, 44: 399-406.

[13] Jiménez-Fernández E, Ruyra A, Roher N, et al. Nanoparticles as a novel delivery system for vitamin C administration in aquaculture [J] . Aquaculture, 2014, 432: 426-433.

[14] Asaikkutti A, Vimala K, Jha N, et al. Effect of dietary supplementation of vitamin C-loaded chitosan nanoparticles on growth, immune-physiological parameters, and resistance of white shrimp Litopenaeus vannamei to Vibrio harveyi challenge [J] . Animal Feed Science and Technology, 2023, 305: 115764.

[15] Peñalva R, Esparza I, González-Navarro C J, et al. Zein nanoparticles for oral folic acid delivery [J] . Journal of Drug Delivery Science and Technology, 2015, 30: 450-457.

[16] Colombo E, Coppini D A, Maculan S, et al. Folic acid functionalization for targeting self-assembled paclitaxel-based nanoparticles [J] . RSC Adv, 2022, 12 (54): 35484-35493.

[17] Bedhiafi T, Idoudi S, Fernandes Q, et al. Nano-vitamin C: A promising candidate for therapeutic applications [J] . Biomed Pharmacother, 2023, 158: 114093.

[18] Ramalho M J, Loureiro J A, Pereira M C. Poly (lactic-co-glycolic acid) nanoparticles for the encapsulation and gastrointestinal release of vitamin B_9 and vitamin B_{12} [J] . ACS Applied Nano Materials, 2021, 4 (7): 6881-6892.

[19] Malekhosseini P, Alami M, Khomeiri M, et al. Development of casein-based nanoencapsulation systems for delivery of epigallocatechin gallate and folic acid [J] . Food Sci Nutr, 2019, 7 (2): 519-527.

[20] Mohammed A Y, Dyab A K F, Taha F, et al. Encapsulation of folic acid (vitamin B_9) into sporopollenin microcapsules: Physico-chemical characterisation, in vitro controlled release and photoprotection study [J] . Mater Sci Eng C Mater Biol Appl, 2021, 128: 112271.

[21] Coelho S C, Estevinho B N, Rocha F. Recent advances in water-soluble vitamins delivery systems prepared by mechanical processes (electrospinning and spray-drying techniques) for food and nutraceuticals applications-a review [J] . Foods, 2022, 11 (9): 11091271.

[22] Akhtar N, Yazan Y. Formulation and in-vivo evaluation of a cosmetic multiple emulsion containing vitamin C and wheat protein [J] . Pakistan journal of

pharmaceutical sciences，2008，21（1）：45-50.

［23］Dhakal S P，He J. Microencapsulation of vitamins in food applications to prevent losses in processing and storage：A review［J］. Food Research International，2020，137：109326.

［24］Chaves M A，Ferreira L S，Baldino L，et al. Current Applications of Liposomes for the Delivery of Vitamins：A Systematic Review［J］. Nanomaterials（Basel），2023，13（9）：13091557.

［25］Chen J，Dehabadi L，Ma Y C，et al. Development of novel lipid-based formulations for water-soluble vitamin C versus fat-soluble vitamin D_3［J］. Bioengineering（Basel），2022，9（12）：9120819.

［26］Abbas S，Da W C，Hayat K，et al. Ascorbic Acid：Microencapsulation techniques and trends—a review［J］. Food Reviews International，2012，28（4）：343-374.

［27］Wen C J，Chiang C F，Lee C S，et al. Double nutri（liposomal encapsulation）enhances bioavailability of vitamin C and extends its half-life in plasma［J］. J Biomed Nanotechnol，2022，18（3）：922-927.

［28］Braga S S. Cyclodextrin superstructures for drug delivery［J］. Journal of Drug Delivery Science and Technology，2022，75：103650.

［29］Mehmood T，Ahmed A，Ahmed Z. Food-grade nanoemulsions for the effective delivery of β-Carotene［J］. Langmuir，2021，37（10）：3086-3092.

［30］Tanglao E J，Kumar A B N，Noriega R R，et al. Development and physico-chemical characterization of virgin coconut oil-in-water emulsion using polymerized whey protein as emulsifier for Vitamin A delivery［C］//MATEC Web of Conferences. EDP Sciences，2019，268：01002.

［31］Kim T，Kim T，Lim D，et al. Preparation of nanoemulsions of vitamin a and C by microfluidization：efficacy on the expression pattern of milk-specific proteins in MAC-T cells［J］. Molecules，2019：24（14）：2566.

［32］Cavazos-Garduño A，Flores A O，Serrano-Niño J C，et al. Preparation of betulinic acid nanoemulsions stabilized by ω-3 enriched phosphatidylcholine［J］. Ultrasonics Sonochemistry，2015，24：204-213.

［33］Maurya V K，Aggarwal M. A phase inversion based nanoemulsion fabrication process to encapsulate vitamin D_3 for food applications［J］. The Journal of Steroid Biochemistry and Molecular Biology，2019，190：88-98.

［34］Feng X，Tjia J Y Y，Zhou Y，et al. Effects of tocopherol nanoemulsion addition on fish sausage properties and fatty acid oxidation［J］. LWT，2020，118：108737.

［35］Mehmood T. Optimization of the canola oil based vitamin E nanoemulsions stabilized by food grade mixed surfactants using response surface methodology［J］. Food Chemistry，2015，183：1-7.

［36］Campani V，Biondi M，Mayol L，et al. Development of nanoemulsions for topical delivery of vitamin K_1［J］. International Journal of Pharmaceutics，

2016, 511（1）: 170-177.

[37] Shi J, Zhou S, Kang L, et al. Evaluation of the antitumor effects of vitamin K₂（menaquinone-7）nanoemulsions modified with sialic acid-cholesterol conjugate [J] . Drug Delivery and Translational Research, 2018, 8（1）: 1-11.

[38] Saxena V, Hasan A, Sharma S, et al. Edible oil nanoemulsion: An organic nanoantibiotic as a potential biomolecule delivery vehicle [J] . International Journal of Polymeric Materials and Polymeric Biomaterials, 2018, 67（7）: 410-419.

[39] Parthasarathi S, Anandharamakrishnan C. Enhancement of oral bioavailability of vitamin E by spray-freeze drying of whey protein microcapsules [J]. Food and Bioproducts Processing, 2016, 100: 469-476.

[40] Aboudzadeh M A, Mehravar E, Fernandez M, et al. Low-energy encapsulation of α-tocopherol using fully food grade oil-in-water microemulsions [J] . ACS omega, 2018, 3（9）: 10999-11008.

[41] Kim T, Kim T, Lim D, et al. Preparation of nanoemulsions of Vitamin A and C by microfluidization: Efficacy on the expression pattern of milk-specific proteins in MAC-T cells [J] . Molecules, 2019, 24（14）: 2566.

[42] Wang D, Zhong M, Sun Y, et al. Effects of pH on ultrasonic-modified soybean lipophilic protein nanoemulsions with encapsulated vitamin E [J] . LWT, 2021, 144: 111240.

[43] McClements D J, Rao J. Food-grade nanoemulsions: formulation, fabrication, properties, performance, biological fate, and potential toxicity [J] . Critical reviews in food science and nutrition, 2011, 51（4）: 285-330.

[44] Comerford K B, Pasin G. Emerging evidence for the importance of dietary protein source on glucoregulatory markers and type 2 diabetes: different effects of dairy, meat, fish, egg, and plant protein foods [J] . Nutrients, 2016: 8（8）: 446.

[45] Golfomitsou I, Mitsou E, Xenakis A, et al. Development of food grade O/W nanoemulsions as carriers of vitamin D for the fortification of emulsion based food matrices: A structural and activity study [J] . Journal of Molecular Liquids, 2018, 268: 734-742.

[46] Dasgupta N, Ranjan S, Mundra S, et al. Fabrication of food grade vitamin E nanoemulsion by low energy approach, characterization and its application [J] . International Journal of Food Properties, 2016, 19（3）: 700-708.

[47] Bovi G G, Petrus R R, Pinho S C. Feasibility of incorporating buriti（*Mauritia flexuosa* L.）oil nanoemulsions in isotonic sports drink [J] . International Journal of Food Science & Technology, 2017, 52（10）: 2201-2209.

[48] Mondini S, Leonzino M, Drago C, et al. Zwitterion-coated iron oxide nanoparticles: surface chemistry and intracellular uptake by hepatocarcinoma（HepG2）cells [J] . Langmuir, 2015, 31（26）: 7381-7390.

[49] Crintea A, Dutu A G, Sovrea A, et al. Nanocarriers for drug delivery:

an overview with emphasis on vitamin D and K transportation [J] . Nanomaterials, 2022, 12 (8): 1376.

[50] 李想, 孙考祥, 李又欣. 长效微球制剂产业化研究进展 [J] . 中国药学杂志, 2019, 54 (21): 1729-1733.

[51] Chenthamara D, Subramaniam S, Ramakrishnan S G, et al. Therapeutic efficacy of nanoparticles and routes of administration [J] . Biomaterials Research, 2019, 23 (1): 20.

[52] 张海龙, 林建强. 乳化溶剂挥发法在微球制备中的应用 [J] . 西北药学杂志, 2007 (2): 97-98.

[53] Abbasi A, Emam-Djomeh Z, Mousavi M A E, et al. Stability of vitamin D_3 encapsulated in nanoparticles of whey protein isolate [J] . Food chemistry, 2014, 143: 379-383.

[54] Diarrassouba F, Remondetto G, Liang L, et al. Effects of gastrointestinal pH conditions on the stability of the β -lactoglobulin/vitamin D_3 complex and on the solubility of vitamin D_3 [J] . Food research international, 2013, 52 (2): 515-521.

[55] Shi X, Tan T. Preparation of chitosan/ethylcellulose complex microcapsule and its application in controlled release of Vitamin D_2 [J] . Biomaterials, 2002, 23 (23): 4469-4473.

[56] Luo Y, Teng Z, Wang Q. Development of zein nanoparticles coated with carboxymethyl chitosan for encapsulation and controlled release of vitamin D_3 [J] . Journal of agricultural and food chemistry, 2012, 60 (3): 836-843.

[57] Hasanvand E, Fathi M, Bassiri A, et al. Novel starch based nanocarrier for vitamin D fortification of milk: Production and characterization [J] . Food and Bioproducts Processing, 2015, 96: 264-277.

[58] Ramezanli T, Kilfoyle B E, Zhang Z, et al. Polymeric nanospheres for topical delivery of vitamin D_3 [J] . International Journal of Pharmaceutics, 2017, 516 (1): 196-203.

[59] Li H, Wang Q, Xiao Y, et al. 25-Hydroxyvitamin D_3-Loaded PLA Microspheres: In Vitro Characterization and Application in Diabetic Periodontitis Models [J] . AAPS Pharm Sci Tech, 2013, 14 (2): 880-889.

[60] Sultana F, Imran-Ul-Haque M, Arafat M, et al. An overview of nanogel drug delivery system [J] . Journal of Applied Pharmaceutical Science, 2013, 3 (8): S95-S105.

[61] Neamtu I, Rusu A G, Diaconu A, et al. Basic concepts and recent advances in nanogels as carriers for medical applications [J] . Drug Delivery, 2017, 24 (1): 539-557.

[62] McClements D J. Designing biopolymer microgels to encapsulate, protect and deliver bioactive components: Physicochemical aspects [J] . Advances in Colloid and Interface Science, 2017, 240: 31-59.

[63] Maurya V K, Shakya A, Bashir K, et al. Vitamin A fortification: Recent

advances in encapsulation technologies [J] . Comprehensive Reviews in Food Science and Food Safety, 2022, 21（3）: 2772-2819.

[64] Schroeder R. Microgels for long-term storage of vitamins for extended spaceflight [J] . Life sciences in space research, 2018, 16: 26-37.

[65] Lee J, Duggan E. Improved stability of vitamin D_3 encapsulated in whey protein isolate microgels [J] . International Dairy Journal, 2022, 129: 105351.

[66] Emami Z, Golestan L, Khoshtinat K, et al. stability study of vitamin D_3 in sunflower oils and oleogels based on rice bran wax and sorbitan monostearate [J] . Iranian Journal of Nutrition Sciences & Food Technology, 2023, 17（4）: 105-112.

[67] Martinez R M, Magalhães W V, Da S S B, et al. Vitamin E-loaded bi-gels and emulsions: Physicochemical characterization and potential biological application [J] . Colloids and Surfaces B: Biointerfaces, 2021, 201: 111651.

[68] Eslami M, Shahedi M, Fathi M. Development of hydrogels for entrap-ment of vitamin D_3: physicochemical characterization and release study [J] . Food Biophysics, 2018, 13: 284-291.

[69] Cassano R, Trombino S, Muzzalupo R, et al. A novel dextran hydrogel linking trans-ferulic acid for the stabilization and transdermal delivery of vitamin E [J] . European Journal of Pharmaceutics and Biopharmaceutics, 2009, 72（1）: 232-238.

[70] Eiras F, Amaral M H, Silva R, et al. Characterization and biocompati-bility evaluation of cutaneous formulations containing lipid nanoparticles [J] . In-ternational Journal of Pharmaceutics, 2017, 519（1-2）: 373-380.

[71] Kim D, Kim J H, Baek S, et al. Controlled vitamin D delivery with inject-able hyaluronic acid-based hydrogel for restoration of tendinopathy [J] . Journal of Tissue Engineering, 2022, 13: 1768612393.

[72] Moeller H, Martin D, Schrader K, et al. Spray-or freeze-drying of ca-sein micelles loaded with Vitamin D_2: Studies on storage stability and *in vitro* di-gestibility [J] . LWT, 2018, 97: 87-93.

[73] Aditya N P, Ko S. Solid lipid nanoparticles（SLNs）: Delivery vehicles for food bioactives [J] . RSC advances, 2015, 5（39）: 30902-30911.

[74] Sachaniya J S R G R. Liposomal formulation of vitamin A for the poten-tial treatment of osteoporosis [J] . Int J Nanomedicine, 2018, 13: 51-53.

[75] Gupta S, Wairkar S, Bhatt L K. Isotretinoin and α-tocopherol ac-etate-loaded solid lipid nanoparticle topical gel for the treatment of acne [J] . Journal of microencapsulation, 2020, 37（8）: 557-565.

[76] Charcosset C, El-Harati A, Fessi H. Preparation of solid lipid nanopar-ticles using a membrane contactor [J] . Journal of controlled release, 2005, 108（1）: 112-120.

[77] Park S J, Garcia C V, Shin G H, et al. Development of nanostructured lipid carriers for the encapsulation and controlled release of vitamin D_3 [J] . Food

Chemistry, 2017, 225: 213-219.

[78] Dalmoro A, Bochicchio S, Lamberti G, et al. Micronutrients encapsulation in enhanced nanoliposomal carriers by a novel preparative technology [J]. RSC advances, 2019, 9 (34): 19800-19812.

[79] Dumitriu R P, Stoleru E, Mitchell G R, et al. Bioactive electrospun fibers of poly (ε -caprolactone) incorporating α -tocopherol for food packaging applications [J]. Molecules, 2021, 26 (18): 5498.

[80] Madureira A R, Campos D A, Fonte P, et al. Characterization of solid lipid nanoparticles produced with carnauba wax for rosmarinic acid oral delivery [J]. RSC Advances, 2015, 5 (29): 22665-22673.

[81] Akbarzadeh A, Rezaei-Sadabady R, Davaran S, et al. Liposome: classification, preparation, and applications [J]. Nanoscale research letters, 2013, 8: 1-9.

[82] Loewen A J. Optimizing the loading of vitamin A and vitamin D into re-assembled casein micelles and investigating the effect of micellar complexation on vitamin D stability [D]. New York: University of British Columbia, 2014.

[83] Aditya N P, Ko S. Solid lipid nanoparticles (SLNs): delivery vehicles for food bioactives [J]. RSC Advances, 2015, 5 (39): 30902-30911.

[84] Ghorbani M, Mahmoodzadeh F, Maroufi L Y, et al. Electrospun tetracycline hydrochloride loaded zein/gum tragacanth/poly lactic acid nanofibers for biomedical application [J]. International Journal of Biological Macromolecules, 2020, 165: 1312-1322.

[85] Marsanasco M, Márquez A L, Wagner J R, et al. Liposomes as vehicles for vitamins E and C: An alternative to fortify orange juice and offer vitamin C protection after heat treatment [J]. Food research international, 2011, 44 (9): 3039-3046.

[86] Banville C, Vuillemard J C, Lacroix C. Comparison of different methods for fortifying Cheddar cheese with vitamin D [J]. International Dairy Journal, 2000, 10 (5-6): 375-382.

[87] Sachaniya J, Savaliya R, Goyal R, et al. Liposomal formulation of vitamin A for the potential treatment of osteoporosis [J]. International Journal of Nanomedicine, 2018, 13 (sup1): 51-53.

[88] Xu T, Zhang J, Jin R, et al. Physicochemical properties, antioxidant activities and *in vitro* sustained release behaviour of co-encapsulated liposomes as vehicle for vitamin E and β -carotene [J]. Journal of the Science of Food and Agriculture, 2022, 102 (13): 5759-5767.

[89] Lavelli V D, Incecco P, Pellegrino L. Vitamin D incorporation in foods: Formulation strategies, stability, and bioaccessibility as affected by the food matrix [J]. Foods, 2021, 10 (9): 1989.

[90] Demirbilek M, Laçin T N, Aktürk S, et al. VitD$_3$-loaded solid lipid nanoparticles: stability, cytotoxicity and cytokine levels [J]. Journal of microen-

capsulation, 2017, 34（5）: 454-462.

　　[91] de Souza I D, Saez V, de Campos V E, et al. Size and vitamin E release of nanostructured lipid carriers with different liquid lipids, surfactants and preparation methods, 2019 [C] //Macromolecular Symposia, 2019, 383（1）: 180011.

　　[92] Weiss J, Decker E A, Mcclements D J, et al. Solid Lipid Nanoparticles as Delivery Systems for Bioactive Food Components [J]. Food Biophysics, 2008, 3（2）: 146-154.

　　[93] Müller R H, Radtke M, Wissing S A. Nanostructured lipid matrices for improved microencapsulation of drugs [J]. International Journal of Pharmaceutics, 2002, 242（1）: 121-128.

　　[94] Dumitriu R P, Stoleru E, Mitchell G R, et al. Bioactive electrospun fibers of poly（ε -caprolactone）incorporating α -tocopherol for food packaging applications [J]. Molecules, 2021: 26（18）: 5498.

　　[95] Lemma S M, Scampicchio M, Mahon P J, et al. Controlled release of retinyl acetate from β -cyclodextrin functionalized poly（vinyl alcohol）electrospun nanofibers [J]. Journal of agricultural and food chemistry, 2015, 63（13）: 3481-3488.

工业技术在微胶囊生产中的应用

第十六章

喷雾干燥技术

喷雾干燥技术，以其操作便利，可以大幅减少产品体积、提升产品理化稳定性、降低贮藏和运输成本等优势，在各类生产领域得到广泛应用。早在20世纪30年代，喷雾干燥就已经开始用于风味物质包埋产品的加工中，因此被认为是最早的食品成分包埋技术之一[1]。与其他干燥技术相比，喷雾干燥迅速高效（通常只需15~30s），水分蒸发过程发生在微胶囊表面，使得产品在达到所需干燥程度时，仍能维持适宜温度[2,3]。因此，喷雾干燥可应用于热敏性芯材的包埋，如风味物质、酶和益生菌等[4]。本章主要对喷雾干燥技术原理、影响喷雾干燥微胶囊的因素、微胶囊产品应用进展、微胶囊理化特性评价等方面进行详细介绍。

第一节
喷雾干燥技术概述

一、喷雾干燥工艺流程

喷雾干燥技术制备微胶囊过程如图16-1所示。首先，将被壁材包埋后的食品营养素乳液加入喷雾干燥器，借助压缩空气经雾化器将其雾化成微小液滴。这些液滴与热空气接触后，雾化液滴的水分迅速蒸发。最后，干燥后的微粉通过旋风分离器排出，其中一部分微粉通过旋风除尘器或布袋除尘器回收利用[5,6]。喷雾干燥后形成的微胶囊粉末通常为圆润或褶皱的球形，粒径分布范围广泛，一般为10~50μm，如果与凝聚工艺相结合，粒径可达到2~3mm。以下对喷雾干燥操作步骤及过程要点进行详细介绍。

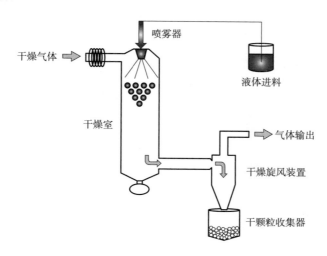

◀ 图16-1 喷雾干燥包埋食品营养成分示意图[5]

（一）进料料液制备

喷雾干燥的进料乳液或分散液应根据壁材和芯材的特性来制备。一般情况下，水溶性的芯材可以直接溶解于壁材溶液中，而对于油脂类或油溶性芯材，通常需先制备水包油乳液再进行喷雾干燥处理。使用喷雾干燥工艺制备微胶囊的过程中，选择合适的壁材对最终微胶囊产品的理化稳定性至关重要。理想的壁材应具备诸多特定性能，如良好的成膜性、溶解性、乳化性，并且能充分保护芯材，在高固形物含量下仍保持低黏度，从而实现芯材的可控释放，来源稳定、成本低廉、口感适中等[7]。表16-1列出了一些常用壁材种类（包括蛋白质、多糖和其他物质）及其包埋相关特性。然而，由于单一壁材难以同时满足以上微胶囊制备所需的理化特性，因此，常选择糖类、胶体类和蛋白质类的两种及以上稳定剂作为复配壁材。先前研究发现，通过优化复配壁材种类和组合质量比等参数，可以显著抑制喷雾干燥过程中微胶囊的破损和褶皱，提高微胶囊中芯材的理化稳定性和溶解特性。这与复配壁材在液滴表面形成了更致密的界面屏障有关[8]。除了壁材种类和组成，其他与进料料液相关的因素也会对微胶囊产品的理化特性造成影响，包括料液黏度和固形物含量、芯材极性和载量等。

表16-1   喷雾干燥常用壁材种类及其包埋相关特性

壁材	举例	包埋相关特性
多糖类	水解淀粉、玉米糖浆固体、麦芽糊精等	具有良好的氧气阻隔能力，低黏度，乳化稳定性有限；价格低廉
	变性淀粉：乙酰化淀粉、磷酸化淀粉等	具有良好的乳化稳定性，可在特定条件下使用；价格低廉
	环糊精：α-环糊精、β-环糊精、γ-环糊精	能够很好地包埋挥发性物质，阻断氧气；价格相对昂贵
	胶体类：琼脂、阿拉伯胶、黄原胶、海藻酸钠等	具有良好的乳化特性，能很好地包埋易挥发物质；价格较高
	可溶性大豆多糖、壳聚糖	—
蛋白质类	乳蛋白：乳清蛋白、酪蛋白、脱脂乳粉等；其他蛋白：大豆蛋白、鸡蛋白等	具有良好的乳化特性，对pH和离子强度较为敏感，可能存在致敏性；价格相对昂贵
其他生物大分子	美拉德反应产物、改性纤维素等	特性各异，对稳定食品营养成分有促进作用

（二）雾化

雾化的目的在于最大程度上进行界面热传递，以加速物料的水分蒸发和干燥。雾化器能实现液体到液滴的转化，常见的雾化器类型包括压力式、离心式和气流式雾化器。喷雾的均匀性和同质性是喷雾器的关键特性，将直接影响最终微胶囊粉末的粒径分布[9]。当乳液具有较高黏度时，应谨慎选择雾化方式，因为高黏度料液易导致雾化器堵塞。此外，雾化后形成的液滴粒径受到料液界面张力、黏度、喷雾压力及流速的影响，雾滴粒径大小影响其干燥效果和微胶囊产品粒径。因此，控制进料料液黏度、选择合适雾化器至关重要。

（三）雾滴干燥

在干燥室内，雾滴和热风接触后水分迅速蒸发，雾滴在短时间内被干燥。当液滴与热风接触时，气液相温度与蒸汽分压间建立平衡，从而使热量通过温差传递给产品。热量的持续传递使液滴表面的水分持续蒸发。在干燥的最后阶段，液滴表面会形成壳体，蒸气压扩散减慢，这种半渗透性的壳体会截留比水分子大的挥发物。最终，液滴因水分蒸发而形成干燥的微胶囊颗粒，芯材则被壁材以固体无定形态包埋[10]。

在雾滴干燥过程中，料液固形物含量、温度、流速以及空气进风、出风口温度均会影响包埋的效果。首先，料液固形物含量和温度可改变其黏度、流动性和均匀喷雾的能力。其次，进料速率需适当调整，确保与热风充分接触并达到理想的干燥效果。例如，Wang等研究发现对叶黄素进行喷雾干燥包埋时，进料速率会影响微胶囊包埋率，进料速率为50mL/min时包埋效果最佳[11]。此外，Tonon等研究也表明进风口温度（138~202℃）影响亚麻籽油喷雾干燥包埋的效果，过高进风口温度会导致液滴蒸发过快，使包埋的芯材过早释放、分解或损失，较低进风口温度可提高粉末的容积密度，但可能会降低液滴蒸发速率，导致形成的微胶囊产品密度大、水分含量高、流动性差、易凝聚[12]。因此，喷雾干燥时应在进风口温度、料液固形物含量以及最终产品的包埋率之间寻求平衡。

（四）微胶囊粉末收集

干燥后的微胶囊颗粒通过热风气流从干燥室传送到旋风分离器，进而落入旋风分离器底部的收集器中。常见的喷雾干燥器还配备有布袋除尘器和化学洗涤等装置。布袋除尘器用于去除较细的粉末，而化学洗涤器用于去除残留物和其他挥发性污染物。在新型喷雾干燥机中，布袋除尘器因其高分离效率已完全取代旋风分离器，用以从热空气中分离粉末[13]。此外，将流化床与喷雾干燥耦合，不仅可以较好地控制颗粒大小和水分含量，还可有效降低干燥成本，有利于微胶囊的大规模工业化生产。

二、影响喷雾干燥微胶囊理化特性的因素

喷雾干燥微胶囊理化特性（如尺寸大小、圆润度、理化稳定性等）受诸多因素

影响，主要包括壁材种类和组成、料液黏度、固形物含量、喷雾干燥进料速度、进风口温度等[14]，以下对影响喷雾干燥微胶囊理化特性因素进行详细介绍。

（一）物料黏度和固形物含量

物料黏度和固形物含量是影响喷雾干燥颗粒特性和包埋率的重要参数。高黏度会对雾化过程产生负面影响，导致干燥速率变慢、微胶囊粉末尺寸变大。而低黏度料液雾化过程中剪切阻力较小，增加了液滴间的运动和碰撞，从而导致微胶囊粉末包埋率较低。因此，在实际操作中必须控制料液黏度以获得性能优异的微胶囊粉末产品。一般情况下，添加适量的亲水胶体（如海藻酸钠、黄原胶、阿拉伯胶）可提高物料的黏度。Wardhani等研究结果表明，添加低黏度海藻酸钠可生产出具有高包埋率和良好理化性能的粉末制剂[15]。He等探究了不同质量比的OSA变性淀粉和黄原胶（60：1、80：1和100：1）对亚麻酸微胶囊理化特性的影响，发现当二者质量比为60：1时，微胶囊中亚麻酸具有最好的抗氧化性，且在模拟胃肠消化过程中具有缓释能力[16]。此外，高固形物含量物料在喷雾干燥过程中可以提高微胶囊的包埋率和保留率。然而，过高的固形物含量会增加物料黏度，从而增加微胶囊黏附的可能性。麦芽糊精是增加物料固形物含量常用的微胶囊多糖壁材，具有成本低廉、高固形物含量下黏度低等诸多优点，被广泛用作微胶囊壁材和填充剂，以促进喷雾干燥过程中微胶囊的干燥与成型[17]。

（二）物料粒径和表面张力

物料粒径和乳化程度是影响微胶囊中活性物质包埋率的关键因素。在乳化过程中，具有表面活性的生物大分子吸附在油/水界面上，通过降低界面张力促进水包油液滴的形成，并通过在液滴周围形成保护层来延缓乳液的聚结[18]。一般情况下，物料的界面张力和其粒径大小呈正相关。Castel等使用布雷亚树胶作为壁材制备了柠檬烯微胶囊粉末，发现加热处理后的布雷亚树胶乳化能力得到增强，显著降低了柠檬烯乳液粒径，提高了柠檬烯微胶囊的包埋率和理化稳定性[19]。

（三）壁材特性

微胶囊壁材诸多理化特性，如分子质量大小、表面成膜性能、乳化性能和流变性均会直接影响最终微胶囊产品包埋率和理化稳定性。因此，对喷雾干燥法制备微胶囊而言，壁材选择尤为重要。一般来说，多糖、蛋白质、小分子糖和表面活性剂是常用的微胶囊壁材。然而，大多数天然多糖具有更多的亲水基团，有限的疏水基团会影响其乳化性能和界面成膜的能力，导致芯材在干燥和贮藏过程中包埋率低和稳定性差。此外，喷雾干燥过程中蛋白质类壁材对环境因素（pH、离子和高温）高度敏感。因此，在实际应用中，经常使用多糖和蛋白质复合物或进行物理和化学修饰，以提高微胶囊包埋率和理化稳定性[20~22]。例如Wang等以乳清分离蛋白和三种多糖（阿拉伯胶、麦芽糊精和壳聚糖）为复合壁材，采用复合凝聚和喷雾干燥耦合工艺制备山茶籽油微胶囊，结果表明壳聚糖-乳清分离蛋白复合凝聚物对微胶囊中山茶籽油展现出最优的保护作用，微胶囊在模拟胃肠消化过程中具备较好的缓释能力[23]。

（四）喷雾干燥工艺

喷雾干燥过程中的入口和出口温度对微胶囊形成和其水分含量、水分活度均存在影响。过低的入口温度会导致微胶囊干燥速率低和理化性能差，过高的出口温度会增加食品营养成分的热降解[24]。因此，必须严格控制喷雾干燥入口和出口温度，以制备水分含量低、微观结构饱满圆润、包埋率高的微胶囊粉末。Zhang等探究了喷雾干燥进风温度对叶绿素微胶囊理化性能和抗氧化活性的影响，研究表明在较高的喷雾干燥进风温度下，叶绿素微胶囊包埋率和抗氧化活性显著提高[25]。Arebo等通过喷雾干燥法制备了富含 β -胡萝卜素的甘薯粉末，并对喷雾干燥工艺（进风口温度、进料流速和麦芽糊精浓度）进行研究，发现更高的进风温度下微胶囊粉末得率更高，这可能与干燥过程中雾化液滴更强的传热和传质现象有关[26]。此外，雾化过程也会对微胶囊性能造成影响，较高雾化压力产生粒径较小的液滴，有利于微胶囊干燥，并降低最终微胶囊样品水分活度。

第二节
喷雾干燥技术在微胶囊生产中的应用

喷雾干燥技术可以用于包埋水溶性和油溶性芯材，甚至固体颗粒芯材，表明不同类型芯材均可使用该项技术进行包埋。以下对喷雾干燥在微胶囊产品生产中的具体应用进行详细介绍。

一、食品风味物质

食品风味物质是一些具有挥发性气味的有机分子，如柠檬烯、薄荷醇、香草醛、肉桂醛、柠檬醛等[27~31]，大部分以气态或液态形式存在，一些固体物质也具备特定香味（如薄荷醇和香草醛）。经过微胶囊包埋后，食品风味物质具有良好的化学稳定性和缓释特性，因此，在香料和食品行业中，对风味物质进行包埋具有重要的意义[32]。

大部分的风味物质含有水分，挥发性高，在喷雾干燥时易发生损失。这主要是由于微胶囊结构形成前，液滴中的水吸热使温度超过其沸点，导致气泡从液滴内部向外破裂，从而导致风味物质损失，还可能导致颗粒在干燥时表面形成裂缝[33]。研究发现，在喷雾干燥蒸发水分时，即使风味物质的挥发性和沸点均远高于其自身水分，风味物质仍得到保留。这个现象可以用Thijssen首次提出的"选择扩散"理论来解释。该理论假设有两个原因促成风味物质在干燥液滴过程中得以保留：其一，液滴周围形成的半透膜只能允许水分通过，而挥发性物质无法通过；其二，与水分相比，固形物的浓缩导致风味物质扩散速率的骤降。当液滴中水分活度低于0.9时，水分与挥发物扩散速率存在差异[34]。

进料可溶性固形物含量是影响风味保留率的一个重要因素。当可溶性固形物达到最大溶解度时，可以缩短在液滴周围形成半渗透膜的时间，从而提高挥发性风味物质的保留率，而当进料可溶性固形物浓度增加时，会导致初乳液黏度增加，从而降低雾化效率，减缓液滴表面膜的形成，加速风味物质损失[35]。一般在喷雾干燥生产微胶囊产品时，大多采用20%～25%（质量分数）风味物质浓度，较高的风味物质浓度会导致成品中风味物质的损失率增加，因此，需要在实际生产过程中确定适合的壁材和风味物质含量[36]。

二、脂溶性营养素

脂溶性营养素是一类在水中不溶或微溶，但可在有机溶剂中溶解的化合物。在食品和营养素制剂中，脂溶性营养素种类较多，如甘油酯、不饱和脂肪酸、磷脂、类胡萝卜素、植物甾醇和脂溶性维生素等。其中大多数脂溶性营养素，如多不饱和脂肪酸（ω-3脂肪酸）、辅酶Q_{10}、生育酚和类胡萝卜素，除了促进生长、发育等功能外，还有很多特定的生理功效[37]。然而，脂溶性营养素容易发生自动氧化，暴露在外部环境下会迅速降解，产生不良风味，甚至产生有害物质。对脂溶性营养素进行包埋能够延迟其氧化，控制脂溶性风味物质释放，掩蔽脂溶性物质的苦味以及防止酶对脂质的水解作用。Koupantsis等通过采用乳蛋白和羧甲基纤维素（CMC）包埋β-蒎烯，研究发现提高甘油浓度增强了生物聚合物之间的相互作用，可显著提高β-蒎烯的包埋率和负载率[38]。

脂溶性营养素包埋通常采用喷雾干燥工艺。例如，由麦芽糊精、变性淀粉、乳清浓缩蛋白作为复合壁材与鱼油进行乳化，然后通过喷雾干燥制备的鱼油微胶囊具有较高的包埋率和均一的粒径分布[39]。将麦芽糊精结合不同壁材（阿拉伯胶、浓缩乳清蛋白和变性淀粉）包埋亚麻籽油时，可有效抑制亚麻籽油氧化[40]。研究还发现，使用玉米醇溶蛋白作为壁材，采用喷雾干燥技术包埋亚麻籽油，所得微胶囊产品具有较好的理化稳定性[41]。

喷雾干燥制备脂溶性营养素微胶囊主要是为了抑制氧化，而微胶囊抑制氧化的程度取决于壁材的性质、脂溶性营养素种类和包埋条件。例如，将明胶、酪蛋白酸钠和麦芽糊精作为壁材对鱿鱼油进行喷雾干燥，可以有效抑制鱿鱼油氧化并提高其热稳定性[42]。而其他壁材，例如辛烯基琥珀酸淀粉钠、阿拉伯胶、甜菜果胶、酪蛋白酸钠和葡萄糖浆均可用于包埋鱼油，且鱼油的稳定性取决于乳液油水界面和干燥液滴界面成分组成[43]。Carvalho等在卵磷脂-壳聚糖双层壁材中加入玉米糖浆或变性淀粉，将其用于包埋咖啡油，发现经喷雾干燥得到的微胶囊产品具有较强的理化稳定性，包埋率超过86%[44]。

三、益生菌

益生菌是一种或多种混合培养的有益微生物，它们可以在人体或动物体内通过改善宿主自身的微生物群体特性来促进宿主健康。生活中常见的益生菌有乳酸杆菌、双歧杆菌和酵母菌等[45, 46]。研究表明，益生菌具有维持胃肠道正常微生物群体、预防便秘和腹泻、增强机体免疫力、缓解乳糖不耐受、降低婴儿过敏风险、降低机体胆固醇含量、提高机体抗癌能力等多种生理活性和医疗价值[47, 48]。

目前在食品行业，益生菌产品主要应用于乳制品、饮料、保健品和发酵豆制品等形式产品中。食品中益生菌的存活率受诸多因素影响，例如温度、pH、后酸化、过氧化氢和氧浓度等[49, 50]。因此，目前企业对保证食品中益生菌活体数量稳定的技术需求非常迫切。包埋技术不仅可以有效地防止益生菌被噬菌体侵害，还可以提高益生菌在冷冻干燥过程中的存活率，提高益生菌贮存过程中的稳定性，及其接触胃液后的存活率。虽然喷雾干燥过程时间短，但其热应力可能会影响益生菌的活性。加热过程中，细胞壁、细胞质膜、核糖体和DNA的破坏也可能导致益生菌活性降低[51]。在喷雾干燥过程中，益生菌的活性会受到以下各种因素的影响[52]。

（一）益生菌种类和生长期

即使在相同的干燥和贮藏环境下，不同益生菌菌种或菌株的活力也各有不同。研究表明喷雾干燥后的不同菌种存活率排列顺序为嗜热链球菌（*Streptococcus thermophilus*）＞干酪乳酪杆菌（*Lacticaseibacillus casei*）＞乳酸乳球菌（*Lactococcus cremoris*）[53]。此外，在对乳酸菌进行喷雾干燥研究中发现，稳定期获取的细胞具有较高的活力[54]。分析认为这主要是因为稳定期的益生菌消耗了营养，导致在稳定生长期的细菌细胞缺乏葡萄糖[55]。

（二）壁材种类和浓度

常用于喷雾干燥包埋益生菌的壁材包括脱脂乳粉、非脂乳固体、大豆分离蛋白、阿拉伯胶、果胶、变性淀粉、麦芽糊精等。据报道，具有高玻璃态传导温度的低分子质量多糖（相对分子质量<2ku）能提高喷雾干燥后植物乳植杆菌（*Lactiplantibacillus plantarum*）WCFS1的存活率[56]。然而，乳液体系固形物含量过高会导致微胶囊粒径变大，干燥时间延长，从而导致益生菌的热失活和低生存能力[57]。

（三）应激适应和保护剂

在微生物生长过程中，热、酸、盐等因素都会引起应激反应。研究发现，与对照组相比，加热（52℃，15min）或盐处理（0.3mol/L NaCl，30min）可以使喷雾干燥后的干酪乳酪杆菌活性分别提高18倍和16倍[58]。德氏乳杆菌保加利亚亚种（*Lactobacillus delbrueckii* subsp. *bulgaricus*）喷雾干燥后的存活率也会随其对数生长期的加热处理而增加[59]。此外，在干燥和贮藏过程中加入保护剂是保护益生菌的常用方法。这些保护剂可以是单一物质，也可以是混合物，如糖类（葡萄糖、乳糖、蔗糖、海藻糖、糊精、淀粉和低聚糖等）、山梨糖醇、抗坏血酸、脱脂乳、阿拉伯胶。此外，不同保护剂的组合也可以提高喷雾干燥包埋益生菌的存活率。例如，将大豆蛋白和麦芽糊精或脱脂乳和阿拉伯胶组合作为保护剂，可显著提高乳酸双歧杆菌微胶囊中菌种的存活率[60]。

（四）雾化压力

当采用雾化方式对益生菌液体制剂进行喷雾干燥时，需要选择相对较低的雾化压力，以避免高压对益生菌结构和活性的破坏。研究结果表明，当雾化压力从100kPa降至50kPa时，喷雾干燥后的嗜酸乳杆菌（*Lactobacillus acidophilus*）活性有所提高[61]；而当雾化压力从200kPa降至100kPa时，德氏乳杆菌保加利亚亚种的存活率会提高[62]。

（五）干燥温度和时间

喷雾干燥温度和时间也会影响菌种的存活率。通常情况下，干燥温度越低、时间越短，益生菌的活力越强。从贮藏稳定性的角度来看，需要确保在设定条件下获得的微胶囊粉末能够完全干燥。研究数据表明，热风出口温度主要影响益生菌喷雾干燥后的活力，增加出口温度会降低微生物的存活率。例如，当喷雾干燥的热风出口温度为80～85℃时，乳酸菌的存活率能达到84%以上[63]。

四、多酚类物质

多酚类物质是一类具有特殊结构的植物源化合物，具有抗氧化、抗炎、抗菌、抗癌和抗病毒等多种生理活性，是人体膳食和动物饲料中必不可少的物质。然而，大多数多酚类物质对热、光、pH、水分、酶和氧气等不利环境条件非常敏感，这使得它们在加工、贮藏期间或在消化系统中很容易发生降解。因此，在设计传递系统时，除了要确保多酚能以活性分子的形式被摄取，还要保证其能够递送到机体的作用靶点。

喷雾干燥技术被用于多酚类物质的包埋，以维持其稳定性和抗氧化活性。大多数多酚类物质具有水溶性，因此喷雾干燥所使用的壁材需要具有一定的水溶性。常用的壁材包括淀粉、麦芽糊精、阿拉伯胶、酪蛋白酸钠及其复合物等。目前，喷雾干燥法制备多酚微胶囊常用的壁材如表16-2所示。

喷雾干燥时进风口温度会影响多酚的降解情况，温度越高，稳定性越差。例如，使用喷雾干燥技术包埋大豆提取物，增加进口热风温度会导致多酚含量降低[64]。对于花青素的喷雾干燥包埋，研究结果表明，与较低的进风口温度（160℃）相比，当进风口温度超过180℃时，花青素的损失极为严重[65]。因此，优化喷雾干燥条件，尤其是干燥温度，对包埋多酚类物质至关重要。

表16-2　　　　　　　　　　喷雾干燥包埋多酚类物质常用的壁材

芯材	壁材	参考文献
大豆提取物	胶态二氧化硅、麦芽糊精和淀粉	[64]
黑胡萝卜提取物（花青素）	麦芽糊精	[65]
原花青素	麦芽糊精和阿拉伯胶	[66]
橄榄叶提取物	壳聚糖	[67]
玫瑰茄提取物（花青素）	水果纤维	[68]
葡萄籽提取物、苹果多酚提取物和橄榄叶提取物	酪蛋白酸钠-大豆卵磷脂	[69]

五、酶类

酶类是一类能够催化一种或几种特定类型化学反应的蛋白质，在化妆品、纺织、动物饲料、食品生产等领域得到了广泛应用。最早发现的酶主要用于食品生产，例如干酪、啤酒、白酒和醋等。在商业应用中，酶需要通过包埋或固定化来保持其较长时间的生物活性，并保护其不受离子、自由基、抑制剂等干扰物影响[70]。目前用于喷雾干燥包埋的酶类包括胰蛋白酶、淀粉酶、葡萄糖氧化酶、果胶酶和胃蛋白酶等。

为了保持酶类的活性，这些酶类物质必须在乳糖、蔗糖、山梨糖醇、胶类、麦芽糊精和环糊精等壁材的保护下进行喷雾干燥。影响益生菌活性的因素也同样适用于酶类。例如，适宜的热风进口和出口温度（分别为120~140℃和50~65℃）、适宜的固形物含量（10%~20%）、低剪切力和较小的雾化液滴均能提高酶活性[71]。

第三节
喷雾干燥微胶囊产品理化特性评价

通过喷雾干燥工艺对芯材进行微胶囊化，不仅可以改善微胶囊的理化稳定性，还可以影响微胶囊中芯材的生物利用率和释放机制。因此，微胶囊产品制备完毕后，应对其进行一系列理化特性评价，包括微胶囊水分活度、结晶度、自发分散性和贮藏稳定性等技术指标。这些评价指标有助于进一步明确影响微胶囊形成过程中理化性能的关键因素，为实现微胶囊产品在实际生产过程中的品质控制和优化升级提供基础理论数据。

一、微胶囊产品水分活度

水分活度是预测微胶囊粉末贮藏稳定性的常用指标，可直接使用水分活度测定仪进行测定。一般情况下，高水分活度和高吸湿性的粉末会出现结块、结晶或黏滞等不良现象。此外，水分活度与食品组分的玻璃化转变温度呈负相关，即水分活度越低，玻璃化转变温度越高[72]。因此，在较低水分活度下，酶促反应和微生物生长等副反应均被较好地抑制，有利于提高微胶囊的长期贮藏稳定性。例如，月桂酚微胶囊的最适贮藏条件为温度25℃、水分活度0.33。而对于益生菌来说，其水分含量和水分活度必须保持较低水平（水分含量低于5%，水分活度低于0.25），才能保证微胶囊产品具有长期稳定性[73]。

二、微胶囊产品结晶度

结晶度与微胶囊粉末的理化稳定性密切相关。为了及时获取微胶囊产品的结晶状态，X射线衍射（XRD）、差示扫描量热（DSC）技术常应用于表征微胶囊是否处于结晶态或无定形态。其中，X射线衍射测定完毕后微胶囊样品可回收，可以实现无损检测，而差示扫描量热需对样品进行加热处理，导致样品结构遭到破坏，无法回收利用。无定形微胶囊的水溶性和分散性通常比晶体态微胶囊更高，这种特性有利于提高微胶囊样品在消化过程中的溶出度和生物利用率。Kang等通过X射线衍射分析发现，由不同质量比的阿拉伯胶和麦芽糊精制备的叶绿素微胶囊均呈无定形态，且增加壁材中麦芽糊精的比例可显著提高微胶囊中叶绿素的包埋率、热稳定性和贮藏稳定性[74]。

虽然喷雾干燥后微胶囊已呈无定形态，但具有高分子迁移率和热力学不稳定性的非晶态化合物仍有可能自发地转化为晶体态（即无定形化合物的重结晶），从而导致芯材营养素饱和溶解度和生物利用率的降低[8]。此外，根据Laitinen等的报告，将非晶态化合物贮藏在其玻璃化转变温度之上，由于其较高的分子运动能力，会增加无定形化合物重结晶的风险[75]。在微胶囊贮藏期间，通过差示扫描量热技术定期对样品进行热熔焓值测定，可对微胶囊中芯材的重结晶动力学进行数据拟合，更好地对芯材的结晶状态进行动态监测。

三、微胶囊产品自发分散性

微胶囊粉末在水中的自发分散性是评价粉体微胶囊质量的一个不可忽视的因素，该指标可借助Turbiscan稳定性分析仪进行量化测定（图16-2）。Turbiscan稳定性分析仪通过测量微胶囊粉末在复水过程中的背散射光强度变化（BS）来监测粉末的溶解情况。一般来说，BS越大，颗粒浓度越密集，粉末复溶性就越好[72]。Zhang等使用湿法研磨和喷雾干燥耦合工艺制备了高载量 β -胡萝卜素微胶囊，研究发现微胶囊粉末的自发分散性与其壁材组合有关。当壁材中添加一定质量分数的小分子糖或乳化剂时，微胶囊粉末的润湿性和分散性显著增强，涉及的原因主要有：一方面，粒径更小、比表面积更大的微胶囊由于微胶囊内部不存在空气泡，更倾向于突破水层而逐渐复水分散；另一方面，微胶囊表面的褶皱和凹痕增强了微胶囊通过毛细间隙对水分的吸附能力，从而促进水分在特定部位的渗透[8,72]。

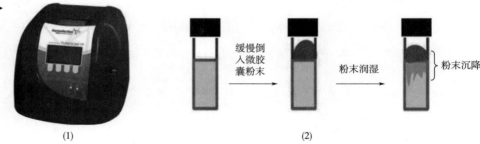

图16-2 Turbis- ▶
can稳定性分析仪
（1）和微胶囊粉
末自发分散示意图
（2）

缓慢倒入微胶囊粉末　粉末润湿　粉末沉降

（1）　　　　　　　　　　　（2）

四、微胶囊产品贮藏稳定性

微胶囊产品贮藏稳定性测试可评估其在不同贮藏条件下的物化稳定性，包括氧气、热、湿度和光照等。采用喷雾干燥技术生产的微胶囊粉末的贮藏稳定性主要受到壁材性质、喷雾干燥条件、包装类型和贮藏环境等因素的影响。例如，Kanakdande等使用阿拉伯胶、麦芽糊精和变性淀粉（Hi-Cap 100®）及其三元混合物作为壁材包埋孜然精油，可显著提高孜然精油在25℃温度条件下六周内的贮藏稳定性[76]。此外，蛋白质（如酪蛋白酸钠、乳清分离蛋白、大豆蛋白、脱脂乳粉）和碳水化合物（如葡萄糖和葡萄糖浆、低聚糖）之间发生共价作用生成的美拉德反应产物，也可作为微胶囊壁材提高喷雾干燥鱼油[77]和ω-3脂肪酸的贮藏稳定性[78]。研究结果表明，在喷雾干燥之前加入复配抗氧化剂（如α-生育酚、抗坏血酸棕榈酸酯、迷迭香提取物）可显著抑制鱼油在贮藏过程中的自动氧化[79]。此外，胶囊粉末的微胶囊化过程通常发生在壁材玻璃化转变温度以下。因此，需要确保微胶囊壁材玻璃化转变温度远高于贮藏温度，以避免壁材分子流动性对芯材理化稳定性造成不利影响[72]。

第四节
展望

虽然喷雾干燥技术在微胶囊制备中已得到了广泛应用，但仍面临一些挑战亟待解决。尤其是对于某些常见的食品营养成分，现有研究大多是依据前人的经验选择适合的包埋配方和工艺，缺乏定制化的包埋技术。因此，为了更好地应对不同营养成分的包埋需求，需进一步改进和创新喷雾干燥技术，以实现对特定生物活性物质的定制化包埋。在深入研究微胶囊化技术的同时，也应关注微胶囊化对营养成分在胃肠道环境中稳定性和释放特性的影响，保证营养成分在体内能够准确到达靶向位点并发挥预期功能。因此，未来研究应致力于解决当前存在的技术瓶颈，开发更具定制化和适用性的喷雾干燥技术，并深入探索微胶囊化产品的实际应用效果和安全性。

参考文献

［1］Shahidi F，Han X Q. Encapsulation of food ingredients［J］. Critical Reviews in Food Science and Nutrition，1993，33：501-547.

［2］de Souza J R R，Feitosa J，Ricardo N M，et al. Spray-drying encapsulation of mangiferin using natural polymers［J］. Food Hydrocolloids，2013，33：10-18.

［3］Gharsallaoui A，Roudaut G，Chambin O，et al. Applications of spray-drying in microencapsulation of food ingredients：An overview［J］. Food Research International，2007，40：1107-1121.

［4］Soottitantawat A，Bigeard F，Yoshii H，et al. Influence of emulsion and powder size on the stability of encapsulated d-limonene by spray drying［J］. Innovative Food Science & Emerging Technologies，2005，6：106-114.

［5］Sosnik A，Seremeta K P. Advantages and challenges of the spray-drying technology for the production of pure drug particles and drug-loaded polymeric carriers［J］. Advances in Colloid and Interface Science，2015，223：40-54.

［6］Ray S，Raychaudhuri U，Chakraborty R. An overview of encapsulation of active compounds used in food products by drying technology［J］. Food Bioscience，2016，13：76-83.

［7］Re M I. Microencapsulation by spray drying［J］. Drying Technology，1998，16：1195-1236.

［8］Zhang L，Liao W，Tong Z，et al. Impact of biopolymer-surfactant interactions on the particle aggregation inhibition of β-carotene in high loaded microcapsules：Spontaneous dispersibility and in vitro digestion［J］. Food Hydrocolloids，2023，134：108043.

［9］Bhandari B，Patel K，Chen X D. Spray drying of food materials：Process and product characteristics［J］. In Drying Technology in Food Processing，Blackwell Publishing，2008，4：113-157.

［10］Gharsallaoui A，Roudaut G，Chambin O，et al. Applications of spray-drying in microencapsulation of food ingredients：An overview［J］. Food Research International，2007，40：1107-1121.

［11］Wang Y F，Ye H，Zhou C H，et al. Study on the spray-drying encapsulation of lutein in the porous starch and gelatin mixture［J］. European Food Research and Technology，2012，234：157-163.

［12］Tonon R V，Grosso C R F，Hubinger M D. Influence of emulsion com-position and inlet air temperature on the microencapsulation of flaxseed oil by spray drying［J］. Food Research International，2011，44：282-289.

［13］Bimbenet J J，Bonazzi C，Dumoulin E. Drying of foodstuffs［C］// Pro-ceeding of the 13rd international drying symposium，Beijing，2002：64-80.

［14］Baldelli A，Ren M，Liang D Y，et al. Sprayed microcapsules of minerals for fortified food［J］. Journal of Functional Foods，2023，101：105401.

［15］Wardhani D H，Ulya H N，Rahmawati A，et al. Preparation of degraded alginate as a pH-dependent release matrix for spray-dried iron and its encapsu-lation performances［J］. Food Bioscience，2021，41：101002.

［16］He H，Hong Y，Gu Z，et al. Improved stability and controlled release of CLA with spray-dried microcapsules of OSA-modified starch and xanthan gum ［J］. Carbohydrate Polymers，2016，147：243-250.

［17］Zhu J，Li X，Liu L，et al. Preparation of spray-dried soybean oil body microcapsules using maltodextrin：Effects of dextrose equivalence［J］. LWT，2022，154：112874.

［18］Moser P，Nicoletti V R，Drusch S，et al. Functional properties of chick-pea protein-pectin interfacial complex in buriti oil emulsions and spray dried mi-crocapsules［J］. Food Hydrocolloids，2020，107：105929.

［19］Castel V，Rubiolo A C，Carrara C R. Powdered D-limonene microcap-sules obtained by spray drying using native and thermal-treated Brea gum as wall materials［J］. Powder Technology，2023，417：118263.

［20］İlhan Dincer E，Temiz H. Investigation of physicochemical，microstruc-ture and antioxidant properties of firethorn（*Pyracantha coccinea* var. *lalandi*）microcapsules produced by spray-dried and freeze-dried methods［J］. South African Journal of Botany，2023，155：340-354.

［21］Porras-Saavedra J，Pérez-Pérez N C，Villalobos-Castillejos F，et al. Influence of Sechium edule starch on the physical and chemical properties of multicomponent microcapsules obtained by spray-drying［J］. Food Bioscience，2021，43：101275.

［22］Samborska K，Boostani S，Geranpour M，et al. Green biopolymers from by-products as wall materials for spray drying microencapsulation of phyto-chemicals［J］. Trends in Food Science & Technology，2021，108：297-325.

［23］Wang L，Zhang Y，Chen J -F，et al. Study on preparation and prop-erties of Camellia oleifera seed oil microcapsules by complex coacervation and spray drying［J］. LWT，2023，184：115056.

［24］Ren W，Tian G，Zhao S，et al. Effects of spray-drying temperature on the physicochemical properties and polymethoxyflavone loading efficiency of cit-rus oil microcapsules［J］. LWT，2020，133：109954.

［25］Zhang Z -H，Peng H，Ma H，et al. Effect of inlet air drying tempera-tures on the physicochemical properties and antioxidant activity of whey protein isolate-kale leaves chlorophyll（WPI-CH）microcapsules［J］. Journal of Food Engineering，2019，245：149-156.

［26］Arebo M A，Feyisa J D，Tafa K D，et al. Optimization of spray-drying parameter for production of better quality orange fleshed sweet potato（*Ipomoea batatas* L.）powder：Selected physiochemical，morphological，and structural properties［J］. Heliyon，2023，9（1）：13078.

［27］Chen Q，McGillivray D，Wen J Y，et al. Co-encapsulation of fish oil with phytosterol esters and limonene by milk proteins［J］. Journal of Food Engineering，2013，117：505-512.

［28］Fang Z X，Comino P R，Bhandari B. Effect of encapsulation of d-limonene on the moisture adsorption property of β-cyclodextrin［J］. LWT-Food Science and Technology，2013，51：164-169.

［29］Maswal M，Dar A A. Formulation challenges in encapsulation and delivery of citral for improved food quality［J］. Food Hydrocolloids，2014，37：182-195.

［30］Ordoñez M，Herrera A. Morphologic and stability cassava starch matrices for encapsulating limonene by spray drying［J］. Powder Technology，2014，253：89-97.

［31］邓红，李宁，曹立强，等. 文冠果种仁油的微胶囊化及喷雾干燥条件研究［J］. 中国油脂，2014，39（3）：33-36.

［32］赵中胜，谭雪莹，查恩辉. 牛肉香精微胶囊化的研究［J］. 中国调味品，2013（8）：43-46.

［33］Reineccius G A. Spray drying of food flavors［J］. Drying Technology，2004，22：1289-1324.

［34］Jafari S M. Encapsulation of nanoemulsion by spray drying［D］. Brisbane：The University of Queensland，Brisbane，2006.

［35］Rulkens W H，Thijssen H A C. The retention of organic volatiles in spray drying aqueous carbohydrate solutions［J］. Journal of Food Technology，1972，7：95-105.

［36］Re M I，Liu Y J. Microencapsulation by spray drying：Influence of wall systems on the retention of the volatile compounds［C］//Krakow. Proceedings of the 10th International Drying Symposium，1996.

［37］Bustos-Garza C，Yáñez-Fernández J，& Barragán-Huerta B E. Thermal and pH stability of spray-dried encapsulated astaxanthin oleoresin from *Haematococcus pluvialis* using several encapsulation wall materials［J］. Food Research International，2013，54：641-649.

［38］Koupantsis T，Pavlidou E，Paraskevopoulou A. Flavour encapsulation in milk proteins-CMC coacervate-type complexes［J］. Food Hydrocolloids，2014，37：134-142.

［39］Jafari S M，Assadpoor E，Bhandari B，et al. Nano-particle encapsulation of fish oil by spray drying［J］. Food Research International，2008，41：172-

183.

[40] Carneiro H C F, Tonon R V, Grosso C R F, et al. Encapsulation efficiency and oxidative stability of flaxseed oil microencapsulated by spray drying using different combinations of wall materials [J] . Journal of Food Engineering, 2013, 115: 443-451.

[41] Quispe-Condori S, Saldaña M D A, Temelli F. Microencapsulation of flax oil with zein using spray and freeze drying [J] . LWT-Food Science and Technology, 2011, 44: 1880-1887.

[42] Lin C C, Lin S Y, Hwang L S. Microencapsulation of squid oil with hydrophilic macromolecules for oxidative and thermal stabilization [J] . Journal of Food Science, 1995, 60: 36-39.

[43] Drusch S, Serfert Y, Scampicchio M, et al. Impact of physicochemical characteristics on the oxidative stability of fish oil microencapsulated by spray drying [J] . Journal of Agricultural and Food Chemistry, 2007, 55: 11044-11051.

[44] Carvalho A G S, Silva V M, Hubinger M D. Microencapsulation by spray drying of emulsified green coffee oil with two-layered membranes [J] . Food Research International, 2014, 61: 236-245.

[45] Alvarez-Olmos M I, Oberhelman R A. Probiotic agents and infectious diseases: A modern perspective on a traditional therapy [J] . Clinical Infectious Diseases, 2001, 32: 1567-1576.

[46] Alexandre Y, Blay G L, Boisramé-Gastrin S, et al. Probiotics: A new way to fight bacterial pulmonary infections [J] . Médecine et Maladies Infectieuses, 2014, 44: 9-17.

[47] Anal A K, Singh H. Recent advances in microencapsulation of probiotics for industrial applications and targeted delivery [J] . Trends in Food Science & Technology, 2007, 18: 240-251.

[48] Gu Q, Yin Y, Yan X, et al. Encapsulation of multiple probiotics, synbiotics, or nutrabiotics for improved health effects: A review [J] . Advances in Colloid and Interface Science, 2022, 309: 102781.

[49] Manojlović V, Nedović V A, Kailasapathy K, et al. Encapsulation of probiotics for use in food products [M] //Zuidam, N J Nedovic, V. In Encapsulation Technologies for Active Food Ingredients and Food Processing. New York: Springer, 2010, 171-196.

[50] Ouwehand A C, Cai D L, Xu W J, et al. Probiotics reduce symptoms of antibiotic use in a hospital setting: A randomized dose response study [J] . Vaccine, 2014, 32: 458-463.

[51] Shah N P, Ravula R R. Microencapsulation of probiotic bacteria and their survival in frozen fermented dairy desserts [J] . Australian Journal of Dairy Technology, 2000, 55: 139-144.

[52] Abee T, Wouters J A. Microbial stress response in minimal processing [J] . International Journal of Food Microbiology, 1999, 50: 65-91.

［53］Peighambardoust S H, Tafti A G, Hesari J. Application of spray drying for preservation of lactic acid starter cultures: A review ［J］. Trends in Food Science & Technology, 2011, 22: 215-224.

［54］To B C S, Etzel M R. Spray drying, freeze drying, or freezing of three different lactic acid bacteria species ［J］. Journal of Food Science, 1997, 62: 576-578, 585.

［55］Corcoran B M, Ross R P, Fitzgerald G F, et al. Comparative survival of probiotic lactobacilli spray-dried in the presence of prebiotic substances ［J］. Journal of Applied Microbiology, 2004, 96: 1024-1039.

［56］Van De Guchte M, Serror P, Chervaux C, et al. Stress responses in lactic acid bacteria ［J］. International Journal of Food Microbiology, 2002, 82: 187-216.

［57］Perdana J, Fox M B, Siwer C, et al. Interaction between formulation and spray drying conditions related to survival of *Lactobacillus plantarum* WCFS1 ［J］. Food Research International, 2014, 56: 9-17.

［58］Santivarangkna C, Kulozik U, Foerst P. Alternative drying processes for the industrial preservation of lactic acid starter cultures ［J］. Biotechnology Progress, 2007, 23: 302-315.

［59］Desmond C, Stanton C, Fitzgerald G F, et al. Environmental adaptation of probiotic lactobacilli towards improvement of performance during spray drying ［J］. International Dairy Journal, 2001, 11: 801-808.

［60］Chávez B E, Ledeboer A M. Drying of probiotics: optimization of formulation and process to enhance storage survival ［J］. Drying Technology, 2007, 25: 1193-1201.

［61］Riveros B, Ferrer J, Borquez R. Spray drying of a vaginal probiotic strain of *Lactobacillus acidophilus* ［J］. Drying Technology, 2009, 27: 123-132.

［62］Lievense L C, Van't Riet K. Convective drying of bacteria, Ⅱ Factors influencing survival ［J］. Advances in Biochemical Engineering/Biotechnology, 1994, 51: 71-89.

［63］Anekella K, Orsat V. Optimization of microencapsulation of probiotics in raspberry juice by spray drying ［J］. LWT-Food Science and Technology, 2013, 50: 16-24.

［64］Georgetti S R, Casagrande R, Souza C R F, et al. Spray drying of the soybean extract: effects on chemical properties and antioxidant activity ［J］. LWT-Food Science and Technology, 2008, 41: 1521-1527.

［65］Ersus S, Yurdagel U. Microencapsulation of anthocyanin pigments of black carrot by spray drier ［J］. Journal of Food Engineering, 2007, 80: 805-812.

［66］Zhang L, Mou D, Du Y. Procyanidins: extraction and microencapsulation ［J］. Journal of Agricultural and Food Chemistry, 2007, 87: 2192-2197.

［67］Kosaraju S L, D'ath L, Lawrence A. Preparation and characterization of chitosan microspheres for antioxidant delivery [J] . Carbohydrate Polymers，2006，64：163-167.

［68］Chiuo D，Langrish T A G. Development and characterization of novel nutraceuticals with spray drying technology [J] . Journal of Food Engineering，2007，82：84-91.

［69］Kosaraju S L，Labbett D，Emin M，et al. Delivering polyphenols for healthy aging [J] . Nutrition & Dietetics，2008，65（3）：48-52.

［70］González Siso M I，Lang E，Carreno-Gomez B，et al. Enzyme encapsulation on chitosan microbeads [J] . Process Biochemistry，1997，32：211-216.

［71］Broadhead J，Rouan S K E，Rhodes C T. The spray drying of pharmaceuticals [J] . Drug Development and Industrial Pharmacy，1992，18：1169-1206.

［72］Zhang L，Wei Y，Liao W，et al. Impact of trehalose on physicochemical stability of β -carotene high loaded microcapsules fabricated by wet-milling coupled with spray drying [J] . Food Hydrocolloids，2021，121：106977.

［73］Sohail A. Microencapsulation of probiotics and pharmaceuticals in alginate microbeads by a novel impinging technology [D] . Brisbane：The University of Queensland，2012.

［74］Kang Y R，Lee Y K，Kim Y J，et al. Characterization and storage stability of chlorophylls microencapsulated in different combination of gum Arabic and maltodextrin [J] . Food Chemistry，2019，272：337-346.

［75］Laitinen R，Löbmann K，Strachan C J，et al. Emerging trends in the stabilization of amorphous drugs [J] . International Journal of Pharmaceutics，2013，453（1）：65-79.

［76］Kanakdande D，Bhosale R，Singhal R S. Stability of cumin oleoresin microencapsulated in different combinations of gum Arabic，maltodextrin，and modified starch [J] . Carbohydrate Polymers，2007，67：536-541.

［77］Augustin M A，Sanguansri L，Bode O. Maillard reaction products as encapsulants for fish oil powders [J] . Journal of Food Science，2006，71：25-32.

［78］Luff F. ω-3 and microencapsulation technology-making functional foods taste better for longer [J] . Food Science and Technology，2007，21：30-31.

［79］Serfert Y，Drusch S，Schwarz K. Chemical stabilization of oils rich in long-chain polyunsaturated fats during homogenization，microencapsulation and storage [J] . Food Chemistry，2009，113：1106-1112.

► 第十七章

喷雾冷却技术

喷雾冷却技术（Spray chilling），又称喷雾凝固（Spray congealing）技术，是将药物、食品营养成分微胶囊化的技术之一，已被广泛应用于医药、食品及化工行业。喷雾冷却技术是将食品营养素分散液以微滴形式均匀喷洒于冷却室中，利用冷空气使液体状态的壁材在生物活性成分周围迅速冷却固化，从而形成微胶囊或多核微胶囊[1]。微胶囊化前后食品营养素的稳定性以及微胶囊化过程中所使用的有机溶剂安全性和合理性是评价微胶囊技术的重要参考标准。喷雾冷却技术可有效避免加热过程对生物活性成分的不利影响，常用的壁材有明胶、糊精、蜡、松脂、海藻酸钠、壳聚糖等，可将水溶性或疏水性的食品营养素溶解或分散在上述壁材溶液中，从而获得溶液、乳液或分散液，最后通过雾化冷却固化成微胶囊化粉末[2]。上述壁材原料在食品行业均允许使用且易大量获得，因此该技术更适用于快速且连续的大规模工业生产。

目前，已有大量研究致力于将喷雾冷却技术应用于食品及饮料行业，结果表明该技术可有效提高热敏性生物活性成分（微生物、维生素和天然色素等）的包埋率、改善其在贮藏和运输期间的理化稳定性。该技术中使用的壁材多为脂质原料，获得的脂质微胶囊颗粒还有促进生物活性成分在人体中消化吸收的潜力。此外，由该技术制备的微胶囊颗粒体积小、便于储存运输，还可以作为填充剂加入食品中以改善产品的质地，赋予食品更好的口感。

本章主要介绍喷雾冷却技术发展现状及其在食品工业领域的适用性，详细描述了该技术在提高食品营养成分稳定性和生物利用率方面的应用，同时对该技术目前面对的挑战及应对措施作简述。

第一节
喷雾冷却技术概述

与喷雾干燥技术不同的是，喷雾冷却技术是将料液喷洒在冷却室中使其迅速冷却固化，而喷雾干燥是通过蒸发溶剂（通常是水）将液体料液变成粉末。通常来说，可以将喷雾干燥设备改装为喷雾冷却设备，这也有利于工厂依据实际情况选择合适的设备。具体来说，喷雾冷却技术制备微胶囊包括三个主要步骤：芯材的分散或溶解（乳化）、液滴雾化及壁材的冷却固化。制备料液时将芯材物质悬浮、分散于熔化状态的壁材中，也可通过乳化处理使食品营养成分预先分散，如将食品营养成分包埋在脂质基质中从而形成熔融脂质或油包水型乳液[3]。雾化器和冷却室是喷雾冷却的两个主要部分。喷雾冷却固化设备与喷雾干燥类似，它们都由一个雾化喷嘴、微粒形成室和收集室组成。图17-1展示了喷雾冷却制备微胶囊的工艺设备。喷嘴系统接收分散料液并将液滴雾化，使用加热介质维持适当的温度以避免脂质化合物的重结晶。雾化后的液滴在冷却室中与低于脂质熔点的冷却介质（冷空气或液氮）接触，脂质与介质之间发生热传递，引起脂质基质的固化，最终形成微球或多孔微胶囊。与喷雾干燥类似，喷雾液滴在冷却室中停留时间很短，颗粒被收集在冷却室下方的容器中，而非常细小的颗粒则被空气输送到旋风分离器，并在另一个容器中被收集[4]。

图17-1　喷雾冷▶
却工艺制备微胶囊
的工艺设备

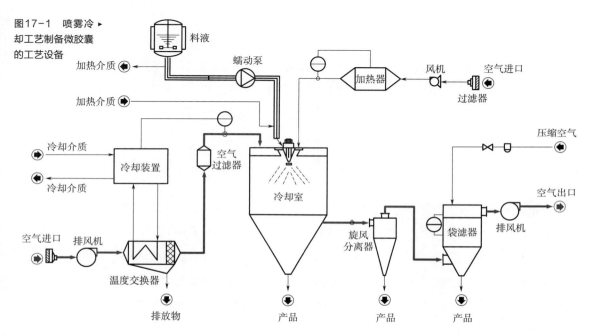

一、喷雾冷却主要步骤

（一）分散、溶解或乳化

适用于喷雾冷却技术的食品营养成分可以是液体、固体或气体，其中固体和液体最为常见，如天然色素、维生素、抗氧化剂等。对于液态食品营养成分，如果其易于与基质混合，则为溶解过程；如果难以混合，则为乳化过程。对于固态食品营养成分，则可以与基质混合形成悬浮液。在制备具有适当尺寸的食品营养成分粉末时，需要进行研磨或粉碎处理[5]。

凝胶和熔体是喷雾冷却中最常用的两种基质材料。对于易溶于水的活性成分，可选择凝胶基质作为分散剂。凝胶可由易溶于水的基质材料组成，如明胶、糊精、海藻酸钠、壳聚糖等。水可赋予料液流动性和雾化性，水凝胶利用其凝胶化温度促进液体凝固，从而包埋生物活性成分。必要时还可以添加表面活性剂和抗氧化剂以改善胶体颗粒的性质。对于不溶于水或油溶性食品营养成分，可选择熔体作为分散剂。熔体可由熔化的基体制备而成，如蜡、脂肪和脂类等。与喷雾干燥或其他借助水蒸发产生微粒的包埋工艺不同，熔体在微胶囊形成过程中无原料的损失，即生产速率等于进料速率。此外，许多熔体原料价格低廉且易大量获得，同时喷雾冷却的效率高，因此喷雾冷却技术常使用熔体作为基质用于食品营养成分的包埋。

（二）液滴雾化

原料液的分散和特定大小液滴的形成是喷雾冷却技术的关键步骤。雾化是将料液分散成尺寸均一的小液滴，冷却固化则是将这些液滴冷却成固体颗粒。可通过选择不同的雾化手段以控制液滴的大小、均匀度以及流量等。常见的喷雾方法有高压喷雾、振荡喷雾、旋转圆盘喷雾等。喷雾系统的选择与料液的黏度和所需颗粒尺寸大小有关。

（三）冷却固化

可通过将液体的热能传递给冷空气、另一种不相溶液体或固体以达到冷却的目的。若冷却温度不足，可能会导致颗粒聚集或黏附在冷却室表面，这可能会影响最终产品颗粒的大小或形状，甚至影响所包埋成分的活性。因此，冷却室的温度必须低于基质熔点或胶体凝胶温度，并且要确保有足够的体积使得液滴在冷却过程中能够完全固化。此外，基质的理化性质、液滴的尺寸和表面积也会影响固化速度和固化率，这与冷却室的大小和冷却能力有关。

二、喷雾冷却技术优缺点

与其他微胶囊化技术相比，喷雾冷却技术不需要有机溶剂、低能耗、包埋率及产率高，是一个环境友好、可持续的微胶囊化技术。从工业角度来看，喷雾冷却技术可以实现大规模的连续生产，且喷雾冷却设备与喷雾干燥设备相关，可将二者依据生产需要进行改造。

但喷雾冷却技术的应用也存在一些局限性。例如被包埋的食品营养成分必须在熔融的脂质基质下保持稳定，尤其在使用甘油酯和巴西棕榈蜡等脂质作为熔体时可能会影响食品营养成分的稳定性和溶解度。此外，高黏度的料液容易造成雾化器堵塞也是生产加工过程中难以避免的问题[6, 7]。

喷雾冷却技术在微胶囊生产中的应用

—

喷雾冷却技术常被应用于食品营养成分的包埋、稳态化、控制释放以及提高生物利用率等。喷雾冷却使用的壁材种类广泛，可适用于多种食品营养成分的包埋。与其他包埋技术相比，喷雾冷却技术具有成本低、产量高的优势。以下举例介绍喷雾冷却技术在食品营养成分及益生菌微胶囊产品生产中的应用。

一、食品营养成分

食品营养成分的包埋一直是功能食品领域的研究热点，主要涉及抗氧化剂、维生素、功能油脂、热敏性蛋白质和酶等[8]。一般而言，使用熔融物质作为基质可以起到防水的效果，使用水凝胶还可以有效阻隔氧气，但高温可能对食品营养成分的活性产生影响。通过快速添加和组分混合，喷雾冷却过程可以高效连续地进行生产，从而缩短食品营养成分与基质材料的接触时间，以减少活性物质在高温下的暴露时间。对热敏性蛋白质、酶和其他活性物质的包埋，与基质材料的接触时间可以在1min内完成，实现热损失最小化。近年来的研究结果表明喷雾冷却在食品营养成分的稳态化及控制释放领域表现出巨大的潜力。

由喷雾冷却技术制备的微胶囊可有效防止脂溶性维生素的降解。此外，脂质颗粒的递送可显著提高脂溶性维生素的消化吸收速率，从而提高其生物利用率。Pedroso等采用喷雾冷却技术，以植物油和蜂蜡为壁材包埋维生素D_3制备微胶囊，在25℃条件下贮藏65d后，微胶囊包埋后的维生素仅损失14%，而游离维生素损失39%，表明了喷雾冷却技术在生产含有维生素D_3的微胶囊产品方面的潜力[9]。有研究表明喷雾冷却技术制备没食子酸微胶囊，其微胶囊化效率大于80%[10]。表17-1详细列出了喷雾冷却技术在食品营养成分微胶囊化中的应用实例。其中，植物脂肪、氢化棕榈油和植物油等常被用来包埋食品营养成分，如维生素B_{12}、维生素D_3、抗坏血酸、鱼油、番茄红素等。乳化剂，如聚甘油蓖麻油酸酯、大豆卵磷脂、吐温-80等则常用于增强包埋效果和稳定性。这些应用实例显示了喷雾冷却技术在保护食品营养成分、提高其稳定性以及控制释放等方面的重要作用。

表17-1 喷雾冷却技术在食品营养成分微胶囊化中应用

基质	食品营养成分	乳化剂	参考文献
熔点为51℃的植物脂肪	大豆蛋白水解物	聚甘油蓖麻油酸酯、吐温-80和大豆卵磷脂	[11]
植物脂肪	维生素B_{12}	大豆卵磷脂	[12]
植物脂肪和蜂蜡	维生素D_3	大豆卵磷脂	[13]
全氢化棕榈油和棕榈仁油（熔点43℃）	抗坏血酸	大豆卵磷脂	[14]
全氢化棕榈油和植物油	鱼油	多甘油聚蓖麻油酸酯	[15]
由部分氢化和脱脂棉籽、大豆和棕榈油组成的固体植物脂肪（熔点51℃）	番茄红素	未使用	[16]
蜂蜡、卡那巴蜡和中碳链甘油三酯（Miglyol 812）	姜黄素［85%（质量分数）］	未使用	[17]
全氢化大豆脂肪和精炼大豆油	没食子酸	聚甘油蓖麻油酸酯	[18]
部分氢化棕榈油和全氢化植物油	绿茶提取物	未使用	[19]
植物脂肪	瓜拉纳种子提取物	未使用	[20]
硬脂酸	草果提取物	聚甘油蓖麻油酸酯	[21]
棕榈油和棕榈硬脂	肉桂树皮油树脂	未使用	[22]
熔点为48℃植物脂肪	肉桂树皮提取物、原花青素和α-生育酚	未使用	[23]
棕榈油	辣椒素［66.7%（质量分数）］	大豆卵磷脂和乳清蛋白分离物	[24]

二、益生菌

喷雾冷却技术被广泛应用于食品工业，特别是微生物领域，如益生菌的包埋。该技术利用脂肪或其他物质作为包埋材料，将益生菌包埋其中，以抵抗酸碱、氧气、温度等环境应力，从而提高益生菌的存活率和稳定性。更为重要的是，这种包埋技术可实现益生菌在消化道中的定向释放，从而增加其在小肠中的存活率。如双歧杆菌和德氏乳杆菌保加利亚亚种这类常见益生菌，往往会受到胃内强酸性环境和高浓度胆盐的影响而存活率降低。喷雾冷却技术可以将益生菌固定在海藻酸钠、黄原胶、阿拉伯胶、蛋白质、脂肪等中，从而提高其存活率[25]。据报道，使用喷雾冷却技术可以将双歧杆菌包埋在藻酸盐中，包埋率高达95.80%，所制备的微粒能有效抵抗肠胃酸环境，到达靶向的释放区域，发挥特定的功能作用。也有研究表明，添加抗性淀粉可以提高双歧杆菌在人体肠道中的存活率[26]。Silva等使用熔点为48℃的植物脂肪作为包埋材料包埋嗜酸乳杆菌LA3和动物双歧杆菌乳亚种（*Bifidobacterium animals subsp. lactis*）BLC1，同时使用明胶和阿拉伯胶作为乳化剂，增强了其在产品中的稳定性，同时实现了益生菌在肠道中的靶向释放[27]。Bampi等使用喷雾冷却技术将益生菌微胶囊化，并将其添加到谷物棒中。研究发现，在加工和贮藏期间，益生菌的存活率得到显著提高。该研究评估了使用喷雾冷却技术微胶囊化嗜酸乳杆菌和动物双歧杆菌乳亚种的有效性，结果表明喷雾冷却产生了一种球形颗粒，表面光滑，含水量低且水分活度低。微胶囊化的益生菌在谷物棒中保存90d仍具有活力，其活性优于直接添加到谷物棒中的益生菌[28]。因此，通过喷雾冷却技术制备的微胶囊可作为益生菌的有效载体，具有通过脂肪消化向人体肠道释放益生菌的潜力。

第三节
展望

　　作为一种低成本的微胶囊加工技术，喷雾冷却技术未来的发展仍面临着挑战。控制颗粒的尺寸、提高颗粒均匀性以及所用包埋材料的广泛性是限制其发展的主要因素。如何克服当前的工艺限制，同时保持低成本和高生产效率是该技术未来的发展方向。研究人员需整合食品科学、营养学、材料和工程学等领域的知识，开发新型的微胶囊化产品。这种跨学科合作有助于促进创新和技术进步，推动喷雾冷却技术在食品领域的应用。

　　近年来，科研人员聚焦于研究工艺参数对包埋效果的影响，并针对工艺设备提出了改进建议用于提高微胶囊产品的性能。未来的研究还可以探索使用基于脂质载体优化配方和工艺参数，并将喷雾冷却技术更广泛地应用于功能食品中。此外，通过体内试验验证微胶囊产品的有效性，并进一步评估其对人体健康的影响也是重要的研究方向之一。总之，喷雾冷却技术在食品营养成分微胶囊化方面具有巨大的潜力，该技术有望为食品行业提供产品创新的解决方案，并为开发功能食品和营养制剂做出重要贡献。

参考文献

[1] de Abreu Figueiredo J, de Paula Silva C R, Oliveira M F S, et al. Micro-encapsulation by spray chilling in the food industry: Opportunities, challenges, and innovations [J]. Trends in Food Science & Technology, 2022, 120: 274-287.

[2] Sorita G D, Santamaria-Echart A, Gozzo A M, et al. Lipid composition optimization in spray congealing technique and testing with curcumin-loaded mi-croparticles [J]. Advanced Powder Technology, 2021, 32 (5): 1710-1722.

[3] Bertoni S, Albertini B, Ferraro L, et al. Exploring the use of spray con-gealing to produce solid dispersions with enhanced indomethacin bioavailability: In vitro characterization and in vivo study [J]. European Journal of Pharmaceu-tics and Biopharmaceutics, 2019, 139: 132-141.

[4] Consoli L, Grimaldi R, Sartori T, et al. Gallic acid microparticles pro-duced by spray chilling technique: Production and characterization [J]. LWT-Food Science and Technology, 2016, 65: 79-87.

[5] Ilić I, Dreu R, Burjak M, et al. Microparticle size control and glimepiride microencapsulation using spray congealing technology [J]. International Journal of Pharmaceutics, 2009, 381 (2): 176-183.

[6] Bertoni S, Dolci L S, Albertini B, et al. Spray congealing: A versa-tile technology for advanced drug-delivery systems [J]. Therapeutic Deliv-ery, 2018, 9(11): 833-845.

[7] Chalella Mazzocato M, Thomazini M, Favaro-Trindade C S. Improving stability of vitamin B_{12} (Cyanocobalamin) using microencapsulation by spray chilling technique [J]. Food Research International, 2019, 126: 108663.

[8] Garti N. Delivery and controlled release of bioactives in foods and nutra-ceuticals [M]. Boca Raton: CRC Press, 2008.

[9] Pedroso D L, Dogenski M, Thomazini M, et al. Microencapsulation of Bifidobacterium animalis subsp. lactis and Lactobacillus acidophilus in cocoa but-ter using spray chilling technology [J]. Brazilian Journal of Microbiology, 2013, 44 (3): 777-783.

[10] Consoli L, Grimaldi R, Sartori T, et al. Gallic acid microparticles pro-duced by spray chilling technique: Production and characterization [J]. LWT-Food Science and Technology, 2016, 65: 79-87.

[11] Salvim M O, Thomazini M, Pelaquim F P, et al. Production and struc-tural characterization of solid lipid microparticles loaded with soybean protein hy-drolysate [J]. Food research international, 2015, 76: 689-696.

[12] Mazzocato M C, Thomazini M, Favaro-Trindade C S. Improving sta-bility of vitamin B_{12} (Cyanocobalamin) using microencapsulation by spray chilling technique [J]. Food Research International, 2019, 126: 108663.

［13］Paucar O C, Tulini F L, Thomazini M, et al. Production by spray chilling and characterization of solid lipid microparticles loaded with vitamin D$_3$ ［J］. Food and Bioproducts Processing, 2016, 100: 344-350.

［14］de Matos-Jr F E, Comunian T A, Thomazini M, et al. Effect of feed preparation on the properties and stability of ascorbic acid microparticles produced by spray chilling ［J］. LWT, 2017, 75: 251-260.

［15］Fadini A L, Alvim I D, Ribeiro I P, et al. Innovative strategy based on combined microencapsulation technologies for food application and the influence of wall material composition ［J］. LWT, 2018, 91: 345-352.

［16］Pelissari J R, Souza V B, Pigoso A A, et al. Production of solid lipid microparticles loaded with lycopene by spray chilling: Structural characteristics of particles and lycopene stability ［J］. Food and Bioproducts Processing, 2016, 98: 86-94.

［17］Sorita G, Santamaria-Echart A, Gozzo A, et al. Lipid composition optimization in spray congealing technique and testing with curcumin-loaded microparticles ［J］. Advanced Powder Technology, 2021, 32（5）: 1710-1722.

［18］Consoli L, Grimaldi R, Sartori T, et al. Gallic acid microparticles produced by spray chilling technique: Production and characterization ［J］. LWT-Food Science and Technology, 2016, 65: 79-87.

［19］Cutrim C S, Alvim I D, Cortez M A S. Microencapsulation of green tea polyphenols by ionic gelation and spray chilling methods ［J］. Journal of Food Science and Technology, 2019, 56: 3561-3570.

［20］Salvim M O, Thomazini M, Pelaquim F P, et al. Production and structural characterization of solid lipid microparticles loaded with soybean protein hydrolysate ［J］. Food Research International, 2015, 76: 689-696.

［21］Neri-Numa I A, DellaTorre A, Oriani V B, et al. *In vitro* bioactivity approach of unripe genipap（*Genipa americana* L. Rubiaceae）fruit extract and its solid lipid microparticle ［J］. Food Research International, 2020, 127: 108720.

［22］Procopio F R, Oriani V B, Paulino B N, et al. Solid lipid microparticles loaded with cinnamon oleoresin: Characterization, stability and antimicrobial activity ［J］. Food Research International, 2018, 113: 351-361.

［23］Tulini F L, Souza V B, Thomazini M, et al. Evaluation of the release profile, stability and antioxidant activity of a proanthocyanidin-rich cinnamon（*Cinnamomum zeylanicum*）extract co-encapsulated with α-tocopherol by spray chilling ［J］. Food research international, 2017, 95: 117-124.

［24］Günel Z, Varhan E, Koç M, et al. Production of pungency-suppressed capsaicin microcapsules by spray chilling ［J］. Food Bioscience, 2021, 40: 100918.

［25］Gbassi G K, Vandamme T. Probiotic encapsulation technology: from microencapsulation to release into the gut ［J］. Pharmaceutics, 2012, 4（1）: 149-163.

[26] Liu Q, Zhang J, Chen J, et al. Microencapsulation of lactic acid bacteria with improved performance by spray-congealing [J] . Chinese Journal of Applied and Environmental Biology, 2012, 5: 824-830.

[27] Silva M P, Thomazini M, Holkem A T, et al. Production and characterization of solid lipid microparticles loaded with guaraná (*Paullinia cupana*) seed extract [J] . Food Research International, 2019, 123: 144-152.

[28] Bampi G B, Backes G T, Cansian R L, et al. Spray chilling microencapsulation of *Lactobacillus acidophilus* and *Bifidobacterium animalis* subsp. *lactis* and its use in the preparation of savory probiotic cereal bars [J] . Food and Bioprocess Technology, 2016, 9: 1422-1428.

▶ 第十八章

挤压技术

第一节
挤压技术概述

———

挤压技术是一种广泛应用于制造液态芯材微胶囊的包埋技术，通常用于食品、塑料和其他材料的加工。该技术涉及两种或更多种材料同时通过彼此相互接触的一套模具或其他形状形成装置，产生一种或多种材料在各个方向上实现同时或连续的加工和塑形，使得不同材料能够紧密结合成一体。该技术能够在载荷效率超过90%的情况下，成功制造出直径从几微米至几毫米的核壳微胶囊。挤压技术最早于20世纪50年代由美国西南研究院发明。当时的挤压系统只采用简单的同轴喷嘴系统（图18-1）。该系统的工作流程如下：首先，将核和壳的溶液注入喷嘴系统，并利用重力形成复合液滴；接着，壳层会硬化并保持核-壳结构；最后，在低流速（逐滴）条件下形成大粒径胶囊，在高流速（喷射）条件下形成小粒径胶囊。

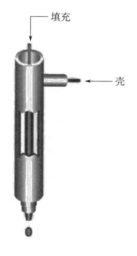

◄ 图18-1 同轴喷嘴示意图

在食品材料的加工中，挤压已经成为一种重要的制造技术。这是因为挤压技术具有连续操作、产量高和生产成本低的优点。而且，挤压技术更环保，其低湿度的过程不会产生大量的废水，可以降低水处理成本和环境污染程度[1]。挤压技术在生产中可用于包埋各种成分，包括香料、植物化合物、酶、细胞和油等。在实现挤压过程中，挤压机是不可或缺的设备，其主要包括一个或两个旋转的螺杆紧密配合在一个筒内，筒的末端是模头[2]。所有挤出机的工作原理都是相似的，即原材料通过给料器进入筒，然后螺杆将其推向模头和切割器。

简单的挤压技术通过将物质与生物相容性聚合物凝胶混合，然后通过喷嘴或孔口挤出到硬化溶液中形成微胶囊。然而，这种方法的限制在于它可能会降低包埋物的生物活性，并且在大规模生产时会遇到挑战，如喷嘴堵塞和硬化时间过长[3]。为了解决这些问题，人们发展了更为先进的挤压技术，这些技术能够生产出大量的、尺寸均匀的微胶囊，且这些微胶囊的内部结构可以被精确控制。其中的技术包括热熔挤出、熔融注射、离心/共挤出、静电/静电纺丝和从气体饱和溶液中生成颗粒[4]。这五种挤出技术的工作原理和用途各不相同，比如热熔挤出和熔融注射挤出需要使用螺杆，而离心挤出、静电挤出和从气体饱和溶液中生成颗粒则是无螺杆的挤出形式，它们需要使用不同类型的力和模头。此外，各种挤出技术也有其独特的应用领域和特性。

一、挤压技术原理及影响因素

挤压过程包括三个步骤：复合液滴的形成、壳的形成和微胶囊的获得。

（一）复合液滴的形成

挤压过程的第一步是复合液滴的形成，即将核和壳的溶液注入喷嘴系统，并在重力作用下形成复合液滴。复合液滴的形成受到多种因素的影响，包括流速、喷嘴直径、喷嘴长度和材料性质等[5~7]。材料的特性包括黏性、密度、界面张力、溶解性和热力学性质等[8]。此外，外部力也可以促进液滴的形成，如惯性、振动、离心力和电磁力等[9, 10]。

（二）壳的形成

复合液滴形成后，外层液体必须在收集之前硬化形成壳。一般的硬化机制包括凝结、凝胶和沉淀[11]。凝结和凝胶的机制与喷雾冷却相似。在凝结机制中，熔化材料在硬化过程中发生凝结。而凝胶是指水溶液在凝胶点以下冷却时发生的硬化过程。无论是凝结还是凝胶，填充材料必须在足够高的温度下进行处理，以保持足够的黏性形成液滴。而沉淀机制与喷雾干燥类似。在沉淀机制中，壳材料需首先溶解在水或其他挥发性溶剂中；当复合液滴形成后，溶剂挥发，使壳材料包裹在核材料外壁。值得注意的是，在复合液滴形成到硬化的过程中，核-壳结构必须保持完整，因为这种形态具有最佳的热稳定性。此外，乳化剂也可以用于调节界面张力，并防止在硬化之前核-壳形态的变形，从而确保核-壳结构的完整性和稳定性。

（三）微胶囊的获得

核-壳结构形成后，可以通过多种方法来获得微胶囊，包括旋风分离器、冷冻室处理、液体淬火浴、喷雾室处理、粉末床制备以及挥发等[12]。除了浸没式喷嘴挤出外，所有的挤出技术都是将给料溶液挤出到空气中形成复合液滴，使用旋风分离、制冷室、雾化室或瞬间蒸发室时，必须在微胶囊触及收集器表面前使壳层完全硬化，以防止团聚或变形的发生。旋风分离是一种常用的方法，它利用离心力将挤压系统中的微胶囊粒子分离出来。火焰蒸发室通常与旋风分离结合使用，通过较高的温度加速系统中溶剂的挥发。冷藏室通常安装在喷嘴周围或下部，利用冷空气加速复合液滴的硬化。喷雾室可以提供冷凝水或其他液体的雾气，当雾气接触到表面时，会迅速从壳上吸收热量，加速冷凝和液化过程。

二、挤压喷嘴的分类

挤压喷嘴的类型是影响后续微胶囊形成的关键因素。在食品加工过程中，主要有四种挤压喷嘴：固定喷嘴、离心喷嘴、振动喷嘴和浸没式喷嘴（表18-1）[13]。

表18-1　　　　　　　　　　　常用四种挤压喷嘴

分类	胶囊粒径	液滴分离原理	优缺点
固定喷嘴	500μm～6mm	重力作用	结构简单，产量低，胶囊粒径大，出现双峰分布
离心喷嘴	150μm～2mm	离心作用	需要增加离心装置，具有较高的液体流速和产量
振动喷嘴	30μm～8mm	重力、离心作用	减小固定喷嘴产生的胶囊粒径，消除双峰分布
浸没式喷嘴	500μm～8mm	重力作用	载体流体的应用阻止了胶囊在硬化时变形，避免了内部胶囊的碰撞，可有效控制系统温度和胶囊粒径

（一）固定喷嘴

固定喷嘴挤压是一种简单且基础的加工过程，如图18-2所示。固定喷嘴相对于其他类型的喷嘴更容易组装，并且可以通过调整核-壳材料比例、挤压参数和收集装置灵活调节胶囊尺寸。通常，使用固定喷嘴可以获得粒径尺寸为500μm～6mm的胶囊，并且会出现一个双峰的粒径分布。胶囊的粒径主要与流速、喷嘴尺寸和壳核材料的比例密切相关，同时，增加喷嘴的数量可以提高微胶囊产量。

图18-2　固定喷 ▶
嘴挤压示意图

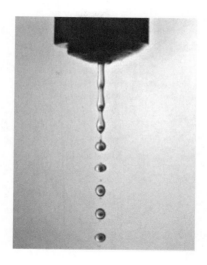

（二）离心喷嘴

离心喷嘴挤压是由安装在圆柱形头部外围边缘周围的同心喷嘴组成的，如图18-3所示。核和壳的材料经过离心喷嘴的头部，进入离心喷嘴的装配单元外围的孔洞内。最终形成的胶囊体积和负荷主要由喷嘴尺寸、离心速度、核和壳材料比例、离心装置周围的气流或振荡等因素决定。同时，增加离心喷嘴数量可以提高微胶囊产量。

图18-3　离心喷 ▶
嘴挤压示意图

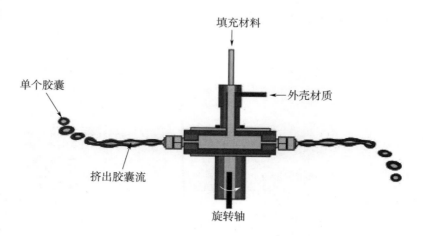

（三）振动喷嘴

振动喷嘴只是在固定喷嘴上增加了部分元件，例如发生器、振动源、闪光灯和观察孔等，如图18-4所示。其中发生器是用来控制并给振动单元提供信号。闪光灯和观察孔可以用来控制液滴形成，它们主要是通过观察来反馈调节发生器与喷射分离的频率。

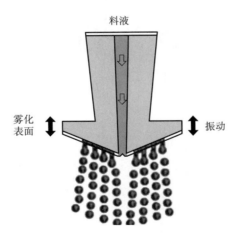

◄ 图18-4　振动喷嘴挤压示意图

（四）浸没式喷嘴

浸没式喷嘴挤压技术即无缝胶囊技术，是指两个流体喷嘴套装在一起，然后再被第三个同心喷嘴包住形成的一个三轴液体喷射装置，如图18-5所示。壳和核的材料首先经内部喷嘴进入，然后通过静止喷嘴挤压系统作用，第三个喷嘴在轴方向上升。在第三个喷嘴内存在另外一种载体液体，且这种载体液体是在内部双喷嘴系统中的顶部流动。值得注意的是，载体液体必须与核和壳液体同时流动，且与壳的液体和材料互不相溶且互不反应。与其他技术相比，载体液体的应用不仅阻止了胶囊在硬化和收集时被压扁，还避免了内部胶囊的碰撞，从而使其可以有效控制体系温度和胶囊直径。

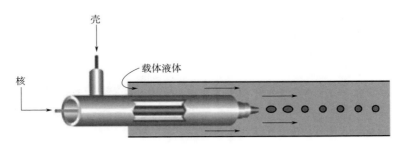

◄ 图18-5　浸没式喷嘴挤压示意图

三、挤压技术中壳、核材料的选择

根据微胶囊的最终应用和释放机制的不同，挤压技术中的壳、核材料选择也有差异。但这些材料必须具有流动性、互不相容性和互不反应性[13]。

挤压壳材料与喷雾干燥和喷雾冷却的壳材料相似，可以是水溶性或非水溶性的材料，但必须具有良好的成膜性和迅速硬化的特性。表18-2列出了常用的挤压壳材料。其中，明胶是最常用的水溶性壳材料，海藻酸钠是另一种常用的壳材料，但使用海藻酸钠作为壳材料时，需要在氯化钙溶液中对其进行硬化[8, 9]。非水溶性壳材料通常具有可溶解或可熔融的性质。基于可溶解的壳材料在食品体系中的应用较少，而具有可熔融性质的材料常用于包埋水溶性食品营养成分，并且会产生较大体积的胶囊。

通常，壳材料可以与增塑剂混合以增强其性能。增塑剂通过改变黏性和界面张力提高挤压过程中的相容性。然而，如果增塑剂仅用于调节黏性或界面张力，可能会对壳材料的最终性能产生不良影响。例如，过量添加增塑剂以减少溶液黏性可能会妨碍壳的形成，降低壳的硬度和对芯材的保护效果，或导致微胶囊表面变得黏稠。此外，壳材料的黏性也可以通过增加进料温度来调节。

表18-2	挤压中常用的壳材料
种类	壳材料
多糖	海藻酸钠、卡拉胶、琼脂糖、壳聚糖、阿拉伯胶、黄原胶、瓜尔豆胶、结冷胶、麦芽糊精、果胶、变性淀粉
蛋白质	明胶、酪蛋白、乳清蛋白、大豆蛋白、玉米蛋白、白蛋白
聚合物	虫胶、乙基纤维素、甲基纤维素、聚己酸内酯、聚乙丙胶酯
脂/蜡	甘油一（二或三）酯、脂肪醇、脂肪酸、氢化油脂

对于核材料来说，大多数的水溶性或者水不溶性的食品生物活性液体（或固体）都可通过挤压技术实现包埋。对于低熔点的固体材料，需要进行熔化使其形成流动的液体，便于挤压操作。随后其会随着壳的硬化而固化，最后形成一种固体核-壳结构的微胶囊。对于熔点高的固体材料，则需要使其悬浮在另一种液体中，这种液体最终也作为核的一部分。虽然这种方法降低了对食品营养成分的载量，但可以形成更好的保护作用。

第二节
挤压技术在微胶囊产品生产中的应用

挤压技术作为一种重要的微胶囊产品生产技术，广泛应用于食品工业、保健品和医药领域。它能有效地包埋功能活性成分，从而保护它们免受外界环境的影响，并提高其稳定性和延长其释放时间。对于水溶性和水不溶性的食品营养成分微胶囊，挤压技术能够将这些物质包埋在微胶囊的核心中，并使用包裹剂来保护它们的活性，确保在需要时能够释放出来发挥功效。挤压技术还适用于包埋富含ω-3脂肪酸的油微胶囊，有效地提高其氧化稳定性，延长油的保质期，并保持其在食品中的质量和营养价值。

一、挤压技术包埋活性成分制备微胶囊产品

挤压技术在微胶囊产品生产中起到了关键作用，特别是在包埋活性成分方面。微胶囊可分为水溶性和水不溶性食品营养成分微胶囊。

一方面，对于水溶性食品营养成分，如维生素C和原花青素，挤压技术能够将食品营养成分包裹在微胶囊的核心中，并使用包裹剂来提高其稳定性和延长其释放时间。当微胶囊置于水中时，水溶性微胶囊会迅速溶解，释放其中的食品营养成分，使其能够在体内发挥功效。例如，常大伟使用麦芽糊精或低聚异麦芽糖作为壁材，通过挤压法，将维生素C以分子形式分散于糖玻璃化基质中，制备了维生素C胶囊[14]。研究发现挤压制备的糖玻璃化维生素C胶囊具有较高的玻璃化转变温度和抗氧化稳定性。这表明该胶囊在贮藏和使用过程中能够保持稳定，防止维生素C的氧化降解。同时，挤压产品具有快速溶解特性，产品中维生素C的释放是一种溶解释放，由包埋基质控释。将挤压产品应用于配方乳粉中，维生素C损失明显减小，表明将维生素C包埋于糖玻璃化基质中可以降低维生素C与食品体系中其他成分的反应，从而更好地保护维生素C。姜丽君以淀粉为主要原料，采用低温挤压法对原花青素进行包埋，并分别添加或不添加玉米醇溶蛋白和耐高温α-淀粉酶，成功制备了四种具有原花青素缓释能力的微粒。在研究中，探究了玉米醇溶蛋白和耐高温α-淀粉酶对微粒缓释能力的影响，对比了微粒缓释前后的变化。结果表明，通过挤压工艺制备的淀粉微粒能够对原花青素起到一定的保护作用，并且具有缓释特性。尤其是添加玉米醇溶蛋白可以进一步增强微粒的缓释性能。在淀粉中添加酶制剂挤压可以提高原花青素的稳定性，而在淀粉和玉米醇溶蛋白混合物中添加酶制剂则促进了微粒中原花青素的释放。此外，这四种微粒也改善了原花青素在碱性条件下的不稳定性问题[15]。

另一方面，对于水不溶性生物活性物质微胶囊，如精油微胶囊，挤压技术同样发挥着关键作用。通过挤压技术，精油可以被包埋在微胶囊的内部，形成保护层，从而提高其稳定性。同时，经过挤压法包埋的精油可以缓释香气成分，控制释放速率，延长使用寿命。低温挤压法在精油包埋中已经得到广泛应用。其工作原理是通过孔膜挤压的过程来完成对精油的包埋，如图18-6所示。首先，配制壁材饱和水溶液，然后添加精油和乳化剂，进行均质乳化。接着将液体混合物通过一系列孔膜挤压，并将

其挤进一种脱水溶剂（通常为异丙醇）中。当被孔膜挤压出来的乳状液接触到脱水溶剂时，壁材会脱水硬化，并包覆在芯材的表面。经过过滤，将微胶囊粗产品从脱水溶剂异丙醇中分离，即可得到玻璃态的包埋产品；也可以继续进行干燥和研磨，得到粉末状的包埋产品。韩阳采用挤压法技术以改性淀粉HI-CAP100为壁材进行精油包埋，发现使用挤压法进行包埋后，醇类精油缺失的成分种类较少，主要精油成分种类大致保持不变，而未经包埋的精油缺失较多成分。这表明挤压技术能较好地保持包埋精油的组分[16]。

图18-6 挤压技 ►术包埋精油的过程

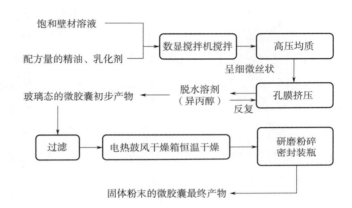

相比其他技术，运用挤压技术包埋食品营养成分所形成的核-壳结构具有较高载量、良好的稳定性和释放特性。通过改变壳层厚度或原料配比，挤压工艺可有效降低甚至避免食品营养成分与外界环境的接触，这一特征为保健品和食品行业带来了更广阔的创新空间和应用潜力。图18-7所示为包埋香精油的挤压颗粒样品[17]，可以看出，形成的颗粒能够维持较好的形态，减少产品的黏性和结块问题。此外，挤压技术制备的核-壳微胶囊产品的瞬间释放可以通过机械碰撞、渗透释放和壳溶解等机制触发，实现营养成分的控制释放。

图18-7 包埋了 ►香精油的挤压颗粒样品

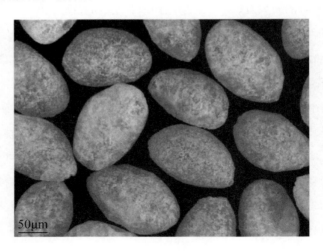

二、挤压技术包埋益生菌

挤压技术在包埋益生菌方面具有重要的应用前景。口服活性益生菌对宿主的健康有益，但游离的益生菌在食物和胃肠道中容易失去活性，因此构建有效的益生菌包埋体系变得十分重要。设计良好的益生菌递送体系可以提高益生菌在食品加工、贮藏和胃肠道环境中的稳定性，确保大量活菌能够到达结肠并定植[18]。

研究人员使用不同的壁材对益生菌进行包埋，这些壁材与益生菌细胞不发生反应。挤压技术是最受欢迎的技术之一，因为它可以在有氧或无氧环境下，在温和的操作条件下进行，而不会损坏益生菌细胞[19]。这种技术将益生菌添加到壁材溶液中，并经过轻柔搅拌后，将混合物挤出成为包埋体。大多数研究使用海藻酸钠作为壁材，有时还结合其他多糖或蛋白质，以及氯化钙作为交联剂。当钙离子与海藻酸钠的羧基团同时发生作用时，会形成不溶性和稳定的包埋体[20, 21]。据报道，使用低甲氧基果胶-海藻酸钠作为壁材包埋干酪乳酪杆菌时，果胶-海藻酸钠质量比为6∶1或4∶1时挤压微胶囊在模拟消化体系或酸乳中表现出良好的稳定性[22]。挤压技术制备的包埋体尺寸变化范围广泛，益生菌的载量较高，这有助于将益生菌传递系统应用于各种食品和饮料中。

在胃肠道生理条件下，未经包埋的益生菌存活率较低。因此，包埋体应在上消化道保持完整，并在肠道中释放益生菌以实现其定植。之前的研究已经尝试通过挤压技术开发使用不同壁材的益生菌包埋体，通过挤压将益生菌包埋在藻酸盐基质中，可以提高模拟胃肠道条件下益生菌细胞的存活率[23~25]。虽然体外研究揭示了挤压技术包埋益生菌在提高其存活率方面具有一定作用，但还需要进一步的体内研究，通过动物和/或临床试验来确认在活体生物中的效果[26]。有限的研究使用动物等体内模型来确定挤压技术包埋的益生菌在胃肠道条件下的存活率和释放模式[27~29]。Graff等和Kanmani等的研究发现，采用挤压技术制备的海藻酸钠珠，无论是否涂覆壳聚糖，都是一种有效的传递系统，可以将包埋的益生菌输送到Wistar雄性大鼠的大肠[27, 28]。Varankovich等通过挤压技术制备的豌豆蛋白分离物-海藻酸钠胶囊增加了青春双歧杆菌（*Bifidobacterium adolescentis*）在大鼠大肠中的存活性，这一点通过大鼠粪便中的益生菌DNA得到了证实[29]。一些研究人员还对体外的猪胃肠内容物进行了挤压技术包埋益生菌的存活性研究[30, 31]。这些研究发现，在2~8h内，包埋的细胞完全释放到回肠内容物中，在8~24h孵育期间，胃内容物中没有明显的释放。然而，仍需要更多体内研究来确认挤压技术包埋对益生菌在酸性胃条件下的保护效果以及它们成功释放到大肠中的情况。

通过挤压技术包埋的益生菌可以添加到各种食品产品中，如牛乳、果汁、酸乳和冰淇淋，并可以是湿形式或冷冻干燥形式[32]。在加入发酵牛乳后的28d冷藏期间，益生菌在湿胶囊中的存活率较高[23]，而在4℃贮藏的酸乳中冷冻干燥胶囊的存活率也较高[33]。同样在冰淇淋中，冷冻干燥胶囊包埋的益生菌在-20℃条件下存储120d后存活率也较高[34]。以上研究表明，在不同的贮藏条件和食品系统中，包埋益生菌的存活率较高，这有助于实现益生菌的大规模生产，使其成为功能食品的常规组成部分。

三、挤压技术包埋富含 ω-3 脂肪酸的油

挤压技术在包埋富含ω-3脂肪酸的油方面提供了一种有效的方法。ω-3脂肪酸对人体健康至关重要，包埋ω-3脂肪酸可以提高其氧化稳定性和生物利用率。在包埋过程中，将富含ω-3脂肪酸的油包裹在适当的壁材中或浸入均匀或不均匀的基质中，形成颗粒，有助于减缓氧化反应，延长油的保质期，并使其可以应用于各种食品产品中而不改变感官品质[35,36]。挤压技术是实现这一目标的有效手段。

挤压技术包埋富含ω-3脂肪酸的油的过程如下：首先，将所需量的油加入聚合物溶液中，并经过均质处理，形成油在水中的乳化液。然后，让乳化液静置几分钟以去除陷入其中的空气泡。接下来，用喷嘴将乳化液滴入交联溶液中，以特定的速率进行滴落。交联溶液通常含有凝胶剂，如氯化钙，它与乳化液中的聚合物反应，形成固体的包裹壳，将油滴包埋其中。交联完成后，通过过滤装置将固体的包埋体分离出来，并用去离子水清洗，以去除残留的交联溶液。最后，湿胶囊可以通过烘箱、冷冻干燥器或喷雾干燥器等设备进行干燥，以去除胶囊中多余的水分，并增强其在贮藏过程中的稳定性。喷嘴的直径、喷嘴尖端与凝胶槽表面之间的距离、凝胶溶液的浓度以及硬化时间等因素在不同研究中有所变化，它们是影响包埋体大小和形状的关键因素[37,38]。

在将包埋油加入食品系统之前，应考虑油在人体胃肠道内的释放行为，以获得最大的功能性食品健康效益。通过模拟胃液和肠液进行的体外试验表明，采用挤压技术包埋的富含ω-3脂肪酸的油在模拟胃液中释放很少，而在模拟肠液中释放较多[35,39,40]。这意味着包埋体在肠道中有更好的释放效果，从而有助于脂质的降解和产生易于被血液吸收的游离脂肪酸。

富含ω-3脂肪酸的油容易氧化，产生过氧化物和其他次级氧化产物，导致油脂味道变质，降低其营养价值和整体可接受度。包埋可以有效保护油脂免受氧气、光照和温度等不利环境条件的影响。研究表明，采用挤压技术包埋的富含ω-3脂肪酸的油在贮藏过程中具有较好的稳定性。Sandoval-Castilla等以菜籽油作为核材料，以

果胶-海藻酸钠作为壳材料，通过添加槲皮素作为抗氧化剂，成功制备菜籽油挤压微胶囊并减少了油脂在贮藏过程中的氧化酸败[41]。Chen等研究发现，在55℃的贮藏条件下，包埋的亚麻籽油（包含或不含酪蛋白作为抗氧化剂）的二级氧化（通过过氧化值测定）和次级氧化（通过硫代巴比妥酸反应物测定）产物较游离油低，在14d贮藏期间保持了较好的稳定性[42, 43]。Kairam等在30℃的贮藏条件下，在干燥（37℃）的海藻酸钠-乳清蛋白浓缩物水凝胶珠中发现亚麻籽油和亚麻籽油/大蒜油具有较高氧化稳定性，保质期为60d[44]。然而，未来的研究应着重于在真实食品系统中评估包埋富含ω-3脂肪酸油的氧化稳定性，这是一个重要的研究领域，以帮助食品工业克服氧化问题，生产更加稳定和健康的食品产品。

挤压技术在食品微胶囊产品生产中的其他应用还包括：咖啡因微胶囊化，用于提供稳定的咖啡因释放，应用于各种饮料和功能性咖啡产品；植物提取物微胶囊化，用于增加其稳定性和可溶性，应用于保健品和天然色素添加剂；酶微胶囊化，用于食品加工和改善食品的质地和营养价值；食品香精微胶囊化，用于增强香味的持久性和稳定性，应用于糕点、糖果等食品制造。

第三节
展望

挤压技术的广泛应用面临着两个主要挑战，即如何有效控制胶囊粒径大小和产量。标准的挤压过程很难制备小尺寸的微胶囊。目前常见的最小胶囊粒径为150μm，需要更小直径的喷嘴系统，但这很容易导致设备堵塞和产量下降。尽管一些新型挤压技术（如微射流技术等）的应用可以为制造更小粒径的胶囊提供可能性，但是目前这些方法的使用仍处于实验室阶段，其在工业中的应用仍具有挑战性。增加喷嘴的数量可以解决产量低的问题。例如，对于生产粒径为500μm～1mm的微胶囊，几十个喷嘴已足够，而对于生产粒径为5～10μm的微胶囊，需要上千个喷嘴才能达到相同的产量。目前多喷嘴系统的开发是解决这一问题的有效手段之一。

随着多喷嘴系统、流体聚焦和微射流等技术的应用，挤压技术的适用范围将进一步扩大。多喷嘴系统可以提高产量，使得大规模生产成为可能。流体聚焦和微射流技术则为制备更小体积的核-壳微胶囊提供了新的途径，有助于满足特定的应用需求。随着科学技术不断创新，挤压技术在食品工业中应用将会更加广泛。高效、精准控制的微胶囊制备方法的开发，将为食品新产品的创新提供更多可能性，为消费者提供更多选择和优质的食品体验。

参考文献

[1] Guy R. Extrusion cooking: Technologies and applications [M] . Cambridge: CRC Press, 2001.

[2] Ramachandra H G. Thejaswini M L. Extrusion technology: A novel method of food processing [J] . International Journal of Innovative Science, Engineering & Technology, 2015, 2 (4): 358-369.

[3] Arabpour Z, Fath-Bayati L, Sefat F, et al. Microencapsulation: Extrusion [M] //Sefat F, Farzi G, Mozafari M. Principles of biomaterials encapsulation. Cambridge: Woodheading Publishing, 2023: 393-409.

[4] Bamidele O P. Emmambux M N. Encapsulation of bioactive compounds by "extrusion" technologies: A review [J] . Critical Reviews in Food Science and Nutrition, 2021, 61 (18): 3100-3118.

[5] Bennacef C, Desobry-Banon S, Probst L, et al. Optimization of core-shell capsules properties (Olive oil/alginate) obtained by dripping coextrusion process [J] . LWT, 2022, 167: 113879.

[6] Phawaphuthanon N, Behnam S, Koo S Y, et al. Characterization of core-shell calcium-alginate macrocapsules fabricated by electro-coextrusion [J] . International Journal of Biological Macromolecules, 2014, 65: 267-274.

[7] Bennacef C, Desobry-Banon S, Probst L. Alginate core-shell capsules production through coextrusion methods: Principles and Technologies [J] . Marine Drugs, 2023, 21 (4): 235.

[8] Serp D, Cantana E, Heinzen C, et al. Characterization of an encapsulation device for the production of monodisperse alginate beads for cell immobilization [J] . Biotechnology and Bioengineering, 2000, 70 (1): 41-53.

[9] Nir R, Lamed R, Gueta L, et al. Single-cell entrapment and microcolony development within uniform microspheres amenable to flow cytometry [J] . Applied and Environmental Microbiology, 1990, 56 (9): 2870-2875.

[10] Nayak S, Dey S, Kundu S C. Silk sericin-alginate-chitosan microcapsules: Hepatocytes encapsulation for enhanced cellular functions [J] . International Journal of Biological Macromolecules, 2014, 65: 258-266.

[11] Oxley J. Overview of micro encapsulation process technologies [M] // Gaonkar A G, Vasisht N, Khare A R. Microen capsulation in the food industry: A practical implementation guide. Amsterdam: Elsevier, 2014.

[12] Oxley J D. Coextrusion for food ingredients and nutraceutical encapsulation: principles and technology [M] //Encapsulation technologies and delivery systems for food ingredients and nutraceutical. Woodhead Publishing, 2012, 131-150.

[13] Srivastavay, Semwal A D, Sharma G K, Application of various chemical and mechanical microen capsulation techniques in food sector-A review [J]. International Journal of Food and Fermentation Technology, 2013, 3 (1): 1-13.

[14] 常大伟. 挤压法糖玻璃化包埋维生素的研究 [D]. 无锡: 江南大学, 2010.

[15] 姜丽君. 淀粉-原花青素复合微粒的挤压制备及缓释性质研究 [D]. 淄博: 山东理工大学, 2019.

[16] 韩阳. 基于挤压法和脂质体的精油包埋技术研究 [D]. 上海: 上海交通大学, 2016.

[17] Harrington J, Schaefer M, Listro T. Extrusion-based microen capsulation for the food industry [M]//Sobel R. Microencapsulation in the food industry. Academic Press, 2022: 117-122.

[18] Gu Q, Yin Y, Yan X, et al. Encapsulation of multiple probiotics, synbiotics, or nutrabiotics for improved health effects: A review [J]. Advances in Colloid and Interface Science, 2022, 309: 102781.

[19] Frakolaki G, Giannou V, Topakas E, et al. Effect of various encapsulating agents on the beads' morphology and the viability of cells during BB-12 encapsulation through extrusion [J]. Journal of Food Engineering, 2021, 294: 110423.

[20] de Araújo Etchepare M, Raddatz G C, Cichoski A J, et al. Effect of resistant starch (Hi-maize) on the survival of Lactobacillus acidophilus microencapsulated with sodium alginate [J]. Journal of Functional Foods, 2016, 21: 321-329.

[21] de Araújo Etchepare M, Raddatz G C, de Moraes Flores E M, et al. Effect of resistant starch and chitosan on survival of *Lactobacillus acidophilus* microencapsulated with sodium alginate [J]. LWT-Food Science and Technology, 2016, 65: 511-517.

[22] Chen R, Bratten A, Rittenhouse J, et al. Additive manufacturing of continuous carbon fiber-reinforced SiC ceramic composite with multiple fiber bundles by an extrusion-based technique [J]. Ceramics International, 2023, 49 (6): 9839-9847.

[23] Dimitrellou D, Kandylis P, Lević S, et al. Encapsulation of Lactobacillus casei ATCC 393 in alginate capsules for probiotic fermented milk production [J]. LWT-Food Science and Technology, 2019, 116: 108501.

[24] Ramos P E, Silva P, Alario M M, et al. Effect of alginate molecular weight and M/G ratio in beads properties foreseeing the protection of probiotics [J]. Food Hydrocolloids, 2018, 77: 8-16.

[25] Olivares A, Silva P, Altamirano C. Microencapsulation of probiotics by efficient vibration technology [J]. Journal of Microencapsulation, 2017, 34 (7): 667-674.

[26] Eratte D, Dowling K, Barrow C J, et al. Recent advances in the microencapsulation of *omega*-3 oil and probiotic bacteria through complex coacerva-

tion：A review [J] . Trends in Food Science & Technology, 2018, 71：121-131.

[27] Graff S, Hussain S, Chaumeil J C, et al. Increased intestinal delivery of viable Saccharomyces boulardii by encapsulation in microspheres [J] . Pharmaceutical Research, 2008, 25（6）: 1290-1296.

[28] Kanmani P, Kumar R S, Yuvaraj N, et al. Cryopreservation and microencapsulation of a probiotic in alginate-chitosan capsules improves survival in simulated gastrointestinal conditions [J] . Biotechnology and Bioprocess Engineering, 2011, 16（6）: 1106-1114.

[29] Varankovich N V, Khan N H, Nickerson M T, et al. Evaluation of pea protein-polysaccharide matrices for encapsulation of acid-sensitive bacteria [J] . Food Research International, 2015, 70：118-124.

[30] Iyer C, Kailasapathy K. Effect of co-encapsulation of probiotics with prebiotics on increasing the viability of encapsulated bacteria under *in vitro* acidic and bile salt conditions and in yogurt [J] . Journal of Food Science, 2005, 70（1）: 18-23.

[31] Naugen Thi My L, Van Hieu N. Use of whey protein for encapsulation and controlled release of probiotic from protein microencapsule *in ex vivo* porcine gastrointestinal contents [J] . Vietnam Journal of Science and Technology, 2018, 56（2）: 208-215.

[32] Misra S, Pandey P, Mishra H N. Novel approaches for co-encapsulation of probiotic bacteria with bioactive compounds, their health benefits and functional food product development: A review [J] . Trends in Food Science & Technology, 2021, 109：340-351.

[33] Prasanna P P, Charalampopoulos D. Encapsulation in an alginate-goats' milk-inulin matrix improves survival of probiotic Bifidobacterium in simulated gastrointestinal conditions and goats' milk yoghurt [J] . International Journal of Dairy Technology, 2019, 72（1）: 132-141.

[34] Afzaal M, Saeed F, Arshad M U, et al. The effect of encapsulation on the stability of probiotic bacteria in ice cream and simulated gastrointestinal conditions [J] . Probiotics Antimicrob Proteins, 2019, 11（4）: 1348-1354.

[35] Bannikova A, Evteev A, Pankin K, et al. Microencapsulation of fish oil with alginate：*In-vitro* evaluation and controlled release [J] . LWT-Food Science and Technology, 2018, 90：310-315.

[36] Chew S, Tan C, Pui L, et al. Encapsulation technologies：A tool for functional foods development [J] . International Journal of Innovative Technology and Exploring Engineering, 2019, 8（5）: 154-162.

[37] Chan E S. Preparation of Ca-alginate beads containing high oil content: Influence of process variables on encapsulation efficiency and bead properties [J] . Carbohydrate Polymers, 2011, 84（4）: 1267-1275.

[38] Lee B B, Ravindra P, Chan E S. Size and shape of calcium alginate beads produced by extrusion dripping [J] . Chemical Engineering & Technology,

2013, 36（10）: 1627-1642.

[39] Olloqui E J, Castañeda-Ovando A, Contreras-López E, et al. Encapsulation of fish oil into low-cost alginate beads and EPA-DHA release in a rumino-intestinal *in vitro* digestion model [J]. European Journal of Lipid Science and Technology, 2018, 120（9）: 1800036.

[40] Piornos J A, Burgos-Díaz C, Morales E, et al. Highly efficient encapsulation of linseed oil into alginate/lupin protein beads: Optimization of the emulsion formulation [J]. Food Hydrocolloids, 2017, 63: 139-148.

[41] Sandoval-Castilla O, Lobato-Calleros C, García-Galindo H S, et al. Textural properties of alginate-pectin beads and survivability of entrapped *Lb. casei* in simulated gastrointestinal conditions and in yoghurt [J]. Food Research International, 2010, 43（1）: 111-117.

[42] Chen F, Liang L, Zhang Z, et al. Inhibition of lipid oxidation in nanoemulsions and filled microgels fortified with *omega*-3 fatty acids using casein as a natural antioxidant [J]. Food Hydrocolloids, 2017, 63: 240-248.

[43] Chen L, Yang T, Song Y, et al. Effect of xanthan-chitosan-xanthan double-layer encapsulation on survival of *Bifidobacterium* BB01 in simulated gastrointestinal conditions, bile salt solution, and yogurt [J]. LWT-Food Science and Technology, 2017, 81: 274-280.

[44] Kairam N, Kandi S, Choudhary A, et al. Development of flaxseed and garlic oil hydrogel beads by a novel ionotropic gelation method [J]. Journal of Food Processing and Preservation, 2020, 44（10）: 14821.

► 第十九章

流化床技术

第一节
流化床技术概述

一、流化床包埋技术原理

流化床包埋技术是一种基于气流对颗粒进行分离的技术，最初是作为一种制药技术开发的，现在越来越多地应用于食品行业，以调整功能性成分和添加剂的效果[1]。流化床包埋技术的操作流程如下：首先，将芯材置于流化床中，它会在气流的作用下进行快速且规律的运转；接着，当芯材经过包埋区域时，壁材会在气压的作用下呈雾化状均匀喷射在芯材表面。喷射后形成的液滴会在芯材表面铺展并相互结合，同时溶剂蒸发，聚合物由原来的伸展状变成卷曲交叉状，脂质冷凝附着在芯材表面，形成一小块一小块的薄膜。最后，随着芯材反复被壁材包裹，从而完成了包埋[2]。流化床中颗粒包埋机制如图19-1所示。

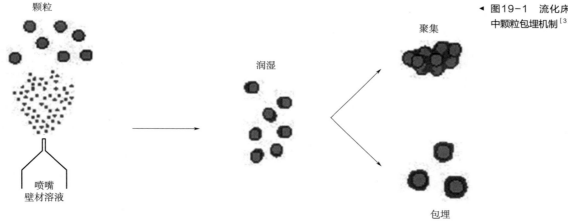

◄ 图19-1　流化床中颗粒包埋机制[3]

流化床的原理是通过气流使颗粒保持在封闭区域内悬浮状态。流化床的状态取决于空气流速和粉末特性。不同的研究者指出，不同的空气流速会导致流化床内部的不同流化状态（图19-2）[4, 5]。

目前，流化床技术被视为是喷雾干燥和冷冻干燥的一种新型替代方法。表19-1对这三种干燥方法进行了总结[6]。

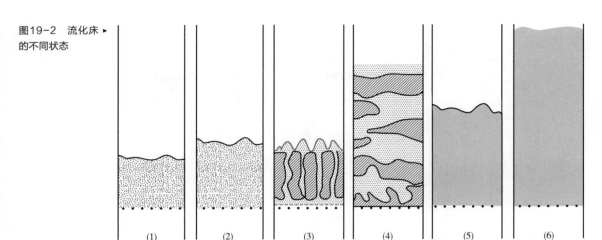

图19-2　流化床▶
的不同状态

（1）固定床　（2）起始流态化　（3）鼓泡流化床　（4）节涌　（5）湍流流态化　（6）具有气力输送的稀相流态化[5]

表19-1　　　　　　　　　　　　　不同包埋技术的优劣比较

技术	最适产品形态	经济性	优点	缺点
流化床干燥	颗粒	最经济	经济	耗时长、高温暴露时间长、易聚结
喷雾干燥	粉末	费用高	复溶特性最好	高温带来热损伤
冷冻干燥	保持原形	费用高	适用于热不稳定物料	易重结晶

二、流化床工艺参数

（一）喷雾方式

目前已经实现商业化的流化床喷雾方式包括顶喷（常用于造粒）、底喷（通常用于单颗粒包埋，但也用于造粒）和切向侧喷（常用于造粒），如图19-3所示[1, 7]。虽然顶喷和切向侧喷也可以用于单颗粒包埋，但是底喷由于其更高的包埋效率和更低的结块趋势通常最适合单颗粒包埋[8]。顶喷方式在喷射装置中覆盖面积较大，因此溶剂蒸发通量比其他传统喷雾技术更高。在制备微胶囊时常选择底喷和切向侧喷这两种方式。这是因为它们的喷嘴位于流化床底部，当喷液包埋时，液滴从喷嘴到达物料的距离较短，减少了液相介质的挥发，降低了热空气对液滴产生喷雾干燥作用的可能性。这使得液滴到达物料时基本保持其原有的状态，有利于形成均匀、连续的包膜。通过扫描电镜观察证明，与顶喷流化床包埋所得颗粒相比，底喷流化床包埋后颗粒的表面更光滑，孔隙更少[2]。

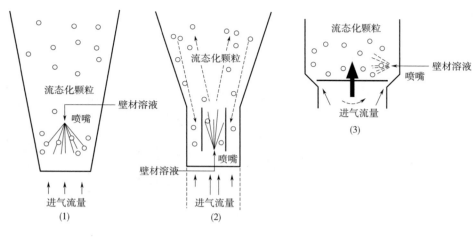

◀ 图19-3　顶喷（1）、底喷（2）和切向侧喷（3）[7]

（二）喷嘴

喷嘴设置的最初目的是便于液体分散至雾化。合适的液滴粒径能优化多聚物在其表面的扩散沉积，从而提高干燥效率并降低颗粒间的粘连。在微胶囊化中，常使用的喷嘴包括双流体外部混合雾化喷嘴和三流体喷嘴，前者能产生单一粒径，后者能更好地控制颗粒在喷嘴处的附着。流化床包埋工艺中使用的喷嘴通常是双流体设计。一种流体是雾化空气，另一种则是壁材溶液。喷嘴的主要功能是壁材溶液的雾化，但它也能促进颗粒的气动输送。喷嘴雾化效果会影响微胶囊产品的品质。近年来，新型的高效、低能耗的流化床设备对流化床包埋技术的发展具有重要意义。例如，Annalisa Dalmoro等进行了超声雾化的试验[9]。Naoko Ellis等利用电镀喷雾装置使微米级的芯材和纳米级的壁材带相反电荷，从而优化包埋效果，均取得了良好的结果[10]。

（三）雾化空气参数

雾化是指将喷射液体转化为小液滴。在双流体喷嘴中，雾化是通过与喷嘴顶端附近的膨胀高速气流（雾化空气）相关的剪切力实现的。喷嘴有喷雾能力限制。雾化空气在喷嘴范围的下限以下可能会过量，并可能导致喷雾干燥。如果雾化空气能量不足以满足喷射流体的体积，在接近和超过范围上限时，雾化效果会受到影响。给定喷嘴的理想喷雾范围也会受到涂料溶液黏度的影响，要达到给定的雾化水平，黏度较高的溶液比黏度较低的溶液需要更多的雾化能量。雾化空气量和速度由喷嘴雾化空气通道尺寸和雾化空气压力决定。对于给定的喷嘴设计，较高的压力可提供较高的喷涂速度。虽然雾化空气压力越高雾化效果越好，但增加的压力和能量会给流化颗粒带来物理应力，增加的应力可能会导致颗粒破裂和磨损，由此形成的细小碎片和受损颗粒会影响包埋效果。除了不必要的颗粒应力外，高压雾化还会产生更小的液滴，这些液滴更易在接触颗粒之前干燥，从而降低包埋效率。

（四）温度

食品流化床包埋工艺中采用的温度必须满足与原料或产品相关的任何关键限制性要求。这些限制性要求可能包括原材料温度、熔点或挥发性等问题。可以调节入口温度（流化空气在通过流化板之前的温度、流化床温度）和出口温度（流化床上方靠近膨胀室过渡处的温度）以满足原料或产品的加工需求。入口温度通常低于壁材溶剂的沸点，但也必须保持较高的温度以获得最佳蒸发速率。在大部分流化床设备中，流化床温度和出口温度通常是相等的，不过因机组配置、蒸发冷却量和温度探头位置的不同，这两个温度也会出现差异。入口温度、流化床温度和出口温度的温差也取决于工艺条件。如果在将壁材通过喷嘴喷涂到颗粒上时壁材溶剂正在被蒸发，则会对流化空气和颗粒产生蒸发冷却效应，蒸发冷却效应与蒸发溶剂量成正比。如果热熔壁材（蜡或类似物）是以熔融状态喷涂的，则没有溶剂蒸发，并且入口温度通常低于熔点，在颗粒上凝结熔融液滴。根据熔体温度（熔体罐、液体管线、喷嘴、雾化空气和喷涂速率）的不同，由于熔体成分的热量增加，流化床温度和出口温度可能会高于入口温度。

（五）壁材

壁材的主要关注点是形成壁材涂层的能力[11]。壁材可以由一种或多种材料组成。理想情况下，壁材能附着在颗粒上，并具有与其预期功能相适应的强度或伸长特性，并且在加工和处理温度下不粘连。如果需要用于团聚、积聚或造粒，则通常需要在加工过程中具有适当的黏性，以便将颗粒黏合在一起。与口服药物相比，用于食品流化床包埋配方的壁材通常受到更多限制。因此，应查阅相关法规，以确保符合规定。壁材溶剂通常仅限于水、丙酮、乙醇、异丙醇和甲醇。溶剂的选择标准包括溶解能力、挥发性、溶液黏度和设备/法规限制。由于溶剂在壁材液滴接触芯材时被蒸发，因此芯材在壁材溶剂中的溶解性一般不影响其使用。如果芯材是一种相对多孔的材料或在壁材溶剂中溶解度极高，则可以限制壁材喷涂量和喷涂速率，以尽量减少对芯材的渗透。

第二节

流化床技术在微胶囊生产中的应用

———

　　流化床技术作为微胶囊化的一种方法，可用于形成核壳颗粒包埋食品营养成分。流化床内部包埋过程的有效性受各种参数的影响，例如流化空气的流速和温度，以及壁材和芯材的特性[12]。流化床技术能够实现均匀干燥和控温，适用于多种壁材（包括多糖、蛋白质和/或脂质）和芯材（生物活性化合物、益生菌）的单层和多层包埋，能够降低被包埋成分的水分含量，并能以相对较低的加工成本扩大规模，是一种优秀的微胶囊化方法，但该技术难以掌握并且需要较长的加工时间[13, 14]。

一、食品营养成分

　　绝大多数食品营养成分对热、酸、氧和光不稳定，从而限制了它们的商业化，因此需要进行微胶囊化来增强其稳定性[15]。流化床技术因其均匀的喷涂特性和较低的加工成本而被广泛应用于传递多种食品营养成分。Teixeira等采用流化床技术以乳糖对姜黄素进行包埋，结果显示，乳糖使姜黄素溶解度增加了4642倍，溶出度实验表明在pH7.4和pH5.8下颗粒的最大药物释放量可达到80%。并且，姜黄素乳糖微胶囊在9个月内具有良好的贮藏稳定性[16]。Park等采用流化床技术用玉米醇溶蛋白对维生素C进行包埋，结果显示，当玉米醇溶蛋白和维生素C的质量比最低时（1.6：1），微胶囊的包埋率最高，达89.27%，DPPH自由基清除率最高，达74.23%[17]。张莉华等探究了高温熔融-喷雾干燥法（HEMSD）、溶剂-喷雾-淀粉床流化干燥法（SSSFBD）及湿法研磨-喷雾-淀粉床流化干燥法（WGSSFBD）对β-胡萝卜素微胶囊制品色泽、异构体、水分散粒径及微观结构的影响，结果显示，在三种方法中，HEMSD制备β-胡萝卜素微胶囊产生了大量的顺式异构体，SSSFBD有效地降低了β-胡萝卜素的异构化，而WGSSFBD制备的β-胡萝卜素微胶囊产品几乎没有出现异构化现象，与原料β-胡萝卜素晶体的顺反异构体基本相同；在粒径方面，SSSFBD和WGSSFBD制备的微胶囊具有更小的水分散粒径；在稳定性方面，SSSFBD和WGSSFBD制备的微胶囊的稳定性更优，加速实验条件下贮藏36个月，β-胡萝卜素保留率都在98%以上[18]。

二、功能性油脂

功能性油脂（海洋油脂、植物油、精油）因其健康益处而受到人们的广泛关注，但由于其易受氧化损伤且可能具有较强的挥发性，从而影响它们的质地、风味、色泽和保质期，限制了它们在食品强化中的应用。以流化床技术对功能性油脂进行微胶囊化是一种保持风味、提高稳定性的方法[18]。Velázquez等比较了流化床技术和喷雾干燥技术制备的橙油微胶囊的理化特性，结果显示，由流化床技术制备的橙精油微胶囊由于更长的加工时间，获得的微胶囊比通过喷雾干燥获得的微胶囊有更低的水分含量；除此之外，在贮藏期间（45d），与喷雾干燥技术获得的微胶囊相比，流化床制备微胶囊的油损失更低，柠檬烯损失更低，并且香芹酮的形成更少[19]。Kenji等探究了不同制备方法对茴香脑精油及肉桂醛精油微胶囊的理化特性的影响，结果显示，高温熔融耦合流化床技术所制备的精油微胶囊保留率最高，其中茴香脑精油的保留率可达97.3%，肉桂醛精油的保留率可达98.0%[20]。

三、益生菌

益生菌对人体健康和食品品质改善具有显著优势，但它们对环境条件要求较高，因此应用常常受到限制。例如，乳酸菌等微生物在食品加工过程中会失活，微胶囊化可以帮助它们抵御水分活度的改变、酸性环境以及高温等因素的破坏[21]。流化床技术因其良好的降低益生菌水分含量的能力成为了一种优秀的益生菌包埋法[14]。Stummer等探究了流化床技术对粪肠球菌（*Enterococcus faecium*）M74包埋的适用性。结果显示，使用蔗糖等细胞膜保护剂预处理过的益生菌，其细胞活力受流化床包埋的影响要小于冷冻干燥包埋，在贮藏2个月后，流化床包埋的益生菌的膜损伤程度更低，与冷冻干燥包埋相比，流化床包埋制备的益生菌微胶囊的流动性更好[22]。Thomet等探究了流化床包埋和冷冻干燥包埋对多种益生菌［唾液链球菌嗜热亚种（*Streptococcus salivarius* subsp. *thermophillus*）、乳酸乳球菌（*Lactococcus lactis*）、乳酸乳杆菌（*Lactobacillus lactis*）和瑞士乳杆菌（*Lactobacillus helveticus*）］包埋的适用性，结果显示，流动床包埋后这些益生菌的存活率和产酸量均优于冷冻干燥包埋[23]。另有研究人员利用流化床技术成功制得了耐酸益生菌微胶囊和肠溶益生菌微胶囊[24, 25]。表19-2对其他利用流化床技术制备的生物活性成分微胶囊进行了总结。

表19-2 以流化床技术制备的生物活性成分微胶囊

芯材	壁材	包埋率/%	入口温度/℃	出口温度/℃	进料速度	雾化压力/MPa	主要发现	参考文献
姜黄素	乳糖	71.0～93.3	40	—	1mL/min	9	颗粒结晶度降低，并且具有更好的处理性能和分散性	[26]
葡萄多酚	聚丙烯酸	92.22	30	—	0.25mL/min	0.6	葡萄多酚的光稳定性和热稳定性明显提高	[27]
薄荷醇	琥珀酸辛烯基淀粉钠	95	60	30	12～72mL/min	2.0	增加壁材含量可以提高包埋率；温度和进料速率升高导致颗粒尺寸变小	[28]
β-胡萝卜素	羟丙基纤维素	—	60～80	—	7～10g/min	—	较低的入口温度和进料速度可提高包埋率；4周内并未发现明显颜色变化	[29]
胆碱酒石酸氢盐	氢化大豆油、吐温-80、聚乙二醇400	61.44	60	—	—	0.13	贮藏稳定性提高	[30]
迷迭香多酚提取物	阿拉伯胶、乳清蛋白等	64.3～79.2	70	—	4～7g/min	2.0	标记的多酚化合物在微胶囊内保留率均达到70%以上	[31]
鱼油	大豆多糖、麦芽糊精、β-环糊精	—	50～70	30～40	10g/min	3.5	在室温（21℃）下的贮藏稳定性可长达2周	[32]
乳杆菌RK03	酪蛋白、乳清蛋白等	—	50～70	—	5g/min	1.5	优化的顶部流化床干燥条件提高了益生菌存活率；乳清蛋白增强了菌粉的分散性、溶解性和稳定性	[33]
干酪乳酪杆菌CRL 431	菊粉	—	50～55	35～40	—	—	相比于冷冻干燥，经流化床处理的微胶囊细胞活力降低更缓慢	[34]
植物乳植杆菌（Lactiplantibacillus plantarum）	麦芽糊精	—	40	36	—	4	流化床干燥能够获得很高的益生菌存活率；温度升高会降低贮藏期间益生菌的活力	[35]

第三节
展望

流化床技术的发展正以日新月异的速度进行，例如，Yang等通过建立3D流体力学模型，为改进流化床设备提供了重要的指导[36]；牛凤辉等将近临界二氧化碳引入到包埋流化床中[37]；Hampel等设计了连续沃斯特包埋流化床[9]；对于流化床包埋技术所得颗粒，研究人员还关注不同芯材大小的影响、壁材的选择以及操作工艺参数的影响等方面[38]。此外，流化床包埋技术还可以与其他微胶囊化技术相结合，以优化产品的特性[39]，或与计算机视觉系统相结合，以实时监测干燥期间食品的视觉属性[40]。目前，流化床技术的应用已从食品、材料科学延伸至药学、环境科学、能源科学等众多领域，并将开启一个全新的发展时期。

参考文献

[1] Dewettinck K，Huyghebaer A. Fluidized bed coating in food technology [J]. Trends in Food Science & Technology，1999，10（4-5）：163-168.

[2] Frey C. Fluid bed coating-based microencapsulation [M] //In Microencapsulation in the Food Industry. Academic Press，2023：83-115.

[3] Guignon B，Duquenoy A，Dumoulin E D. Fluid bed encapsulation of particles：Principles and practice [J]. Drying Technology，2002，20（2）：419-447.

[4] Jones D. Air Suspension Coating for Multiparticulates [J]. Drug Development and Industrial Pharmacy，1994，20（20）：3175-3206.

[5] Teunou E，Poncelet D. Batch and continuous fluid bed coating-review and state of the art [J]. Journal of Food Engineering，2002，53（4）：325-340.

[6] Bourezg Z，Bourgeois S，Pressenda S，et al. Redispersible lipid nanoparticles of Spironolactone obtained by three drying methods [J]. Colloids and Surface A：Physicochemical and Engineering Aspects，2012，413：191-199.

[7] Fu L，Zhang Q，Xu G，et al. Pressure fluctuations in a gas-solid fluidized bed at temperatures up to 1650℃ [J]. Chemical Engineering Journal，2023：143-156.

[8] Mehta A M，Jones D M. Coated pellets under the microscope [J]. Pharm aceutical Technology，1985，9（6）：52-60.

[9] Dalmoro A，Barba A A，Lamberti G，et al. Intensifying the microencapsulation process：Ultrasonic atomization as an innovative approach [J]. Euro-

pean Journal of Pharmaceutics and Biopharmaceutics，2012，80（3）：471-477.

［10］Ellis N，Yurteri C U，Van Ommen J R. Continuous process to deposit nanoparticles onto microparticles［J］. Chemical Engineering Journal，2012，181：798-805.

［11］Gaonkar A G，Niraj V，Atul R K，et al. Microencapsulation In The Food Industry［M］. Amsterdam：Elsevier，2014.

［12］Abbas S，Da Wei C，Hayat K. Ascorbic acid：Microencapsulation techniques and trends—a review［J］. Food Reviews International，2012，28（4）：343-374.

［13］Martín M J，Lara Villoslada F，Ruiz M A. Microencapsulation of bacteria：A review of different technologies and their impact on the probiotic effects［J］. Innovative Food Science & Emerging Technologies，2015，27：15-25.

［14］Misra S，Pandey P，Dalbhagat C G. Emerging technologies and coating materials for improved probiotication in food products：A Review［J］. Food and Bioprocess Technology，2022，15（5）：998-1039.

［15］Ozdemir N，Bayrak A，Tat T. Microencapsulation of basil essential oil：utilization of gum arabic/whey protein isolate/maltodextrin combinations for encapsulation efficiency and *in vitro* release［J］. Journal of Food Measurement and Characterization，2021，15（2）：1865-1876.

［16］Teixeira C，de Paiva Junior E，de Freitas L A P. Fluidized bed hot-melt granulation as a tool to improve curcuminoid solubility［J］. AAPS PharmSci Tech，2017，19（3）：1061-1071.

［17］Park S J，Hwang S H，Chung H，et al. Effect of particle size and mixing ratio on quality of fluidized coated vitamin C［J］. The Korean Society of Food Preservation，2007（4）：364-368.

［18］张莉华，许新德，吕红萍，等. 不同制备方法对 β-胡萝卜素微胶囊制品颜色、异构体及水分散粒径的影响［J］.食品工业科技，2016，37（8）：163-166，170.

［19］Velázquez C C，Osorio R G，Gallardo V T. Encapsulation of orange essential oil in a spout-fluid bed dryer with a draft tube on a bed of inert solids［J］. Drying Technology，2014，32（14）：1718-1726.

［20］Kenji U，Murakami T. Preparation of essential oils loaded granule by melt granulation［J］. Drug Development and Industrial Pharmacy，1994，20（6）：981-992.

［21］Semyonov D，Ramon O，Kovacs A，et al. Air-suspension fluidized-bed microencapsulation of probiotics［J］. Drying Technology，2012，30（16），1918-1930.

［22］Stummer S，Toegel S，Rabenreither M C. Fluidized-bed drying as a feasible method for dehydration of *Enterococcus faecium* M74［J］. Journal of Food Engineering，2012，111（1）：156-165.

［23］Thomet A，Sieber R，Gugolz. Efficient conservation of microorganisms by flow bed-drying［J］. Agrarforschung Schweiz，2002，352-356.

［24］李晴，唐文倩，谢柳佳，等. 不同壁材包埋对益生菌性能的影响［J］. 食品与发酵科技，2020，56（6）：92-99.

［25］杨汝德，肖仔君，陈惠音. 采用微型包囊技术研制活性双歧联菌微囊微生态制剂［J］. 广州食品工业科技，2003，1：38-40.

［26］Matos R L, Lu T, McConville C. Analysis of curcumin precipitation and coating on lactose by the integrated supercritical antisolvent-fluidized bed process［J］. Journal of Supercritical Fluids，2018，141（141）：143-156.

［27］王爱霞，金青，尹文华，等. 流化床制备葡萄多酚微囊的工艺研究［J］. 西北药学杂志，2013，28（4）：403-405.

［28］Sun P, Zeng M, He Z. Controlled release of fluidized bed-coated menthol powder with a gelatin coating［J］. Drying Technology，2013，31（13-14）：1619-1626.

［29］Coronel A C P, San Martín-González M F. Encapsulation of spray dried β-carotene emulsion by fluidized bed coating technology［J］. LWT-Food Science and Technology，2015，62（1）：187-193.

［30］Gangurde A B, Ritesh F, Sharadchandra D J. Microencapsulation using aqueous dispersion of lipid matrix by fluidized bed processing technique for stabilization of choline salt［J］. Journal of Pharmaceutical Investigation，2014，45（2）：209-221.

［31］Benelli L, Oliveira W P. Fluidized bed coating of inert cores with a lipid-based system loaded with a polyphenol-rich Rosmarinus officinalis extract［J］. Food and Bioproducts Processing，2019，114：216-226.

［32］Anwar S H, Weissbrodt J, Kunz B. Microencapsulation of Fish Oil by Spray Granulation and Fluid Bed Film Coating［J］. Journal of Food Science，2010，75（6）：E359-E371.

［33］Wu C H, Liu Y C, Ou S F. Improving acid resistance and characteristics of microencapsulated Lactobacillus brevis RK03 using top fluid bed drying technology［J］. Process Biochemistry，2021，110：1-8.

［34］Nag A, Das S. Improving ambient temperature stability of probiotics with stress adaptation and fluidized bed drying［J］. Journal of Functional Foods，2013，5（1）：170-177.

［35］Bensch G, Rüger M, Wassermann M. Flow cytometric viability assessment of lactic acid bacteria starter cultures produced by fluidized bed drying［J］. Applied Microbiology and Biotechnology，2014，98（11）：4897-4909.

［36］Yang S. L, Luo K, Fang M. M, et al. Discrete element simulation of the hydrodynamics in a 3D spouted bed: Influence of tube configuration［J］. Powder Technology，2013，243：85-95.

［37］Niu F H, Haslam J, Rajewski R, et al. A fluidized-bed coating technology using near-critical carbon dioxide as fluidizing and drying medium［J］. Journal of Supercritical Fluids，2012，66：315-320.

［38］Atares L, Depypere F, Pieters J G, et al. Coating quality as affected by core particle segregation in fluidized bed processing [J] . Journal of Food Engineering, 2012, 113（3）: 415-421.

[39] Anwa S H, Weissbrodt J, Kunz B. Microencapsulation of fish oil by spray granulation and fluid bed film coating [J] . Journal of Food Science, 2010, 75（6）: 359-371.

[40] Iheonye A C, Raghavan V, Ferrie F P. Monitoring visual properties of food in real time during food drying [J] . Food Engineering Reviews, 2023, 15（2）: 242-260.